老年痴呆症照护指南

原著 傅中玲　陈正生·欧阳文贞 等

修编 陆骊工　李朝晖　陈旭东

　　　 李　勇　刘　羽　黄国敏

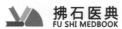
辽宁科学技术出版社
LIAONING SCIENCE AND TECHNOLOGY PUBLISHING HOUSE

拂石医典
FU SHI MEDBOOK

图书在版编目（CIP）数据

老年痴呆症照护指南/傅中玲等原著;陆骊工等修编.--沈阳:辽宁科学技术出版社，2020.1
ISBN 978-7-5591-1419-8

Ⅰ.①老… Ⅱ.①傅… ②陆… Ⅲ.①阿尔茨海默病－护理－指南 Ⅳ.①R473.74－62

中国版本图书馆CIP数据核字（2019）第272798号

本书经台湾华杏出版股份有限公司授权出版。非经书面同意，不得以任何形式重制、转载。

出版发行：辽宁科学技术出版社
　　　　　北京拂石医典图书有限公司
地　　址：北京海淀区车公庄西路华通大厦 B 座 15 层
联系电话：010-57262361/024-23284376
E－mail：fushimedbook@163.com
印 刷 者：中煤（北京）印务有限公司
经 销 者：各地新华书店

幅面尺寸：170mm×230mm
字　　数：424 千字
印　　张：21.25
出版时间：2020 年 1 月第 1 版
印刷时间：2020 年 1 月第 1 次印刷

责任编辑：李俊卿　舒　畅
责任校对：梁晓洁
封面设计：潇　潇
封面制作：潇　潇
版式设计：天地鹏博
责任印制：丁　艾

如有质量问题，请速与印务部联系　联系电话：010-57262361

定　　价：68.00 元

本书介绍

　　"老年痴呆症"这一概念在政府及社会的推广和普及下，相信大家对此并不陌生，但对此疾病的完整了解程度却并不太多。若家中有人得了老年痴呆症，应如何去面对及照护呢？

　　有鉴于此，本书邀请了国内具有老年痴呆症照护专业背景与实践经验的各个领域学者共同参与，以循序渐进的方式，介绍老年痴呆症的照护沿革与现况、类型与病程、精神行为症状、筛查与认知评估、照护模式与原则、药物及非药物治疗、饮食营养照护、生活促进及治疗性环境规划、沟通技巧、社会资源与安宁疗护，进一步探讨老年痴呆症照护时的伦理议题与照护者的调适及支持服务。最后，在本书末加上案例探讨，可使读者更直观地了解老年痴呆症病程及其照护的具体方法，帮助读者更能感同身受，全面了解老年痴呆症的照护。

　　希望能借助本书对于老年痴呆症照护的介绍，让照护专业人员、学生及社会大众对老年痴呆症有更全面和完整的了解，提供适宜和有尊严的照护，进而让我们的社会迈向老年痴呆症友善社会。

2019年11月

傅中玲

- 阳明大学医学士
- 美国UCLA阿尔茨海默症中心临床研究员
- 曾任台湾临床失智症学会理事长
- 现任阳明大学医学系教授
- 现任台北荣民总医院一般神经内科科主任

陈正生

- 高雄医学大学医学研究所博士
- 高雄医学大学行为科学研究所硕士
- 高雄医学大学医学士
- 美国纽约哥伦比亚大学精神科交换研究员
- 曾任高雄医学大学附设医院精神科主任
- 现任台湾老年精神医学会、台湾临床失智症学会、高雄失智症协会理事
- 现任高雄医学大学教授兼主任秘书
- 现任高雄医学大学附设医院精神科主治医师

欧阳文贞

- 阳明大学公共卫生研究所硕士及博士
- 美国杜克大学医学中心精神科进修

原著作者介绍

- 阳明大学医学士
- 曾任省立桃园疗养院住院医师（台大共训）、总医师、成人精神科主治医师
- 曾任卫生署嘉南疗养院小区精神科主治医师、高年精神科与一般精神科主任、师资培育中心主任、医学教育委员会召集人、人体试验委员会主任委员、代理行政主秘及代理副院长
- 曾任彰化基督教医疗财团法人，鹿东基督教医院院长，暨体系精神科主任
- 现任台湾老年精神医学会常务理事、台湾失智症协会及临床失智症学会理事、台湾精神医学会常务监事暨伦理委员会召集人
- 现任精神健康基金会苑务委员及台南精神健康学苑执行长
- 现任高雄医学大学医学系兼任助理教授
- 现任卫生福利部嘉南疗养院副院长

林克能

- 美国南加州大学（University of Southern California）神经科学博士
- 美国密西西比州立大学（Mississippi State University）心理学硕士
- 台湾大学心理系学士
- 现任台北荣民总医院神经医学中心临床心理师
- 现任东吴大学心理学系兼任副教授
- 现任台湾临床心理学会理事
- 现任台湾临床失智症学会理事

李光廷

- 日本樱美林大学大学院国际学研究科博士

- 日本认知症介护指导者21期养成研修、follow up研修
- 曾任万能科技大学营销与流通管理系副教授兼系主任
- 曾任日本樱美林大学宗和研究机构客座研究员
- 曾任士林天母失智症团体之家外部督导
- 曾任台湾失智症协会教育推广委员会委员
- 现任辅仁大学跨专业长期照护硕士学位学程、台北护理健康大学长期照护研究所兼任副教授
- 现任中华民国老人福利推动联盟顾问
- 现任瑞光健康事业集团长期照护事业部总顾问
- 现任中华民国长期照护发展协会理事长
- 现任嘉义圣母、南投福气村失智症团体之家外聘督导

宋惠娟

- 澳洲昆士兰科技大学护理研究所护理哲学博士
- 美国爱荷华大学护理研究所护理硕士
- 曾任美国爱荷华州奥克农老人健康照护中心护理师
- 曾任慈济技术学院护理系讲师、助理教授
- 现任花莲慈济医院护理部兼任督导
- 现任台湾实证健康照护中心主任
- 现任慈济科技大学护理系副教授、慈济大学医学科学研究所兼任副教授

柯宏勋

- 长庚大学临床行为科学研究所硕士

- 高雄医学大学康复医学系职能治疗组学士
- 曾任署立八里疗养院职能治疗科、万芳医院康复科、圣若瑟失智老人中心职能治疗师
- 现任台北市职能治疗师公会理事长
- 现任中华民国职能治疗师公会全国联合会常务理事、台湾失智症协会理事
- 现任圣若瑟失智老人中心职能治疗督导
- 现任南港老人日照中心、中山老人日照中心、永和日照中心兼任职能治疗师
- 现任长庚科技大学老人照护管理系兼任讲师

郭月霞

- 台北医学大学保健营养学系暨研究所硕士
- 亚拉巴马州伯明翰大学医学院、宾州费城大学医学院进修研究
- 曾任台大医院营养室临床组长、长庚医院营养师、长期照护专业学会营养委员、卫福部护理机构评鉴委员、台北医学大学兼任讲师、台北市营养师公会理、监事
- 现任景文科技大学兼任讲师
- 现任惠璇咨询中心顾问

王静枝

- 美国明尼苏达大学护理研究所硕士、博士
- 曾任国泰医院护理师

- 曾任辅英科技大学讲师、助理教授、副教授
- 现任成功大学医学院健康照护研究所、护理学系、老年研究所教授兼护理学系主任
- 现任成大医院护理部督导长、失智中心临床护理专师

简淑媛

- 高雄医学大学护理学研究所硕士
- 高雄医学大学护理学研究所博士班进修中
- 曾任高雄医学大学附设中和纪念医院护理师、兼任护理长
- 曾任高雄小港医院护理部兼任督导
- 现任高雄医学大学护理学系讲师

陈柏宗

- 成功大学建筑研究所博士
- 东海大学建筑研究所硕士
- 曾任成大医院工务室技士
- 曾任陈太农建筑师事务所建筑师
- 曾任成功大学建筑研究所博士后研究员
- 曾任台北护理健康大学长期照护研究所兼任助理教授
- 现任台南市热兰遮失智症协会常务理事
- 现任成功大学医学院老年学研究所副教授
- 现任陈柏宗建筑师事务所主持人

李梅英

- 东吴大学社会学系硕士
- 曾任财团法人黄尊秋社会福利慈善基金会执行长、南港老人服务暨日间照护中心主任
- 曾任康宁医护暨管理专科学校高龄社会健康管理科、实践大学社会工作学系兼任讲师
- 现任台湾老人暨长期照护社会工作专业协会理事长
- 现任财团法人台湾省私立健顺养护中心受托经营管理台北市中山老人住宅暨服务中心主任

黄秀梨

- 台湾大学护理研究所硕士、博士
- 曾任台北荣民总医院护理师
- 曾任长庚大学护理学系讲师
- 现任长庚大学护理学系副教授

谭蓉莹

- 澳洲悉尼大学健康科学学院护理哲学博士
- 澳洲悉尼大学健康科学教育研究所硕士
- 静宜大学法律学系硕士在职专班进修中
- 曾任国立台中科技大学护理系兼任助理教授
- 曾任弘光科技大学护理系讲师
- 曾任台北荣民总医院、台北市立联合医院忠孝院区护理师
- 现任弘光科技大学护理系助理教授兼生活自立支持执行办公室副主任

人口老龄化问题已成为我国日益严重的社会问题。根据第六次人口普查公布数据显示，2010年，我国60岁及以上人口占总人口的13.3%，比2000年上升21.9个百分点，其中65岁及以上人口占总人口的8.9%，比2000年上升1.9个百分点。预计到2040年，65岁及以上老年人口占总人口的比例将超过20%。同时，老年人口高龄化趋势日益明显：80岁及以上高龄老人正以每年5%的速度增长，到2040年将达到7400多万人。痴呆症（Dementia）正是一种好发于老年人的疾病，其发病率随年龄增加也在不断升高。而照护痴呆患者需要耗费大量的人力、物力、财力，将给本就不堪老龄化重负的社会和家庭带来更加沉重的负担。目前国内针对痴呆症病因、发病机制、诊断，以及治疗方面的图书浩如烟海，而专门针对痴呆患者照护的书籍不多。本书着重介绍老年痴呆症的早期筛查方法，如何与痴呆患者沟通，如何预防和处理痴呆症合并症（如精神行为症状），以及痴呆症的非药物治疗方法、健康促进方法、直至晚期的姑息疗法和安宁疗法，旨在从疾病的发现到患者最终离世对老年痴呆症的照护进行全方位的阐述。

本书共分为十四章，第一章对老年痴呆症照护的历史沿革以及国内外发展现状进行了介绍；在随后三章中，针对老年痴呆症的类型、病程、治疗方法、常见合并症、认知水平评估等基本特征进行了介绍；在第四至第八章重点阐述了老年痴呆症的照护模式与基本照护原则、非药物治疗方法、生活促进方式，以及饮食与营养照护方法；在第九至第十一章针对与痴呆患者的沟通技巧、关注痴呆症照顾者的心理及身体状态、痴呆患者的生活环境进行了描述；在最后三章分别对痴呆症照护的社会资源利用方式、照护伦理问题，以及痴呆患者终末期的姑息及安宁治疗进行了综合阐述。书末还选取了三个老年痴呆症患者及照护者的真实案例，旨在结合各章内容深入讨论痴呆症患者的照护方法。

最后，我们衷心感谢参与本书修编与校对工作的各位作者，他们均为珠海人民医院（暨南大学附属珠海医院）的医务工作者。本书的目标读者是神经科医生及医学生、康复科医生、全科医生、护理人员等。我们衷心希望本书能对各位读者今后的临床及护理工作有所帮助。读者永远是我们真正的老师，在此满怀诚心恳切地期待各位专家、同仁和广大读者对本书提出建设性的意见和批评与指正，以便我们再版时完善相关内容。

修编委会员

2019年11月

于珠海人民医院

　　我国已于1999年步入联合国定义的老龄化社会。古人云"人生七十古来稀"，而现在70岁的老人比比皆是。国家统计公布的数据显示，2015年我国男性平均寿命73.64岁，女性79.43岁，人口平均寿命76.34岁，在亚洲次于日本、南韩和新加坡，是亚洲第4长寿的国家。

　　近年来人口老化速度非但没有减缓，反而不停加速。我国65岁以上的老年人口数已达到1.5亿，占全国人口总数的10.92。而老年痴呆症，则是一个主要发生在65岁以上老年人身上的疾病。根据过去的流行病学研究，当年龄超过65岁后，每增加5岁，老年痴呆症的患病率便会增加一倍。老年痴呆症随着老龄化的浪潮一起袭来，让人无法不感受到它的存在。以前祝寿时，我们说"恭喜！恭喜！祝你长命百岁。"现在看着父母或是自己越活越老，心里嘀咕着"我不会长命百岁吧？"当身体不健康时，真搞不清楚长命百岁究竟是"祝福"还是"诅咒"。

　　随着老年痴呆症逐渐受到社会的重视，更有许多老年痴呆症相关的医学和社会团体成立，针对老年痴呆症进行倡导与研究讨论。目前我国痴呆症患者已超过1000万，65岁以上人群发病率为6%，80岁以上人群发病率超过30%。老年痴呆症不只是个医学或公卫研究课题，更成为社会和国家的重要挑战。受社会老龄化、少子化浪潮的夹击，老年痴呆症照护成为国家级的长期照护工作。

　　对于老年痴呆症的进一步了解，将有助于个人思考未来如何应对这一健康老化的杀手。虽说现在打开电视或广播节目、翻开报刊杂志，甚至社会新闻，都会见到或是听到老年痴呆症的相关公益短片或报导。但是，你真的了解老年痴呆症吗？即使到了今天，仍然有许多人对老年痴呆症有着误解，例如：仍将老年痴呆症与正常老化混为一谈；将不同类型之老年痴呆症误认为同一种；甚或认为既然老年痴呆症是无法治愈的，就没有必要再采取任何可能有益的治疗策略；或者以为老年痴呆症只有少数的药物治疗可以采用，而忽略了非药物的照护方法。相反的，也有许多照护者，对于老年痴呆症后期或末期的相关处置与姑息疗护的选择了解不多，减少了协助老年痴呆症患者获得善终的可能。除了不了解老年痴呆症外，一般从媒体所获得的老年痴呆症知识都是片段和零星的，缺乏完整的概念，从网络上所获得的知识虽然快速，却是真假难辨，充斥着许多谣言，令人十分困扰。

编写本书的目的就是希望通过作者们的共同努力，将目前对于老年痴呆症相关的知识与研究结果，做个总编辑整理，通过此书让有意愿投入老年痴呆症照护的同行，甚至是家庭照护者，能有一本深入浅出、包罗老年痴呆症照护各个方面的中文工具书。因此，本书适合从事老年痴呆症照护的专业工作者，例如医师、护理师、照护服务人员、社会工作者、志愿者等；或是目前正在接受训练的学生；甚至是想要增进对老年痴呆症照护认识的个人阅读参考。

本书的核心是以"照护"为主旨，内容除了老年痴呆症患者的治疗与照护外，也讨论政策和法规，还包括老年痴呆症家属照护者的支持。治疗方面则除了介绍药物治疗外，也包括老年痴呆症的非药物治疗；并另辟章节关注痴呆症患者的照护环境设计；最后，探讨了老年痴呆症照护的伦理困境，以及老年痴呆症的姑息疗护。

虽然说教育是老年痴呆症的保护因子，仍有许多名人依然逃不过老年痴呆症的摧残。近代最有名的当属美国的里根总统和英国首相撒切尔夫人。他们两人的老年痴呆症类型不同，里根总统是阿尔茨海默症；撒切尔夫人有多次小中风，属于血管性痴呆症。里根总统决定向世人公布他的病情，而撒切尔夫人家人选择不公开来保护她，这些选择没有是非对错，是个人的选择。不过希望读者读完此书后，可以对于这些不同的老年痴呆症类型、表现和家人感受等，有更深刻的了解。

里根总统的女儿帕蒂·戴维斯（Patti Davis）写了一本书《The Long Goodbye》，描述了她父亲与老年痴呆症抗争的过程，很悲伤但是又很优雅地说出了所有老年痴呆症患者家属的心情。

Long Goodbye是指病人经常心不在焉，忘东忘西，越来越严重，终于不再认得你是他家人，可能持续好几年，直到最后，完全跟家人告别。

~ 怕蒂·戴维斯（Patti Davis）《The Long Goodbye》

我们希望将来能发现更好的治疗老年痴呆症的药物，现在让我们开始展开老年痴呆症照护之旅吧。

编者　傅中玲
2019年11月

目　录

第一章

老年痴呆症的照护
沿革与现况

学习目标

1. 了解老年痴呆症照护的历程。
2. 了解先进国家近年来的照护沿革。
3. 了解世界卫生组织（WHO）与国际失智症协会（ADI）的老年痴呆症照护方案。
4. 了解国内老年痴呆症照护的沿革与发展。

引言

王爷爷由媳妇带来就诊，主诉这几个月来心情一直闷闷不乐，生活索然无趣，记性愈来愈差，对记忆的问题也显得焦虑，日常生活尚可以自己独立完成。医师诊断为抑郁症，经几周的抗抑郁药物治疗后，抑郁症状也逐渐缓解，记忆力仍然没完全改善，但是也比较少担心记性的问题了。一年后，情绪不再低落，但是记忆力的问题更加明显，而且有几次外出后就找不到路回家，找不到东西就怀疑是邻居偷走，经医师评估后，诊断为阿尔茨海默症（轻度）。只要王爷爷一外出，儿子和媳妇就提心吊胆，家里的锁改得比较复杂，让王爷爷难以打开外出，并申请社区提供的爱心手环。

几年来，王爷爷的认知功能逐渐退化，表达能力也变差，天冷也不知道加衣服，洗澡也洗不干净。媳妇花了更多时间照顾，也已经精疲力竭了，照顾问题造成儿子和儿媳之间的争吵，对于要安排到长期照护机构或是申请保姆来家里照护争执不下，家庭气氛糟透了，儿媳甚至谈及离婚。诊断10年后，王爷爷大小便常常失禁，足不出户，对周围的事情也完全冷漠，每个月的照护费用都会超过预算。儿子和儿媳最终达成共识，安排王爷爷入住附近的养老机构，每日探望。三年后，王爷爷安详过世。

这是国内常见的老年痴呆症患者及其家庭的经历，患者从痴呆症诊断前期、诊断后、到病情逐渐严重，常常历时好几年，这几年内，患者与家人必须度过因为痴呆症衍生的层出不穷的问题，造成患者与家庭身心疲惫，如果没有足够的家庭或社会资源的支持，容易导致家庭关系破裂。

照护老年痴呆症患者通常是一段漫长的路程，以阿尔茨海默症为例，从开始被诊断出老年痴呆症到死亡平均约8年，但这个时间与诊断当时的年龄有关，80岁以上的患者从开始诊断老年痴呆症到死亡，平均约3～4年；较年轻的患者可能长达10年以上，这段时间需要有很多心力与财力的付出。欧美国家估计，老年痴呆症是65岁以上人口花费最高的疾病。照护的费用与疾病严重程度、年龄、政策重视程度、健康照护专业及家庭成员相关。健康照护人员舍弃工作去照护老年痴呆症患者，也是很大的社会经济损失。从整体趋势来看，随着人口平均寿命不断提升、老化加剧，若无较好的预防方式及照护规划，未来老年痴呆症人口将不断增加，会造成沉重的负担。减少老年痴呆症所造成的负担，降低危险因子的影响是可尝试的方法之一。

老年痴呆症照护是由家庭、养老机构和医疗机构共同参与的，轻度、中度、重度、极重度失智的照护需求是不同的。轻度的时候，患者还可以自理简单的基本生活，例如：盥洗、穿衣、整装或进食等，但是无法处理较为复杂的生活技能或社交活动，仅开始意识到自己的记忆力减退，容易有情绪不稳定，包括易怒与多疑。也因为这一阶段，大多的家人无法发觉老人家生病了，只是认为老人家是"愈老愈固执"，使得家庭里常常有一些争执。中度的患者开始无法全部独立完成日常生活自理，精神障碍可能严重到有妄想、幻觉、激躁、游走的行为障碍，有时候，也必须注意痴呆症老人有走失的危险。当患者进展到重度以上的时候，目前的治疗无法期待认知功能的恢复，精神障碍可能愈发严重，照护者除了需要协助患者大部分的自我照护外，也要协助其就医治疗精神障碍。老年痴呆症老人一旦进展到中重度时，所需要的照护与医疗付出是相当大的。因此，从预防医学的角度来看，医学界应该发展一个早期诊断、早期治疗的老年痴呆症照护模式，这正也是医学努力的方向之一。

第一节 发达国家近年来的照护沿革

过去十年来，一些发达国家已经认识到老年痴呆症的政策制定、计划或策略发展是国家的优先事项。老年痴呆症的人口，经济和负担分析迫使各国政府发展与改善老年痴呆症的照护，尤其强调早期诊断、提供小区的支持、成立专责的卫生与福利单位部门。2012年，世界卫生组织（World Health Organization，WHO）发表了"老年痴呆症是优先的公共卫生议题"报告，近年来几个发达国家关于老年痴呆症的政策与计划详见表1-1。

表1-1　已开发国家因应老年痴呆症照护政策与行动

国家	计划名称	期程	行动方针
澳洲	The Dementia Initiative: Making Dementia a National Health Priority	2005 ~ 2013	● 社区照护小组 ● 老年照护者训练 ● 老年痴呆症行为问题处理建议服务 ● 提供支持和信息给患者和家属 ● 赞助研究 ● 社区支持经费
丹麦	National Dementia Action Plan	2011 ~ 2015	● 早期诊断 ● 提升诊断质量 ● 改善跨领域沟通 ● 提供患者与照护者的照顾 ● 提高对疾病的了解，尤其是更好的照护计划与培养未来的照护者
法国	French Alzheimer's Disease Plan	2008 ~ 2012	● 增加对照护者的各种支持 ● 强化照护团队整合 ● 患者与家属能有居家支持的选择 ● 改善就诊与照护通道 ● 改善养老机构照护质量 ● 完善相关照护技巧与训练 ● 加大学术研究 ● 流行病学数据的监测与追踪 ● 提供给大众相关信息 ● 提升伦理考虑与人道主义支持 ● 将老年痴呆症作为欧洲优先议题

续表

国 家	计划名称	期程	行动方针
日本	Emergency Project for Improvement of Medical Care and Quality of Life for People with Dementia	2008 ~ 2011	● 探讨目前的处境 ● 加速研究与发展 ● 早期诊断与提供足够的医疗照护 ● 遍及各地的照护与支持 ● 及早发现年轻型老年痴呆症
荷兰	Caring for People with Dementia		● 创造符合患者需求与期待的照护选择 ● 照护者能获得足够的指导与支持 ● 照护质量指标的评估 ● 确保持续性的照护
北爱尔兰	Improving Dementia Services in Northern Ireland	2011 ~ 2015	● 降低发病机会或推迟发病时间 ● 提高大众意识 ● 早期发现、早期诊断 ● 患者与家属的支持 ● 制定法律 ● 研究

数据来源：World Health Organization & Alzheimer's Disease International (2012). Dementia：A public health priority. Geneva：World Health Organization.

虽然以上发达国家有不同的行动方针，但是内容仍有些是共同的要素，包括：

1.需要协调多方面介入。

2.需要提供就近的医疗照护。

3.可负担且质量好的健康和社会照护服务，且能符合老年痴呆症患者和他们的家庭期望。

4.注重伦理、社会、法律和财务层面对患者的保护。

一个国家的经验不尽然可以完全复制到另一个国家或地区，发展中国家可以参考这些共同的要素，依照个自国家的特性与需求来拟定适合自己本国的老年痴呆症照护政策，才不会重蹈覆辙。

第二节 国际组织的老年痴呆症照护方案

一、国际老年痴呆症协会

国际老年痴呆症协会（Alzheimer's Disease International；ADI）是一个国际性的公民组织，组织成立的目的就是为了增进老年痴呆症照护。2004年国际老年痴呆症协会（ADI）以WHO在2001年以精神健康为主题的世界卫生报告为基础，发表了京都宣言（Kyoto Declaration），这个宣言注意到每个国家有不同的发展程度，应该提出各自可行且实际的老年痴呆症防治方案。这个宣言提出了老年痴呆症防治的十个行动方向，包含（Alzheimer's Disease International，2012）：

1.从基层医疗提供治疗（provide treatment in primary care）。

2.可获得合适的治疗（make appropriate treatments available）。

3.社区的照护（give care in the community）。

4.大众的教育（educate the public）。

5.社区、家庭与使用者的参与（involve communities, families and consumers）。

6.国家型政策、计划与法制的建立（establish national policies, programs and legislation）。

7.照护人力资源的发展（develop human resources）。

8.多元照护的结合（link with other sectors）。

9.社区健康的监测（monitor community health）。

10.研究的支持（support more research）。

依照国家发展程度的高中低，每个国家针对这十个行动方向应有不同程度的目标。

二、世界卫生组织

世界卫生组织（WHO）于2009年提出了老年痴呆症服务照护的七个阶段，分别是（World Health Organization，2009）：

1.**诊断前期**（pre-diagnosis）　着重在提升大众对老年痴呆症的认识，告知疑似有老年痴呆症状的居民就诊信息。

2.**诊断期**（diagnosis）　精进医疗团队的诊断正确与效率。

3.**诊断后支持期**（post-diagnostic support）　提供疾病信息与支持给老年痴呆症患者与家人，让他们逐渐知道如何与老年痴呆这个疾病共处，知道如何计划未来的照护，知道如何充分运用周围的支持，持续地关注并维持尚能自主的能力，不要过度专注退化的能力。

4.**联合与照护管理期**（co-ordination and care management）　定期评估老年痴呆症患者的需求，让患者和照护者都能得到适当的照护。

5.**社区服务期**（community services）　当照护需求愈来愈高、行为障碍愈来愈明显或老年痴呆症患者愈来愈没有能力照护自己，此时就必须依靠家庭或社区照护机构来提供服务。尽可能依照患者的期待，帮助患者可以待在家里；直到真的没办法时，可再送往相关照护机构，提供患者与社会互动机会，同时也给予照护者短暂的喘息服务。

6.**延续治疗期**（continuing care）　当老年痴呆症患者无法待在家里时，此时非预期性的症状或行为障碍变得更困难处理，或可能因任何原因而需要住院治疗。此阶段大多会出现在不同形式的支持性或机构式的居住安排，例如群体家庭（group homes）。

7.**终期安宁照护期**（end of life palliative care）　老年痴呆症患者人生最终期的安宁治疗。

这七个阶段，在第二期诊断期之后的第三至七期都是对老年痴呆症的长期照护，尤其是这后五期需要很多医疗、社会与家庭的共同合作介入。

社会与法律的保障

　　好的社会保障可以让老年痴呆症患者免于因为经济上的困难而没能获得好的照护服务。社会保障包含减少贫穷人口，减少大众罹患老年痴呆症的机会，涉及到健康状态、居住安排、家庭支持与收入来源。经济发达的国家，对老年痴呆症的社会保护可以来自老年年金、退休金、残障津贴和照护者津贴等政府补助或保险金的支持。经济不发达的国家和地区则多必须倚靠患者或家属自行筹措费用。一项调查显示，经济发达的国家，患者或家属自筹费用只占整体照护支出的14%，发展中国家则高达50%。经济不发达的国家的照护过于依赖家人，但是随着国内与国际之间人口流动的增加、生育率下降、教育机会增加、女性劳动参与增加等因素，传统型的家人提供照护的模式也必须跟着调整。这些都有赖政府与社会规划的良好的老年痴呆症照护模式，尤其是建立良好的社会福利或是社会保险的机制。

　　法律主要保护老年痴呆症患者与家属的人权，完整的法律保护应该包括：

　　1.判定老年痴呆症患者在财务与法律决定时的行为能力。

　　2.当老年痴呆症患者做决定的当下，是否能有适当的协助与支持。

　　3.有适当的监护人可以代为做决定。

　　4.老年痴呆症终期时，急救或姑息医疗的决定。

　　5.保护老年痴呆症患者在就业、居住或购买保险时免于被歧视。

　　6.保护老年痴呆症患者免于受到身体、语言、经济、精神上的忽略或虐待。

　　根据WHO的调查，约有3/4发达国家有这些法律保护，但是发展中国家可能只有两成左右有这些保护老年痴呆症患者的法律。

第三节　国内对于老年痴呆症照护的沿革与发展

　　早年我国尚未特别针对老年痴呆症有特定的防治与照护计划，只有在卫生与社会福利领域法规会包含部分的老年痴呆症照护内容，如精神卫生法等，但尚未包括完整计划。

　　政府与民间也开始共同提供老年痴呆症的照护服务，如关注老年痴呆症的民间组织、老年痴呆症关怀专线、老年痴呆症信息网站、在线咨询服务与政府补贴的日间照护等，但整个照护体系仍有待整合。

一、政府发展老年痴呆症照护

　　为了更强化老年痴呆症患者的防治及照护，跟上世界趋势，参考发达国家对痴呆症防治照护的策略，拟提出七条建议：

　　1.提升民众对老年痴呆症防治及照护的认知　可以及早转诊疑似患者，进行深入评估，维持健康生活型态与社会参与，降低罹患老年痴呆症的风险。

　　2.完善小区照护网络　多元且可近性高的小区照护网络，可以协助及早发现痴呆症状、早期诊断，主动提供服务信息。依据不同病程，提供多元照护措施，建立家庭照护者支持网络，减轻照护重担与增进照护技能。

　　3.强化基层防治及医疗照护服务　强化基层医务人员评估知识和技能，并提供适当转诊，均衡城乡分布。

　　4.发展人力资源，强化服务技能　注重人才培养，强化培训医务工作者、社会服务人员及长期照护人员的专业知识与技能课程。

　　5.强化跨部门合作与资源整合　建立跨单位整合机制，鼓励发展居家式、小区式及机构式等多元服务型态。

　　6.鼓励老年痴呆症相关研究与国际合作　鼓励老年痴呆症防治照护各方面的实证研究，如定期进行全国发病率调查及长期追踪；医疗与权益保护相关的预防、评估与筛检工具、病理治疗与照护模式等研究。

　　7.保障权益　制定老年痴呆症患者及其家庭照护者的权益法规。

二、民间机构发展老年痴呆症照护

民间机构对于老年痴呆症的照护推动同样至关重要，有全国性的（如阿尔茨海默病防治协会）及地区性的（如北京老年痴呆防治协会）。这些民间机构致力于提升大众对老年痴呆症的认知与关怀，筹办老年痴呆症照护各类型的服务，建立照护者的支持网络等。下面以阿尔茨海默病防治协会和北京老年痴呆防治协会为例，分述如下。

阿尔茨海默病防治协会

阿尔茨海默病防治协会（China Association for Alzheimer's Disease，CAAD）于2015年2月8日成立，是由国家民政部正式批准的全国性社团法人组织。是由国内从事阿尔茨海默病研究的科学家、学者、科技工作者、医护人员和热心关怀阿尔茨海默病防治工作的社会工作者、群众及单位自愿结成的专业性的非营利性组织。协会工作的指导思想和奋斗目标是，以协会自身建设为中心，以服务社会、服务百姓为己任，一方面抓科普教育、科普宣传；另一方面，要充分发挥协会专业资源优势，切实做好组织协调工作，促进科学研究和学术交流的开展，为争取建设一个求真务实、奋发进取、朝气蓬勃、影响广泛的一流协会而努力工作。

北京老年痴呆防治协会

北京老年痴呆防治协会是由原中国医学科学院、中国协和医科大学院校长顾方舟教授等多位专家倡议，经北京市科学技术协会批准、北京市民政局注册登记正式成立。协会由个人会员、团体会员、外籍会员和全市从事"老年痴呆"工作的科技工作者、医务工作者和热心老年痴呆及相关疾病工作的社会工作者、社区人员、志愿者、患者家属和群众组成，是从事老年痴呆及相关疾病的诊疗、防治、咨询服务的法人社团组织。北京老年痴呆防治协会代表国家参加国际医患组织联盟（IAPO），是全球阿尔茨海默病早期诊断国家行动计划项目执行单位，完成国际老年痴呆协会、中国科协、北京市科委、北京市科协的专项课题、完成市民政局民生服务项目，在开展科普宣传、咨询服务、项目培训、科学研究、诊断治疗、医疗康复、国内外学术交流与科技合作方面有较好的业绩。

第四节　国内对老年痴呆症的社会与法律保护

随着我国目前全民医疗保险覆盖率的不断提高，痴呆症患者均可在三级医院进行诊断和治疗。但仍需要政府进一步增强对痴呆症的重视程度，提供痴呆症患者残障津贴，提高社会福利，针对不同严重等级的痴呆患者增设生活补助或辅具等设施的补助。

老年痴呆症患者需要法律来保护其基本权益，比较常见的是财产移转或财产问题所衍生的纠纷。老年痴呆症患者由于疾病影响其记忆、判断等认知功能，欠缺正确辨别是非善恶及利害关系的能力。故为防止老年痴呆症患者遭到诈骗，可通过法律的保护，使其成为法律上的无行为能力或限制行为能力人，而由监护人为其管理财产或其他重要的选择等。

全世界都在持续发展与建置良好的老年痴呆症照护体系，好的照护体系需要财力与人力资源的倾斜，更需要有完善的政策与计划。以往过于依赖机构式的照护，现在需考虑完善居家养老与人性化的照护，小区型与居家型的服务正在逐渐兴起。

复习与反思

一、问答题

1. 参考发达国家的相关政策，目前国内的老年痴呆症照护政策与行动有哪些不足？

【参考本章第一节】

2. 世界卫生组织所提出的老年痴呆症服务照护的七个阶段包括哪些？

【参考本章第二节】

3. 国内关注老年痴呆症照护工作的民间组织有哪些?

【参考本章第三节】

二、思考题

请试着说明,我国如果直接复制国外的照护模式有哪些优、缺点?

参考文献

[1] 台湾老年痴呆症协会(2018)·瑞智互助家庭·取自 http://www.tada2002.org. tw/About/About/12

[2] 台湾老年精神医学会(2018)·专科医师名单·取自 http://www.tsgp.org.tw/ doctor/doctor02_4.asp#top

[3] 台湾临床老年痴呆症协会(2018)·诊疗医师推荐名单·取自 http://www.tds. org.tw/ap/cust_view.aspx?bid=48

[4] 护理及健康照护司(2014,10 月 27 日)·老年痴呆症防治照护政策纲领暨行动方案·取自 http://www.mohw.gov.tw/cht/DONAHC/DM1_P.aspx?f_list_ no=716&fod_list_no=0&doc_no=46372

[5]Alzheimer's Disease International (2012). Kyoto Declaration: Minimum actions required for the care of people with dementia. Retrieved from http://www. alz.co.uk/adi/pdf/kyotodeclaration.pdf

[6]World Health Organization (2009). World Alzheimer's Report 2009. London: Alzheimer's Disease International.

[7]World Health Organization & Alzheimer's Disease International (2012). Dementia: A public health priority. Geneva: World Health Organization.

第二章

老年痴呆症的类型、病程与治疗

学习目标

1. 了解老年痴呆症定义是什么？有哪些症状？在不同的时期会有什么不同的变化？

2. 了解老年痴呆症的发病率和危险因子。

3. 了解老年痴呆症的治疗药物。

4. 了解如何预防老年痴呆症。

引 言

○ 　　张奶奶是个80岁的退休老师，过去身体还不错，最近家人发
○ 现她重复买菜回家，放在冰箱中都发臭了；出门回家的时间有时也
○ 变晚，她说因为绕了一点路；东西常常找不到，需要发动家人来寻
○ 找。家人觉得越来越不对劲，但是张奶奶否认她有任何问题，反而
○ 指责有人偷了她的东西。您认为张奶奶发生什么问题了？

第一节　认识老年痴呆症

老年痴呆症是一种疾病（症候群）而不是正常的老化，老年痴呆症的特点是患者的认知功能和日常生活功能逐渐退化。

一、老年痴呆症的定义

老年痴呆症一般定义为患者发生多重智能缺损，包括记忆力和其他智能障碍（如语言功能、感觉与动作统合、执行功能、整体注意力、社交认知障碍等），而且这些认知障碍的程度，足以影响到患者的职业、社交和日常生活功能，也必须和以前的能力相比有明显差别。美国精神医学会所公布的《DSM-5R　精神疾病诊断手册》中更将它更名为"认知障碍症（major neurocognitive disorder）"，以减少污辱性名词的情况。"认知障碍症"并非完全等同"老年痴呆症（dementia）"，而是将老年痴呆症的诊治扩大到疾病的更早期，因此纳入该人口、该年龄层记忆常模相差两个标准偏差以上的显著记忆障碍的人，即使该患者并没有其他"非记忆力"方面认知领域的障碍，仍被DSM-5归类到"认知障碍症"（American Psychiatric Association，2014），但因考虑现今大众和临床人员对老年痴呆

症的看法仍有所不同，为顾及客观性及通用性，本书仍沿用"老年痴呆症"一词。

二、轻型认知障碍的定义

很多健康的老年人常常也抱怨有健忘的情形，这与老年痴呆症的差别在哪里呢？由记忆力好到记忆力明显退化中，的确存在一个灰色地带，有一些患者是属于轻型认知障碍（mild cognitive impairment；MCI），在2013年出版的DSM-5中更名为轻度神经认知障碍（mild neuro-cognitive disorder），中文仍维持相同译名。DSM-5轻型认知障碍诊断标准如下：

1.证据显示至少有一个方面的认知功能（如执行功能、学习能力、记忆、语言及视觉空间能力等）较发病前明显下降，证据来源可为主观报告、旁人佐证或临床观察其一。

2.需有正式测验或同等临床评估证实神经认知表现（neurocognitive performance）下降，其程度与正常人群相比在1~2个标准偏差之间。

3.虽需付出努力代偿，但认知缺损不至于影响其工具性日常生活活动能力（instrumental activities of daily living，IADL）的独立性。

4.无谵妄及其他重大精神疾病。

轻型认知障碍患者可分为单纯失忆型（amnesic，single-domain）、多样性失忆型（amnesic，multi-domain）、单纯非失忆型（non-amnesic，single-domain）和多样性非失忆型（amnesic，multi-domain），其中前面两者演变成阿尔茨海默症的机会较高。另外，每年约有8%~20%轻型认知障碍的患者会发展为阿尔茨海默症。而智力健康的老人每年只有1%~2%会发展为阿尔茨海默症。但是轻型认知障碍的状态也有可能改变，有研究发现，2~3年后，有40%患者会恢复到正常状况。

第二节　老年痴呆症的流行病学

一、老年痴呆症的患病率

老年痴呆症主要发生在老年人，世界卫生组织于2018年估计全球有5000万的老年痴呆症患者，以每年增加1000万人的速度增长，也就是每4秒钟就有一名新罹患病者（World Health Organization，2018）。流行病学显示，2019年我国65岁以上人口痴呆症的患病率为5.6%，推算目前我国有痴呆患者超过1000万，低于全世界痴呆症患病率（6%～10%），原因可能与我国，尤其是农村患者，痴呆确诊率不高有关。此外，我国65岁以上老年人中约有17.36%轻度认知障碍（MCI）患者，依此推算，我国目前约有3100万MCI患者，这些患者每年约有10%会转变成老年痴呆症，大约是31万人左右，这也和全球的轻型认知障碍患病率11%～20%相当。最近发展中国家多项流行病学研究发现，当代的老年痴呆症发生率和患病率与过去相比显著减少，原因可能与教育提升、心血管疾病的治疗和预防有关，这个消息令大家十分振奋，原来老年痴呆症是可以预防的。

二、危险因子

要减少老年痴呆症就必须减少老年痴呆症的危险因子，流行病学研究显示造成老年痴呆症的危险因子如下：

1.**年龄**　老年痴呆症的比例，随着年龄的增加而上升，65岁以上罹患痴呆症的患病率，约每5岁增加一倍。

2.**女性**　各国的研究均显示女性的患病率高于男性，可能与女性荷尔蒙有关。

3.**低教育程度**　低教育程度者老年痴呆症患病率较高。

4.ApoE4基因　带有ApoE4基因型的人得阿尔茨海默症机会比没有的人高3~4倍，是目前已知最强的基因易感性。带有ApoE4基因型的人，发病年龄也较早。带有两个ApoE4基因型的人，得病的机会将会高出15倍。

5.严重脑外伤　脑部曾经受到过重创的人罹患阿尔茨海默症的风险是一般人的4倍以上。

6.中年高血压　中年人血压收缩压＞160 mmHg且未治疗者，发生阿尔茨海默症的风险为血压正常者的5倍。

7.中年肥胖　中年时期肥胖者（BMI≥30），其阿尔茨海默症发生的相对风险高出3倍，过重者（BMI介于25~30之间）高出2倍。

8.血糖　糖尿病的痴呆症患病风险较高，但即使血糖高过正常标准的人，虽然未被诊断出糖尿病，记忆力仍比血糖低的人差。

9.抑郁症　曾罹患抑郁症者发生阿尔茨海默症的风险增加，研究显示其相对风险值约为无抑郁病史者的2倍。

10.抽烟　吸烟者罹患老年痴呆症的风险比不吸烟者高出45%。

11.家族史　有1/3左右的阿尔茨海默症患者有家族史，直系亲属中有人得此病者，其得病的机会为一般人的3~5倍。

第三节　老年痴呆症的症状和病程

一、老年痴呆症的主要症状

老年痴呆症简单地说是广泛大脑功能的丧失，症状主要可分为两大类，第一类是认知功能退化，包括记忆力、语言能力、空间定向感、数学计算能力、判断力、抽象思考能力和注意力的减退；第二类是行为异常及精神情绪症状，包括个性改变、暴力、妄想、幻觉、重复行为、抑郁、躁郁、卫生习惯改变、睡眠障碍、食欲改变、性欲改变等。第二类症状将于第三章详述。当这些症状的严重程度足以影响患者的人际关系、工作能力或日常生活功能时，临床上就称为老年痴呆症。在疾病后期有些患者甚至连走路等运动功能都会退化而卧床，因此老年痴呆症对患者本人及其家属均会产生极大的医疗、社会、心理及经济的问题。

二、老年痴呆症的病程

老年痴呆症的病程一般分初期、中期和后期，老年痴呆症患者从发病到死亡，一般病程约8～10年，部分甚至长达15年。老年痴呆症病程依病因和个人具体情况会有变化，但大致如下。

(一)初期

痴呆症初期因症状与老化引起的健忘难以区分，容易被家人或朋友忽略。一篇美国研究发现，有21%的家属没发现受访者有老年痴呆症，尤其是轻微老年痴呆患者占比最多（52%）；较严重老年痴呆症患者也有13%未被家属觉察；还有些家属虽觉察受访者有记忆力减退状况，但53%受访者没去就医。因部分老年人可能不需做复杂的工作，所以其症状不易被察觉；但若受过高等教育的老年人或平时就在执行复杂的工作，如有智力减退时则较容易被发现。

美国老年痴呆症协会提出了老年痴呆症十大警示信号（表2-1），这些都是可能的早期症状，值得注意。

表2-1　老年痴呆症十大警示信号

警示信号	实　　例
记忆力减退影响工作技能或其他活动	忘记人名或是重要的事、反复问同一个问题
计划或是解决问题有困难	财务处理出错
无法胜任原本熟悉的工作、家务或娱乐活动	开车去熟悉的地方有困难、弄错熟悉的游戏规则
对于时间和地点混淆	弄错约定的时间

续表

警示信号	实 例
● 对于理解视觉与空间有关的事务有困扰	阅读有困难、找不到路
● 说话或写字的遣词用字有困难	物品名称说错
● 物品错误置放，无法通过回推而想起具体位置	找不到眼镜，无法回想一小时前做什么来推论可能眼镜在哪里
● 判断力减退	受骗买了不合适的东西
● 工作或社交上退缩	过去喜欢出去唱歌，现在不去
● 情绪或人格改变	原本个性温和，变得多疑易怒

注：上述十大警示信号是以阿尔茨海默症为例，不同类型的老年痴呆症会略有不同。

数据来源：Alzheimer's Association (2009). 10 early signs and symptoms of Alzheimer's. Retrieved from http://www.alz.org/alzheimers_disease_10_signs_of_alzheimers.asp

正常老化V.S.老年痴呆症

正常老化会造成健忘的情形，如可能突然忘记某一件事，过一阵子后会想起来；但老年痴呆症患者的记忆力却是不断下降，对于做过的事情、说过的话都会忘记，到最后甚至连家人的名字都会忘记。

(二)中期

此时大脑功能退化更为明显，日常生活事务处理更为困难，如在日常生活上，煮饭、上街购物、安排约会等活动，逐渐无法自行完成；个人的卫生问题（如洗澡）需要他人提醒或协助才能进行。忘记事务的情形变得越来越频繁且严重，除了最近的事情外，连过往的记忆也逐渐模糊，更常辨认不出原来已知的人物或地点。说话表达方式与内容变得愈来愈简单，即使说出来了，家人也渐渐地愈来愈无法理解。在行为情绪上，即使是在熟悉的环境也会走失，常漫无目的游走，可能出现日夜颠倒、睡眠障碍。有时会做出奇怪举止，也可能产生妄想和幻觉。

(三)晚期

老年痴呆症患者会完全依赖他人并丧失自主活动的能力，记忆丧失非常严重，其他身体的症状也会愈来愈多且明显，进食、洗澡甚至大小便都需要他人协助；无法理解事务的意义或做出判断；不记得熟悉的家人或朋友；行走能力逐渐退化，肢体活动困难，最后可能需要借助轮椅行动或是卧床。

第四节　老年痴呆症的类型

一、分类

老年痴呆症是一个临床症候群，造成老年痴呆症发生的原因相当多，其种类可分为神经退行性、血管性、混合性、其他特定原因。

神经退行性痴呆症

是指因神经退行性疾病而造成的进行性且不可逆的痴呆症，包括阿尔茨海默症、路易体痴呆（dementia with Lewy bodies）、帕金森症合并痴呆（Parkinson's disease with dementia）、额颞叶痴呆（frontotemporal dementia）等。每一种神经退行性痴呆症，皆有其特殊的脑部病理表现，临床上产生的认知功能障碍和行为精神症状，也不尽相同。

血管性痴呆症

广义性的血管性痴呆症是指因为血流不足所造成的老年痴呆症，目前倾向使用血管性认知功能障碍（vascular cognitive impairment）来作为其称谓，包含了由轻到重的不同程度认知损伤，也包含了轻度认知功能障碍。目前比较狭义的血管性痴呆症定义则需要证实脑血管疾病，如中风和认知功能障碍的发生有时序上的关联，才能称为血管性痴呆症，如NINDS-AIREN诊断标准规定认知功能障碍要发生于脑血管疾病3个月内。

▶ 混合性痴呆症

患者若同时患有阿尔茨海默症与血管性痴呆症，则称之为混合性痴呆症。阿尔茨海默症患者脑部解剖时常见有中风的病兆，因此有人认为这是很常见的老年痴呆症。

▶ 其他特定原因引起的老年痴呆症

系由其他疾病所造成的，包括营养失调（如维生素B_{12}或叶酸缺乏）、颅内病变（如正常颅压性脑积水、脑肿瘤、脑外伤）、新陈代谢异常（甲状腺功能异常、电解质平衡紊乱、肝昏迷、肾毒性脑病）、中枢神经感染（梅毒、艾滋病、细菌性或病毒性脑炎）、中毒（药物、酒精、一氧化碳及重金属）、脑部肿瘤（特别是在额叶或颞叶的部位）等。与神经退行性痴呆症和血管性痴呆症不同之处是，当特定疾病治疗好了之后，老年痴呆症就有可能部分或完全痊愈。因此老年痴呆症诊断时，需排除这些可恢复性的疾病，相关的检查会在第三章详述。

二、常见的老年痴呆症

(一)阿尔茨海默症

这是造成老年痴呆症的第一大原因，好发年龄为65岁以后，年纪愈大得病机会愈高。此病往往在不知不觉中发生，而逐渐变差。一般阿尔茨海默症患者若不治疗，简易精神状态量表（mini-mental state examination,

MMSE）一年约减退3～4分；阿尔茨海默症量表（Alzheimer's disease assessment scale；ADAS-Cog）约减退7～9分，平均存活时间约10年。

　　阿尔茨海默症是于1907年由德国的精神科医师及神经病理学者阿尔茨海默（Alois Alzheimer）首先描述，主要病理变化是在大脑有异常沉积的淀粉样斑块（amyloid plaques）和高度磷酸化tau蛋白构成的神经纤维缠结（neurofibrillary tangles），最终会造成突触功能障碍（synaptic dysfunction）、神经元消失、脑萎缩等退行性改变。阿尔茨海默症的成因非常复杂，而淀粉样蛋白连锁反应的假说则是目前最为学界所接受的理论，该假说指出β－淀粉样蛋白（β-amyloid）乃是形成阿尔茨海默症的主要元凶。

脑部沉积蛋白

　　1987年有人从阿尔茨海默症患者大脑皮质中分离出一种含695个氨基酸的淀粉样前体蛋白（amyloid precursor protein，简称为APP）。淀粉样前体蛋白（APP）为一穿膜蛋白质，存在于不同种类的细胞中，基因位于第21对染色体上。淀粉样前体蛋白（APP）可经过β与γ分泌酶（β-secretase或γ-secretase）的分解产生β－淀粉样蛋白，可溶的β－淀粉样蛋白并不具有毒性，必须经聚合形成纤维束后，才会破坏胞内钙离子平衡并引发氧化应激等机制杀伤神经细胞。β－淀粉样蛋白聚合物亦能促进胞内tau蛋白的过磷酸化，造成细胞死亡。此外，β－淀粉样蛋白纤维束会与脑中小胶质细胞及星形胶质细胞膜上的特殊受体结合，将其活化，释放多种神经毒素及自由基攻击神经细胞，造成其死亡。最近也发现TDP-43可能是脑部的第三种沉积蛋白，仍在持续研究当中。

诊断标准

近期的研究中发现有些生物标记可以早期诊断阿尔茨海默症，包括：

1.核磁共振（magnetic resonance imaging；MRI）显示大脑海马回（图2-1）及颞叶萎缩。

2.FDG-PET发现脑部顶叶和颞叶葡萄糖代谢低下。

3.脑脊髓液中的tau蛋白质浓度上升及β－淀粉样蛋白浓度下降。

4.PET成像显示大量异常的淀粉样蛋白斑块沉积^{（注）}。

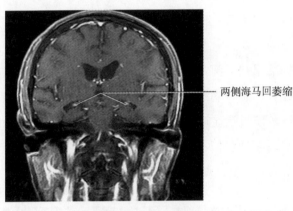

　　　　　　　　　　　　　　　　　　　—— 两侧海马回萎缩

图2-1　患者核磁共振检查显示大脑两侧海马回萎缩

因为原本的阿尔茨海默症诊断是1984年制订的，而学术界想纳入上述的生物标记为诊断标准，经过讨论，美国老化研究所（National Institute on Aging；NIA）与老年痴呆症协会于2011年重新修订诊断标准（NIA-AA diagnostic citeria），在临床上用于阿尔茨海默症的诊断：

注：最早侵犯的区域为海马回，因此患者早期症状为记忆力减退。淀粉样斑块的沉积可能于临床症状出现前25年就已发生。淀粉样蛋白连锁反应假说因为在清除淀粉样蛋白后患者并无改善，因此受到学界的质疑，但是也有学者认为这是因为清除的时间太晚了，所以才没有帮助。

1.症状影响到日常生活和工作。

2.无法胜任原本的工作或熟悉的事务。

3.症状无法用谵妄或精神疾病来解释。

4.用问诊或认知检测量表评估有认知障碍。

5.认知或行为异常至少两项：

(1)无法学习新事物。

(2)无法分析或处理复杂的事。

(3)视觉空间障碍：如面部失认。

(4)语言障碍：如阅读、写字或讲话。

(5)性格或行为改变。

这个诊断标准采纳了阿尔茨海默症中少数患者可能会以视觉或语言的形式来表现，此外，也将病程区分为临床前期、阿尔茨海默症引起的轻型认知障碍期和阿尔茨海默症期。这是因为有些生物标记（如amyloid PET或脑脊髓液）可以帮助我们在患者没有症状或是只有一点症状时就会诊断出来，可以帮助临床试验，加速药物研发。

家族性阿尔茨海默症

ApoE基因影响的偶发性阿尔茨海默症患者，有少数是显性遗传，被称为家族性阿尔茨海默症（familial AD），仅占阿尔茨海默症患者的5%，主要发生于30~60岁之间。家族性阿尔茨海默症是由一组在第21、14、1对染色体上基因变异和这些变异形成不正常的蛋白质所引起。第21对染色体上的APP基因突变造成不正常的淀粉样蛋白前体蛋白（amyloid precursor protein）形成；第14对染色体上的PSEN1基因突变生成不正常的早老蛋白1号（presenilin 1）；第1对染色体上PSEN2基因突变制造出早老蛋白2号（prensinlin 2）。

(二)路易体痴呆

为第二常见的神经退行性痴呆，好发年龄为70岁以后，脑部病理切片可见路易体，故得其名。帕金森病患者的脑部病理切片亦可见到路易体，但出现的脑部区域与路易体痴呆症不同。

路易体痴呆症患者的认知功能障碍有其特点：

1.注意力时好时坏，有较严重的判断力和视觉空间感退化。

2.记忆缺损，路易体痴呆患者记忆力障碍的程度较轻，而且给予提示后，往往就可以记起来，但是阿尔茨海默症就不行，他们无法储存新的记忆。

3.明显的精神行为症状，如幻觉、妄想等，栩栩如生的视幻觉为一大特征，患者常会看到栩栩如生的人物，有时是动物或物品等。

4.出现类似帕金森症的动作障碍，包括身体僵硬、手抖、走路不稳、容易跌倒等，但是通常行动障碍比帕金森症轻微一些。

5.快速动眼期睡眠行为障碍，患者于睡眠时常常作一些被人或动物追逐或攻击的噩梦，患者也常随着梦境而有肢体的动作。此病是因为正常人于做梦时（快速动眼期）会抑制肢体的动作，但是此类病人无法抑制，因此会将梦境演出。

临床上诊断如果患者有注意力时好时坏、快速动眼期睡眠行为障碍、视幻觉和类似帕金森症的动作障碍症状，只要符合两项就可以确诊为路易体痴呆症。

(三)帕金森症合并痴呆

帕金森症患者罹患痴呆很常见，约为30%，患病率是一般人的6倍。澳洲悉尼一个多中心的研究发现，帕金森症患者追踪20年后，有高达83%的患者会发生痴呆症。

帕金森症患者发生痴呆症的危险因子包括：

1.年龄：70岁以后才得帕金森症的人患老年痴呆症的机会较高。

2.性别：男性得老年痴呆症的风险较高。

3.抑郁症。

4.严重肢体迟缓。

5.出现幻觉或淡漠的症状得痴呆症的机会比较高。

老年痴呆症的症状较类似于路易体痴呆症的患者，但出现老年痴呆症状的时间为发生动作障碍症状一年之后，而路易体痴呆症患者动作障碍症状和痴呆症则间隔于一年之内。帕金森症合并痴呆症病人发生幻觉和妄想的比例比阿尔茨海默症多，常见为视幻觉，病人常会看到栩栩如生的人物，有时是动物或物品等。因为很真实，也会动，有时患者会因此尝试去摸幻觉，或找他人来证实他看见的东西，这种现象常发生于夜间，且同一个患者每次出现的视幻觉常是相同的。帕金森症合并痴呆症患者常有睡眠问题，他们通常白天很嗜睡，另外也会发生快速动眼期睡眠行为障碍，而且常常比帕金森症先发生，几年后才产生帕金森症或路易体痴呆症等疾病。

(四)额颞叶痴呆

额颞叶痴呆是一种进行性、退化性的脑部疾病，会逐步破坏脑功能，包括适当的行为、同情他人的能力、学习能力、判断力、沟通及进行日常活动的能力发生障碍。常发生于在60岁以下的人群，因此额颞叶痴呆症是早发性老年痴呆症最常见的原因。神经影像学检查可见额叶及颞叶萎缩，导致此疾病的确切原因仍未知。目前的研究认为是由于tau蛋白、TDP43基因及Progranulin等因素影响，导致细胞功能异常，甚至死亡；而被影响的脑细胞，主要分布在额叶与前颞叶区域，并因此表现出此疾病特殊的特征及症状。额颞叶痴呆症可分为以下几种亚型。

行为变异型额颞叶痴呆症（Behavioral Variant Frontotemporal Dementia，bvFTD）

又称为额叶型额颞叶痴呆症（frontal variant frontotemporal dementia,

fvFTD）或匹克病（Pick disease），约60%的额颞叶老年痴呆症患者是bvFTD
这个亚型。此亚型患者的社交技能、情感、行为和自我意识会受到影响，常表
现情绪和行为的改变，如固执、感情冷淡、冷漠和自私。很多行为变异型额颞
叶痴呆症在疾病的初期并没有明显健忘的症状。

语义性痴呆症（Semantic Dementia，SD）

也称为颞叶型额颞叶痴呆症，20%的额颞叶痴呆症患者属于这个亚
型。语言损害不在于产生语言，而是语义的障碍。疾病初期，患者可能在
讲东西的名称时会用某些相近的词语替代原本的单词，但最终会失去单词
的含义。阅读能力和书写能力也会退步，但患者仍可能会算术，使用数
字、形状或颜色。与行为变异型额颞叶痴呆症一样，定向感和记忆力早期
通常还能维持。

进行性非流畅型失语症（Progressive Nonfluent Aphasia，PNFA）

约占额颞叶老年痴呆症患者中的20%，与语义性痴呆症患者能保持
说话流畅度，但失去词语意义的症状不同，此类型的患者很难产生流畅的
语言，即使他们知道想要表达的意义，但他们说话的速度变慢，将字说出
来有困难，打电话和跟他人对话有很大的障碍，理解复杂句子的能力也
受损。

额颞叶痴呆症合并运动神经元疾病（FTD with Motor Neuron Disease，FTD-MND）

约有15%的额颞叶痴呆症患者会发展为运动神经元疾病。大部分都是
合并行为变异型额颞叶痴呆症一起出现，语义性痴呆症或是进行性非流畅
型失语症比较少出现。最常合并的运动神经元疾患是肌萎缩性脊髓侧索硬
化症（amyotrophic lateral sclerosis），又称为"渐冻人"。运动神经元

疾病的症状包括口齿不清、吞咽困难、容易呛咳、四肢无力或肌肉萎缩，这类型个案通常有家族遗传性。

(五)血管性痴呆

一般认为是造成老年痴呆症的第二大原因，病因为脑中风或是慢性脑血管病变导致脑细胞死亡，也有人使用多发性脑梗塞痴呆症（multi-infarct dementia）来称呼这个病。虽然血管性痴呆同样好发于老年人，但是它不是脑正常老化的一部分，而且也可以发生于任何年龄。

诊断

在诊断上除了痴呆症外，一定要有脑中风的证据，也就是曾经发生过脑血管的病变，而且两者需有时序上的关联性。血管性痴呆常常是突发性的症状恶化，经治疗后，有可能维持功能不再下降，呈现出比发病前差，但比未治疗前较好的状态；若不幸又中风，则症状又再次变差，因此有人称之为阶梯式恶化，与神经退行性痴呆症的渐进性病程不同（图2-2）。

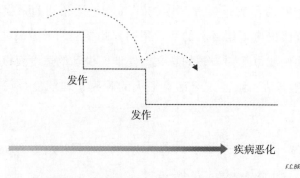

图2-2　阶梯式恶化——血管性痴呆症病程

分类

在分类上可分为中风后血管性痴呆症（post-stroke vascular dementia）和小血管性痴呆症（dementia with small vessel diseases）。

前者可能仅因一次中风影响到与智能相关的大脑分区功能障碍，进展导致老年痴呆症，后者病程类似阿尔茨海默症，呈逐渐恶化，这些多半发生于皮质下缺血性血管痴呆症（subcortical ischemic vascular dementia），是因为小血管阻塞造成的。

▶ 症状

血管性痴呆症的症状可以形形色色，根据受损的脑部位和其受损程度而有不同。中风后某些功能下降（如失语症）不能称为痴呆症。血管性痴呆症也容易发生夜间混乱现象，天色变暗时意识较不清楚；病史中常常有高血压的情况，甚至有脑中风的病史，如手脚无力、吞咽困难、头晕目眩、走路偏一边等。阿尔茨海默症患者常常在比较早期的时候会发生人格的改变，但血管性痴呆症患者人格一般不会发生改变，也比较有病识感。另外，抑郁症的比例在血管性痴呆症相当高，有时有情绪失控（emotional incontinence）现象，举例来说，在不是和情绪很相衬的刺激情况下就会哭起来或无缘无故笑起来，这是脑内神经传导物质改变造成的，不是单纯对于本身神经疾病的情绪反应。相同于其他老年痴呆症，患者也可能有幻觉或是妄想等症状出现（如坚信有人想要陷害他等）。身体检查容易找到动脉粥状硬化的特征，除了脑血管阻塞之外可能还有周边血管的病变（如走路脚痛、视网膜剥离）。中风患者若存活下来，每年约有5%患者会产生痴呆症，5年内得痴呆症的几率约为25%。

▶ 遗传性

一般的血管性痴呆症和遗传无关，但是有一种特殊的遗传性血管性痴呆症称为"常染色体显性脑动脉血管病变合并皮质下脑梗塞及脑白质病变（cerebral autosomal dominant arteriopathy with subcortical infarcts and leukoencephalopathy，CADASIL）"，这是一种在成年时发病的罕见常染色体显性遗传疾病。它的临床特征主要为反复性的皮质下脑梗塞及痴呆症，有些患者同时有预兆性偏头痛及精神疾病方面的症状。患者平均第一次中风年龄是50岁左右，当患者有相符合的临床症状及家族史时，可根据脑部核磁共振检查、皮肤切片、神经病理切片及基因测试来帮助诊断。

综合上述，整理常见的老年痴呆症类型及特征见表2-2。

表2-2　常见的失智类型及特征

类型	疾病名称	临床特点	病理特征	比例 (%)
神经退化性	阿尔茨海默症	记忆减退	淀粉样斑块、神经纤维缠结	60 ~ 70
	路易体痴呆	认知障碍、身体僵硬、视幻觉、睡眠障碍	路易体	< 10
	帕金森症合并痴呆	帕金森症后所产生的痴呆症	路易体	< 10
	额颞叶痴呆	人格变化、行为控制力丧失、语言障碍	TDP-43	< 10
血管性	血管性痴呆	认知障碍、步态异常	中风	20 ~ 30

第五节　药物治疗

目前治疗老年痴呆症，主要是基于发现阿尔茨海默症患者脑中的乙酰胆碱（acetylcholine）减少，因此尝试增加脑中乙酰胆碱浓度。利用胆碱酯酶抑制剂（cholinesterase inhibitor）减少乙酰胆碱的分解是目前最常用的方式。美国食品和药品管理局和我国目前通过审批的此类药物包括多奈哌齐（donepezil）、利伐斯的明（rivastigmine）和加兰他敏（galantamine）。多奈哌齐可用于治疗轻中重度阿尔茨海默症，利伐斯的明和加兰他敏则只用于治疗轻中度阿尔茨海默症。另外，利伐斯的明也可治疗帕金森症合并痴呆症。另一类治疗的药物是NMDA拮抗剂（美金刚），用于治疗中重度阿尔茨海默症。此外，仍有许多试验中的药物仍在尝试中，希望将来能给老年痴呆症患者带来更好的治疗。

关于血管性老痴呆症认知功能的治疗，药物效果大多有限，用于阿尔茨海默症的乙酰胆碱酶抑制剂类药物和麸胺酸受体拮抗剂，虽有部分药物试验显示对于血管性痴呆症治疗有效，但是目前尚未取得美国药品和食品管理局认可，因此目前的治疗仍以中风防治为主（服用抗血小板凝结剂，如阿司匹林等）。另外，需控制心血管疾病的危险因子，如需治疗高血压，且血压不能太高或太低，严格控制血糖；抽烟者发生脑血管病变几率比不抽烟者高出2～3倍以上，因此要戒烟；过量的喝酒会造成血压升高，影响肝功能，甚至发生脑出血、脑梗塞，因此要少喝酒；心房纤颤、心律不规则的患者，容易形成血栓造成中风，高危人群可服用阿司匹林或是抗凝剂来减少中风机会；适当运动可避免肥胖、高血脂及促进脑部循环，因此要多做运动；同时应维持适度的社交活动，持续与人来往接触，减少脑部的退化。

以下将介绍我国常使用的这些药物，更进一步的药物及非药物治疗请读者参阅第三章及第六章内容。

(一) 多奈哌齐

多奈哌齐1996年经美国食品和药品管理局批准用于治疗轻度至中度阿尔茨海默症，2006年许可用于重度阿尔茨海默症患者。

多奈哌齐为第二代可逆性乙酰胆碱酶抑制剂，主要作用为抑制脑中乙酰胆碱酶的分解，以增加脑中乙酰胆碱含量，与第一代乙酰胆碱酶抑制剂（他克林）相比，多奈哌齐没有肝毒性，又因其主要与脑中乙酰胆碱酯酶反应，故不会产生拟胆碱药物的不良反应。

口服多奈哌齐后，约3～5小时即可达血药浓度峰值，与血浆中蛋白质的结合率约95%，因其生物利用度高及药物血浆半衰期长，每日给药一次即可。另外，需注意较常见的与药物有关的不良反应为恶心、腹泻、呕吐及失眠。

轻中度阿尔茨海默症患者使用12周、24周或52周多奈哌齐后，均有认知功能改善的整体表现。每天使用10mg多奈哌齐的效果虽稍稍优于5mg，但每天10mg造成不良反应的机率较高，因此医师应视临床状况调整使用剂量；多奈哌齐用于治疗重度阿尔茨海默症患者同样有助于改善认知及整体功能，10mg效果略优于5mg，在日常生活行为也略有帮助，但在精神行为方面则是没有差别；用23mg剂量治疗中重度阿尔茨海默症患者，认知功能方面略优于10mg，但整体功能并无差异，可是造成不良反应的机率远高于10mg，应慎用。

日本一项12周的药物试验发现，5mg和10mg多奈哌齐可改善路易体痴呆症患者的认知、精神行为及整体功能。多奈哌齐10mg可能对于帕金森症合并痴呆症的认知功能和整体功能有帮助。

(二)利伐斯的明

利伐斯的明为氨基甲酸酯的衍生物，作用为胆碱酯酶（acetyl- and butyryl-cholinesterases）抑制剂（pseudoreversible inhibitor），血浆半衰期约为1小时，在人体内主要经过肾脏排除。

其不良反应大都发生在剂量增加期间，最常见的为呕吐，食欲缺乏次之。贴片剂型发生肠胃不良反应的比例较低，但有皮肤过敏的风险。

在轻中度或中重度的阿尔茨海默症患者中，不论使用高剂量（每天6~12mg）或低剂量（每天1~4mg）利伐斯的明都对认知功能和整体评估有所帮助，且高剂量效果较为明显；在日常生活功能方面则需要高剂量才有显著的进步。对于病程进展速度较快者，利伐斯的明在改善认知功能方面会较病程缓慢者明显。另外，早期治疗对于认知功能有益处，每天12mg对于帕金森症合并痴呆症的认知功能和整体功能有帮助。

(三)加兰他敏

加兰他敏是一种三级生物碱，是一种选择性、可逆性及竞争性的乙酰胆碱酶抑制剂。此外，它对于尼古丁型胆碱受体（nicotinic acetyl-choline receptors；nAChRs）有异位调节作用（allosteric modulation），能促进乙酰胆碱的作用，因而加强胆碱性传导。

加兰他敏口服药物会经胃肠快速吸收，重度肝功能不全的患者不建议使用。加兰他敏于2001年获得美国食品和药品管理局许可用于治疗轻中度阿尔茨海默症，较常见的不良反应是头晕、恶心、呕吐、头痛、体重降低及厌食，与剂量相关。

在轻到中度或是中重度的阿尔茨海默症患者中，使用加兰他敏每天16～36mg对认知功能及整体表现评估有所帮助。其中，每天16和24mg对轻度阿尔茨海默症患者，在认知功能方面改善的疗效相当；但对中度阿尔茨海默症患者，只有每天24mg这种剂量对认知功能的改善疗效较显著。在日常生活活动方面每天使用16～24mg即有帮助，但在改善功能方面则需要每天24～32mg方有效。

(四)美金刚

美金刚是一种中低亲和力的非竞争性NMDA受体拮抗剂，可以减少兴奋性神经递质谷氨酸对神经细胞的损害。

美金刚可改善中重度阿尔茨海默症患者的整体表现、认知功能、日常生活功能和行为，与多奈哌齐合用的效果优于单用多奈哌齐；对轻中度阿尔茨海默症患者仅能改善整体表现，与乙酰胆碱酶抑制剂合用效果并没有明显增强；对于帕金森症合并痴呆的整体功能有帮助，但认知功能则并未证实有改善作用。

第六节 预防

Barnes和Yaffe于2011年提出阿尔茨海默症的危险因子有50%以上都是可以预防或调整的，即使只是能减少部分危险因子，也可以使老年痴呆症患病人数大幅下降，以下活动可以延缓老年痴呆症的发生。

脑部智能活动

多年来许多流行病学、脑部灌流及动物实验的研究均显示，受过高等教育者或多动脑者不易罹患阿尔茨海默症。其实教育或多动脑不能改变大脑结构，脑部认知训练治疗的基本理论在于某些科学家认为即使在成年之后大脑仍具有可塑性，可以经过锻炼增加新生神经细胞的存活率，并且使它们的功能连接到现有的神经网络。

社交活动

社交参与度高的活动，不论在生理、心理或认知功能三方面，都被研究证实对老年痴呆症患者或是老龄患者有所帮助。

在生理方面，参与社交活动可以增进心肺功能、增加肌肉张力与耐力、促进平衡、训练体力，对于退化中的机能予以刺激，有康复的作用。有些研究甚至认为社交活动较多者生存率较高，且可降低死亡率。

在心理方面，社交活动的参与和人际的互动对每个人的身体、心理及情绪健康都是非常重要的。参与社交活动可能有助于降低心理压力，较好的社会网络及大量参与社会活动则可以避免抑郁；在活动中获得快乐及成就感，并且增加个人自尊；结交朋友，拓展人际关系，可使单调的生活增添情趣，降低焦虑和抑郁发生率。

在认知功能方面，参与社交活动可以帮助维持认知功能，也能增加对大脑的刺激，预防或推迟知觉退化。手脑并用的活动，可减缓老年人智力及记忆力的退化，并可使脑部活化。研究指出，没有社会连结者（如独居的老年人）认知衰退的危险性增加，拥有丰富社交活动的老年人痴呆症的罹患率降低。

▶ 运动

动物实验显示有氧运动可增加大脑微血管、神经细胞间的突触，促进大脑的神经细胞新生的速度与脑源神经生长因子（brain-derived neurotrophic factor，BDNF）的分泌，并降低脑中淀粉样蛋白的含量。运动还可以降血压、胆固醇，减少心血管疾病，也可减少罹患大肠癌、骨质疏松、糖尿病、肥胖、抑郁症的机会，并增强老年人注意力、执行及规划能力。最近不少流行病学研究显示，多运动（尤其是走路）可减少智能的减退或痴呆症。

▶ 适当的饮食

科学家早就注意到老鼠进食量如果减少30%，寿命相对延长30%，空间记忆与学习能力也较强。过去流行病学的调查发现，饮食中含较多的不饱和脂肪酸，患阿尔茨海默症的几率较低。2006年美国哥伦比亚大学的研究针对平均年龄77岁的2 258位小区居民追踪4年，发现常吃地中海型饮食（多蔬果、豆类、谷类、橄榄油，适量鱼、酒，少量肉、家禽）者比不吃地中海型饮食者得阿尔茨海默症的机会少了40%，可见清淡饮食的重要性。

▶ 控制三高和心血管疾病

中年肥胖和中年高血压都已被证实是老年痴呆症的危险因子，血糖也是一直都被证实是老年痴呆症的重要危险因子，最近发现即使没有糖尿病的人，空腹血糖的高低仍与认知功能相关，因此在中年时应将血糖、血压、血脂肪和体重控制好，可以减少老年时罹患痴呆症的可能性。

复习与反思

一、问答题

1.请问老年痴呆症和轻型认知障碍的不同点在哪里?

【参考本章第一节】

2.请列出老年痴呆症的危险因子?

【参考本章第二节】

3.请列出老年痴呆症的十大警示信号?

【参考本章第三节】

4.请列出常见神经退行性痴呆症的临床表现特征?

【参考本章第四节】

5.请列出目前可使用的治疗阿尔茨海默症的药物?

【参考本章第五节】

二、思考题

试说明如何预防老年痴呆症。

参考文献

[1]Jia Longfei, Quan Meina, Fu Yue, et al. Dementia in China: epidemiology, clinical management, and research advances. Lancet Neurology Lancet Neurology (2019) .https://doi.org/10.1016/S1474-4422(19)30290-X.

[2]台湾失智学会准则小组 (2011) ·阿兹海默氏病药物治疗准则·台湾神经学学会神经学杂志, 20, 85-100.

[3]American Psychiatric Association (2014) ·DSM-5 R精神疾病诊断手册 (台湾精神医学会译) ·新北市:合记。(原著出版于2013)

[4]Alzheimer's Association (2009). 10 early signs and symptoms of Alzheimer's. Retrieved from http://www.alz.org/alzheimers_disease_10_signs_of_

alzheimers.asp

[5]Barnes, D. E., & Yaffe, K. (2011). The projected impact of risk factor reduction on Alzheimer's disease prevalence. Lancet Neurology, 10, 819−828.

[6]Bateman, R. J., Xiong, C., Benzinger, T. L., Tammie, L. S., Benzinger, M. D., Fagan, A. M., ... Morris, M. D. (2012). Clinical and biomarker changes in dominantly inherited Alzheimer's disease. New England Journal. Medicine, 367(9), 795−804.

[7]Dubois, B., Feldman, H. H., Jacova, C., Hampel, H., Molinuevo, J. L., Blennow, K., ...Cummings, J. L. (2014). Advancing research diagnostic citeria for Alzheimer' s disease: The IWG−2 criteria. Lancet Neurol., 13(6), 614−629.

[8]Emre, M., Aarsland, D., Brown, R., Burn, D. J., Duyckaerts, C., Mizuno, Y. ...Dubois, B. (2007). Clinical diagnostic citeria for dementia associated with Parkinson' s disease. Mov Disord., 22(12), 1689−1707.

[9]Fuh, J. L., & Wang, S. J. (2008). Dementia in Taiwan: Past, present, and future. Acta Neurol Taiwan, 17, 153−161.

[10]Gorelick, P. B., Scuteri, A., Black, S. E., Decarli, C., Greenberg, S. M., Iadecola, C. ...Seshadri, S. (2014). Vascular contributions to cognitive impairment and dementia: A statement for healthcare professionals from the American heart association/American stroke association. Stroke, 42(9), 2672−2713.

[11]Harris, J. M., Gall, C., Thompson, J. C., Richardson, A. M., Neary, D., du Plessis, D. ...Jones, M. (2013). Classification and pathology of primary progressive aphasia. Neurology, 81(21), 1832−1839.

[12]Lee, Y. C., Liu, C. S., Chang, M. H., Lin, K. P., Fuh, J. L., Lu, Y. C., ... Soong, B. W. (2009). Population−specific spectrum of NOTCH3 mutations, MRI features and founder effect of CADASIL in Chinese. J Neurol, 256(2), 249−255.

[13]Lippa, C. F., Duda, J. E., Grossman, M., Hurtig, H. I., Aarsland, D., Boeve, B. F., ... Wszolek, Z. K. (2007). DLB and PDD boundary issues: Diagnosis, treatment, molecular pathology, and biomarkers. Neurology, 68(11), 812−819.

[14]Matthews, F. E., Arthur, A., Barnes, L. E., Bond, J., Jagger, C., Robinson, L., Brayne, C. (2013). A two−decade comparison of prevalence of dementia in individuals aged 65 years and older from three geographical areas of England: Results of the cognitive function and ageing study I and

II. Lancet., 382(9902), 1405-1412.

[15]McKhann, G. M., Knopman, D. S., Chertkow, H., Hyman, B. T., Jack, C. R., Kawas, C. H., ... Phelps, C. H. (2011). The diagnosis of dementia due to Alzheimer's disease: Recommendations from the National Institute on Aging-Alzheimer's Association workgroups on diagnostic guidelines for Alzheimer's disease. Alzheimers Dementia, 7, 263-269.

[16]Neary, D., Snowden, J. S., Gustafson, L., Passant, U., Stuss, D., Black, S. ...Benson, D. F. (1998). Frontotemporal lobar degeneration: A consensus on clinical diagnostic citeria. Neurology, 51, 1546-1554.

[17]Padovani, A., Costanzi, C., Gilberti, N., & Borroni, B. (2006). Parkinson's disease and dementia. Neurological Sciences, 27(1), 40-43.

[18]Petersen, R. C., Smith, G. E., Waring, S. C., Ivnik, R. J., Tangalos, E. G., & Kokmen, E. (1999). Mild cognitive impairment: Clinical characterization and outcome. Arch Neurol, 56(3), 303-308.

[19]Ross, G. W., Abbott, R. D., Petrovitch, H., Masaki, K. H., Murdaugh, C., Trockman, C., ... White, L. R. (1997). Frequency and characteristics of silent dementia among elderly Japanese-American men. The Honolulu-Asia Aging Study. JAMA., 277(10), 800-805.

[20]Saunders, A., Schmader, K., Breitner, J., Benson, M. D., Brown, W. T., Goldfarb, L., ...McCown, N. (1993). Apolipoprotein E epsilon 4 allele distributions in late-onset Alzheimer's disease and in other amyloid-forming diseases. Lancet, 342, 710-711.

[21]Sun, Y., Lee, H. J., Yang, S. C., Chen, T. F., Lin, K. N., Lin, C. C., ... Chiu, M. J. (2014). A nationwide survey of mild cognitive impairment and dementia, including very mild dementia, in Taiwan. PLoS One, 189(6), 100-303.

[22]World Health Organization (2018). Dementia. Retrieved from http://www.who.int/en/news-room/fact-sheets/detail/dementia

第三章

老年痴呆症合并
精神行为症状

学习目标

1. 了解老年痴呆症合并精神行为症状。
2. 了解老年痴呆症合并精神行为症状在情绪、行为、思维感觉、生理需求方面的表现。
3. 了解老年痴呆症照护者身心负荷的主要原因。
4. 了解老年痴呆症患者有精神行为症状时，需进行的检查或评估。
5. 了解如何预防老年痴呆症患者出现精神行为症状或避免其恶化。
6. 了解老年痴呆症合并精神行为症状有哪些非药物治疗或药物治疗的原则。

引 言

我国已于1999年步入联合国定义的老龄化社会。目前我国65岁以上的老年人口数已达到1.5亿，占全国人口总数的10.92%。痴呆症在我国65岁以上人群发病率为5%，已成为近年来最受关注的健康问题和社会问题。

随着老年痴呆症人数逐步攀升，这使得整个社会都承受着极大的负荷及社会成本；其中老年痴呆症合并精神行为症状（behavior and psychological symptoms of dementia, BPSD）是造成患者及家属在体力、心力、人际社会及经济负担上的主因，如何以非药物疗法或药物来预防、减缓或治疗老年痴呆症合并精神行为症状，并提升老年痴呆症患者与照护者的生活质量，也成为当代医学、跨学科整合与社会工作的重要课题。对老年痴呆症患者家属、基层或医院的医疗人员、长期照护人员、非政府组织（non-governmental organization, NGO）、健康相关专业学生或研究人员、民众及政策制定人员进行关于老年痴呆症的健康宣传教育也是目前的当务之急。

本章节介绍老年痴呆症常见的精神行为症状、如何预防老年痴呆症患者出现的精神行为症状、非药物治疗的原则和老年痴呆症合并精神行为症状的药物治疗，希望可以提升老年痴呆症患者及照护者的生活质量，减轻照护者的负担，进而让我国向痴呆症友善小区的理想迈进。

第一节 老年痴呆症合并精神行为症状概述

一、老年痴呆症合并精神行为症状及其患病率

老年痴呆症合并精神行为症状（behavioral and psychological symptoms of dementia, BPSD）是国际老年精神医学会（International Psychogeriatric Association）命名的术语，系指老年痴呆症患者因为脑部比一般人过快或不成比例的萎缩或损伤，影响个人经验感知（inner experience）和外在的精神功能与表现，进而造成许多表情、情绪、行为、冲动控制、注意力、知觉、记忆、思考、语言、执行功能、生理需求（如食欲、性欲、排泄等功能）及动机的统合失调症状。这些症状包括：情绪容易变化（emotional lability）、易怒（irritability）、社交行为粗鲁（coarsening of social behavior）、躁动行为、攻击行为、幻觉、妄想、思维方式或内容不正常、语言表达不正常、淡漠（apathy）、睡眠障碍、食欲过高/过低或饮食行为改变、性欲过高或性行为不适合等各种症状。其中，情绪容易变化、易怒、社交行为粗鲁及淡漠被列入世界卫生组织（WHO）出版的ICD-10老年痴呆症诊断标准中，且在老年痴呆症患者诊断时需要符合上述四个症状至少出现一个（WHO，1994）。

虽然各报告因为研究方法（如施测工具及对象的不同）不同，导致老年痴呆症患者的精神行为症状发病率不一，但是目前大家都相信超过90%老年痴呆症患者发生过精神行为症状，而且约有2/3老年痴呆症患者会持续出现这些症状。

二、老年痴呆症合并精神行为症状及家属的负担

老年痴呆症合并精神行为症状不但让老年痴呆患者自己感到困扰，也使老年痴呆症的家属、照顾者与专业照护人员感受到极大的压力，更会给老年痴呆症患者与周围人员带来高风险。研究显示："老年痴呆症合并精神行

为症状"经常是家属带患者就医的常见原因之一，而且因为老年痴呆症患者的精神行为症状导致家属身心疲惫，而决定将患者送到长期照护机构。

第二节 老年痴呆症常见的精神行为症状

精神（mental）症状是脑部功能的外在表现。老年痴呆症是因为脑部神经病变或因为身体疾病、代谢问题，导致脑部比一般人过快或不成比例地持续性萎缩、损伤；由于脑部这样的变化或病理过程，加上老年痴呆症患者与外界环境的反应与互动，因而引起老年痴呆症患者的情绪、行为、思维能力及生理功能失调或无法适应，所以产生所谓的老年痴呆症精神行为症状。因此，家属、照顾者、医疗人员或长期照护人员应以人性化的观点来理解及面对这样的反应、困扰或问题。下面将老年痴呆症常见的精神行为症状分成情绪、行为、思维知觉及生理功能四个方面来探讨，分述如下。

一、情绪方面

老年痴呆症患者以合并抑郁症状最常见，几乎占所有老年痴呆症患者的40%～50%，其中有些达到重度抑郁症的诊断，有些到没有。值得一提的是，老年痴呆症除了合并抑郁症状外，还会合并焦虑或恐慌症状，此一情形也并不少见，相关内容分述如下。

(一)老年痴呆症合并抑郁症状

抑郁症与老年痴呆症是两个独立事件（co-incidence of depression and dementia）

老年痴呆症常伴随抑郁情形发生时，需要区分抑郁症是发生于老年痴呆症之前还是之后，因为老年痴呆症与抑郁症是两个独立的事件。因此，判断原则为：如果在老年痴呆症发生之前就有年轻时期的抑郁症或老年期抑郁症发作之后才得了老年痴呆症，那就是因为先有抑郁症，后有老年痴呆症，认知功能原本正常或持续退化都与抑郁症无关。但如果抑郁症是发生在老年痴呆症之后，因为脑血管病变、中风、维生素B_{12}、叶酸缺乏或甲状腺功能低下才发生的症状，并且有检验报告或医学影像报告支持，且随着生理状况改善而抑郁症随之减轻，但认知功能的退化却持续，则属于老年痴呆症伴随抑郁症，需要多注意。

▶ 抑郁症状是老年痴呆的症状之一（depression in dementia）

抑郁症是老年痴呆症早期的症状之一，但是需区分究竟是淡漠或抑郁症状。在老年痴呆症诊断或发生之前没有的抑郁症状，而在老年痴呆症的认知功能退化之后才出现，则抑郁是老年痴呆症合并的精神行为症状之一。另外，心理因素也会影响抑郁的症状，例如：抑郁症是患者得知老年痴呆症之后的情绪反应或压力反应，而患者在接受老年痴呆症的诊断之后，抑郁或焦虑会随之减轻。

▶ 假性老年痴呆症（pseudo-dementia in depression）

患者先有抑郁症，在抑郁症严重时才出现认知功能障碍，治疗后认知功能或疑似老年痴呆症候群也随着抑郁症改善而减轻或消失，称为假性老年痴呆症；但是有一部分假性老年痴呆症若在抑郁症改善后，其认知功能没有完全改善，也可能会变成真正的老年痴呆症。病理学上有脑部血管性梗塞病变的假性老年痴呆症或是海马回萎缩过久无法复原者，可能在抑郁症合并假性老年痴呆症后，将来有可能发展成"真正的"老年痴呆症。

(二)老年痴呆症合并焦虑或恐慌症状

▶ 焦虑症与老年痴呆症是两个独立事件（co-incidence of anxiety disorder and dementia）

早在老年痴呆症发生之前就有年轻时期的焦虑症持续到老年，之后才发生老年痴呆症，因先有焦虑症，后有老年痴呆症，虽然认知功能原本正常的焦虑症患者常会有记忆力不好的主诉，但客观认知测验却显示记忆力功能或其他认知功能正常。而当客观测验的认知功能持续退化时，焦虑症也往往会随之恶化，但仍视为两个独立事件。此外需注意的是，年轻时（35～40岁之前）没有任何一种焦虑症状，但在老年期第一次发生焦虑症或恐慌症是很少见的。若出现此情形，则需考虑老年期抑郁症、老年痴呆症、中风，或者是因另一种身体疾病、药物、成瘾物质引起的焦虑疾病。

焦虑症发生在老年痴呆症之后，因为心肺功能不佳，脑血管病变，中风，维生素B$_{12}$、叶酸缺乏，甲状腺功能亢进，酒精戒断症状，感冒药或镇静安眠药（如BZD戒断或过量使用）、抗抑郁药停药症候群（discontinuous syndrome of antidepressant），血清素过高症候群（serotonin syndrome），抗精神病类的药物引起的静坐不能，使用支气管扩张剂、类固醇或多巴胺增强作用的药物所引起，且有检验报告或医学影像报告支持，或是随着生理状况的改善而焦虑症随之减轻，但认知功能退化却在持续，都属于老年痴呆症伴随焦虑症。

▶ 焦虑症状是老年痴呆的症状之一（anxiety in dementia）

焦虑症是老年痴呆症早期的症状之一，有一些老年痴呆症患者会有"反复问同一个问题"等重复行为、强迫症状或只是坐立不安，需鉴别诊断究竟是单纯的焦虑症状或是焦虑症状同时合并抑郁症的症状。之前无强迫症状病史，老年期首次出现强迫症是十分罕见，往往需再进行老年痴呆症或其他身体疾病、病因，包括脑部病变引起强迫症的鉴别诊断。

在老年痴呆症诊断或发生之前并无焦虑症状，是在老年痴呆症的认知功能退化之后才出现，则焦虑是老年痴呆症合并的精神行为症状之一，此种焦虑反应通常与认知功能和判断能力下降引起的巨大焦虑反应（catastrophic reaction）有关，患者在痴呆症早期常因为小事而引起极大的担心（worry）或焦虑（anxiety）。另外，心理因素也会影响焦虑的症状，例如：焦虑症是患者得知患痴呆症之后的情绪反应或压力反应，患者在接受老年痴呆症的诊断与治疗之后，焦虑症状会随之减轻。

(三)其他情绪因素

老年痴呆症患者的情绪易怒或激躁不安是常见的精神行为症状之一，也是患者最常被送医或要求药物治疗的状况。在治疗时需注意是否合并有谵妄、躁郁症（agitated depression）、幻觉、妄想或对环境判断不正确而引起的个别反应。

老年痴呆症患者合并躁郁症在精神行为症状中比较少见，需鉴别是否有梅毒感染、后天免疫缺陷病毒感染、亨丁顿舞蹈症、正常压力性脑积水（normal pressure hydrocephalus，NPH），或者是脑肿瘤引起的老年痴呆症、中风、多巴胺增强作用药物、抗抑郁药引起的易怒或激躁情形。

二、行为方面

老年痴呆症患者因判断力不佳、幻觉、妄想所引起的不当行为最常见，如暴力、激动、伤人等行为，老年痴呆症患者的易怒情绪与家属或照护者处理经验不足均有关，通常需要及时给予药物治疗。过度囤积行为（hoarding behavior）或动作刻板症状（stereotypy behavior）在额颞叶痴呆症（fronto-temporal dementia，FTD）患者十分常见。

针对过度囤积行为目前的研究不多，常以囤积已使用过的卫生纸或回收没有价值的回收品为主，目前的治疗方法仍需研究。

痴呆症患者的行为常常是认知功能、情绪及生理功能缺损所引起的结果。以容易迷路为例，阿尔茨海默痴呆症患者往往因为记忆力等认知功能退化，对认识路标或对周围环境的定位出现困难，而导致找不到回家的路，尤其是天气昏暗、黄昏、夜晚或光线不足时容易发生；但是走失也可能是出现幻觉及妄想所引起的症状，或者是因失眠及夜间漫游（wandering）引起的相关症状，所以应进行多方面评估。

三、思维感觉方面

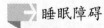 幻觉、妄想症状

老年痴呆症患者出现有妄想或幻觉的比例约占2/3，其中妄想以被偷妄想最常见，错认妄想、忌妒妄想或被害妄想也时有发生，但宗教妄想并不常见；幻觉以视幻觉或错觉最常见，听幻觉其次。如果首次就医的老年痴呆症就合并嗅幻觉或任何其他幻觉，建议进行脑部影像检查，以排除脑瘤、脑血管病变或其他脑部问题。

路易体痴呆症的视幻觉影像通常十分生动且有丰富的剧情，且在该疾病的早期就出现；帕金森症（Parkinson's disease）的视幻觉通常在长期或高剂量使用抗帕金森症药物时才出现；阿尔茨海默症（Alzheimer's disease）很少在疾病的早期就出现妄想或幻觉，通常出现在中度或重度时期，而且需鉴别是否为因身体疾病或代谢问题合并的谵妄（delirium）。正常压力性脑积水、血管性痴呆症或脑肿瘤引起的痴呆症，则会因疾病对脑部的伤害或影响，不一定会在哪一个阶段发生。

语言障碍症状

语言是思考内容（thought content）或思考形式（thought form）的外在表现。阿尔茨海默症痴呆的语言问题或失语现象通常在疾病的中重度阶段或晚期才出现；血管性痴呆或额颞叶痴呆则可能在疾病一开始就出现语言问题、失语症或找字困难等现象。

四、生理需求方面

睡眠障碍

睡眠障碍系指不论是入睡困难或睡眠中断都很常见，也因此有合并漫游或迷路走失的风险，但有一部分睡眠障碍是因为生理疾病或代谢问题引

起的，如腹水、疼痛、低／高血糖、电解质失衡或感染而引起的谵妄等。另外，有些是精神疾病症状，如幻觉、妄想、激躁不安；有些则是抑郁症合并失眠或早醒的症状；但是值得注意的是，在阿尔茨海默症痴呆中度或重度时期或合并谵妄时，经常会有黄昏日落症候群（sundown syndrome）^{（注1）}，时常干扰睡眠。同时，路易体痴呆症早期就会出现睡梦时期的行为混乱现象，如大叫或挥手打人，都需要早期诊断及药物治疗。

饮食的改变

饮食的改变包括食欲降低或增加、饮食偏好及量的改变。有些状况是因为判断及饮食相关肌肉协调改变，而使饮食变慢或困难，重度或末期老年痴呆症患者容易呛到或无法进食是常见的现象；而在额颞叶老年痴呆症患者，常会发现在疾病早期就会出现嗜甜食、暴食或固着某一类食物的饮食习惯改变，是诊断上的要点之一。

性欲过高或不当性行为

老年痴呆症有不少患者合并性欲过高（hypersexuality）或是不当性行为（inappropriate sexual behavior），在照护及治疗上也是重要的课题之一。

淡漠

淡漠是阿尔茨海默症痴呆或许多老年痴呆症常见的早期症状之一，也是十分常见的精神行为症状之一。患者往往没有动机与人互动、对原本有兴趣的事丧失兴趣、无意愿做一些事及表情减少。

注1：黄昏日落症候群是指老年痴呆症或谵妄患者在白天时情绪行为大致平稳，但是一旦过了下午3、4点或到了黄昏、天色昏暗时，容易出现激动不安、幻觉、妄想及不恰当行为，在阿尔茨海默症痴呆常常是在中、重度时期会出现。

第三节　造成老年痴呆症合并精神行为症状的原因

造成老年痴呆症精神行为症状的原因包括身体、脑部病理因素及心理社会因素，同时也经常使得老年痴呆症患者会有合并谵妄的情形发生，其相关内容分述如下：

身体、脑部病理因素

1.**药物**　治疗身体疾病药物的不良反应或药物相互作用。

2.**电解质失衡**（electrolyte imbalance）　如钠离子或钾离子过低、脱水、便秘。

3.**代谢**（metabolism）**方面**　血中氨过高、血氧过低、维生素B_{12}、叶酸或铁质缺乏、白蛋白过低。

4.**内分泌**（metabolism and endocrine）**方面**　血糖过高或过低、甲状腺功能过高或过低。

5.**脑神经疾病**（neurologic disease）　硬脑膜下出血、癫痫或中风。

6.**脑部肿瘤**（tumor）　脑部肿瘤或副瘤综合征（para-neoplastic syndrome）。

7.**感染**（infection）　肺炎、泌尿道感染或肛门脓肿。

8.**自体免疫疾病**（autoimmune disease）。

9.**其他**　因发炎或关节炎引起的疼痛，或因为嗜酒。

心理社会因素

1.老年痴呆症患者因生理变化引发的焦虑。

2.老年痴呆症患者因应外界环境的压力或变动时，尤其是灾难、明显焦虑、失眠、调适困难或创伤后应激症状，容易发生谵妄。

3.家属或照护者的情绪压力也会对老年痴呆症患者产生困扰。

4.社会因素，如搬家、更换照护者、家人生病、多位兄弟姐妹短时间换地方轮流照护，使得老年痴呆症患者的精神行为症状容易恶化。

老年痴呆症合并谵妄

　　老年痴呆症合并谵妄是十分常见的情况，比一般健康老人或成年人出现谵妄的机会要高出好几倍，谵妄也是痴呆症合并精神行为症状中最严重及最需紧急处理的症状。所谓的谵妄就是因为身体疾病、代谢、药物导致脑部的觉醒出现问题，意识经常出现半昏迷或起伏变化快，与大多数早期或中期老年痴呆症患者的意识不清楚有所不同。谵妄的发病快，经常会让家属觉得老年痴呆症患者的认知功能突然变坏。以阿尔茨海默症痴呆为例，患者的日常生活功能由轻度突然恶化到重度，伴随有激躁不安、失眠、幻觉及混乱行为，且死亡率高，所以需积极治疗。

　　不同老年痴呆症的病程中会出现特殊的精神行为症状，如前一节所述，在此不再重复叙述。有人认为有些基因或体质因素可能会影响到老年痴呆症精神行为症状的表现，但是基本上晚年期（如70岁或更晚年）才发病的老年痴呆症，其精神行为问题受到基因的影响机率越小，而受到环境或身体状况的影响越大。

第四节　老年痴呆症合并精神行为症状需要进行的评估

(一)病史资料的收集

　　收集资料时，一位了解老年痴呆症患者、经常和其接触且可信的信息提供者很重要，由于老年痴呆症患者的认知功能受损，因此对于描述自己的精神行为症状、身体疾病史、疼痛、使用药物的情形、两者之间的时序关系、家庭环境变化与压力事件都有相当的困难，所以需要有足以提供可信信息的人陪同就医，以了解健康史、过去与现在病史及用药史。

(二)相关的身体检查及神经学检查

医生通过进行相关的身体检查及神经学检查，可以完成初步的病因探查或诊断，请见表3-1、3-2。

表3-1 确认或鉴别老年痴呆症合并精神行为症状病因时的血液和生化检查

项目[注]		说 明
全血细胞检查（complete blood count，CBC）、不同白细胞的比例（differential count）及血红蛋白（hemoglobulin）		● 鉴别是否因贫血、感染、发炎或血小板减少引起 ● 贫血常与焦虑、抑郁、头晕、虚弱或没精神有关 ● 使用抗精神病药物或抗癫痫药物可能会增加（或减少）白细胞或血小板数目
肾功能	尿素氮（BUN）、肌酐（creatinine，Cr）	● BUN 过高与脱水、使用类固醇或肾功能异常有关 ● BUN/Cr > 20 就要怀疑脱水，脱水常会造成老年痴呆症患者虚弱、坐立不安、激躁或谵妄
肝功能	ALT、AST、GGT（γ-GT）	● ALT 或 AST 升高与肝炎、肝病、某些药物使用、胆固醇过高、心肌梗塞或横纹肌溶解有关 ● γ-GT 高可能与药物或喝酒有关 ● 肝功能不佳可能会引起痴呆症的精神行为症状（BPSD）
葡萄糖（glucose）		血糖过低或过高会导致 BPSD 或谵妄
电解质	钠（sodium，Na）钾（potassium，K）氯（chloride，Cl）	● 钠、氯或钾过低（或过高）常引起坐立不安、激躁、意识不清、幻觉、妄想或癫痫 ● 钠过低与摄食少、利尿剂、抗抑郁或抗精神病药物、抗利尿激素分泌失调综合征（SIADH）、腹泻或肾脏病有关
	钙（calcium，Ca）	● 血钙过高：常引起抑郁、激躁、精神疾病、甲状旁腺肿瘤、肾衰竭或其他恶性肿瘤 ● 血钙过低：可能引起抑郁或易怒，与营养差或甲旁腺功能问题有关
甲状腺功能	促甲状腺激素（thyroid-stimulating hormone，TSH）、甲状腺素（thyroxin）如游离甲状腺素—FT$_4$	● 甲状腺功能过高（过低）常引起焦虑、抑郁、激躁或精神疾病 ● 过高：与使用类固醇、多巴胺药物，甲状腺功能亢进或 Grave 病有关 ● 过低：与使用锂盐有关或有部分老年人会出现甲状腺功能过低的情形

续表

项目[注]	说　明
梅毒血清 RPR（VDRL）检查	若是 RPR 反应阳性，才进一步做 TPHA 检查
人类免疫缺陷病毒（HIV）抗体	若抗体阳性则怀疑有感染 HIV，需做进一步确诊检查
甘油三酯、总胆固醇、高密度脂蛋白（HDL）及低密度脂蛋白（LDL）	● 过高：与使用抗精神病药、高血压、动脉硬化、中风、糖尿病或代谢症候群有关 ● 过低：与摄取／营养缺乏有关
白蛋白（albumin）、球蛋白（globulin）	白蛋白过低与蛋白质摄取、吸收或制造障碍有关，过低会引起虚弱或精神差
维生素 B_{12}、叶酸（folate，B9）、同型半胱氨酸（homocysteine）	● 缺乏维生素 B_{12} 或叶酸会造成焦虑、抑郁、记忆力差及精神疾病 ● 缺乏维生素 B_{12} 或叶酸、肾功能差、抽烟会使同型半胱氨酸增高，此物质增高会增加心肌梗塞、中风或脑萎缩的风险
炎性指数检查（CRP 或 ESR）	● 过高时提示有炎症或感染 ● CRP 在急性发炎时升高 ● ESR 在老年时经常比成年期增高
血氨（ammonia，NH_3）	● 氨过高与激躁、精神疾病或谵妄有关
铁（Fe）、铁蛋白（ferritin）、转铁蛋白（TIBC）	铁过低与贫血、坐立不安或不宁腿症候群（restless leg syndrome）有关

　　注：本表并未包括所有BPSD所需的抽血检查，若是有BPSD患者有任何怀疑或可能致病的身体疾病或征兆时，则可以根据需要到神经内科就诊并进行抽血检查。

　　数据来源：欧阳文贞、黄美凤、蔡佳芬（2013）·老年痴呆症合并精神行为症状患者的最佳治疗及照护实务·台中市：台湾老年精神医学会。

表3-2　确认或鉴别老年痴呆症合并精神行为症状病因时的相关检查

步骤	检查项目		说明或理由
1	由可信的数据提供者获得病史		注意是否有身体疾病、疼痛、治疗药物、安眠药、酒、非法药物使用
2	身体检查	神经学及精神状态检查	是否有身体、局部神经及精神行为症状

续表

步骤	检查项目		说明或理由
3	心理测验	简明精神状态量表（mini- mental status examination；MMSE）、认知功能筛检测验（cognitive abilities of screen instrument；CASI）、临床痴呆评估量表（clinical dementia rating scale；CDR）	● 目的为筛检，并非诊断老年痴呆症 ● 可作为认知功能的基线或长期变化的测量
—	Hachinski 缺血量表（Hachinski ischemic scale）		不一定列入常规检查，但如果无法进行脑部影像检查时，可作为鉴别血管性痴呆的参考
4	抽血检查：全血细胞检查（CBC）、血清生化检验、血清免疫检验		项目详见表 3-1
5	心电图（electrocardiography，ECG）		评估心脏疾病，如心律不齐、QTc、心脏肥大或曾有心肌梗塞，作为老年痴呆症诊断及使用乙酰胆碱酯酶抑制剂前或抗精神病药物的参考
6	脑部影像检查	计算机断层（computerized tomography，CT）、核磁共振检查（magnetic resonance imaging，MRI）、正电子发射断层显像（positron emission tomography，PET）	● CT 或 MRI 可鉴别脑积水症、硬脑膜下出血、脑梗塞或出血、肿瘤、海马回或脑叶萎缩、多发性硬化症、脑白质变化 ● PET 虽可了解某些脑区代谢功能低[注]，作为鉴别痴呆症的参考，但并非常规检查
7	脑电图（electroencephalography，EEG）		棘波或大脑皮质功能异常，可作为鉴别癫痫、克-雅病（Creutzfeldt-Jakob disease）的老年痴呆症或谵妄的参考
8	尿液检查		是否有泌尿系感染，但患者往往无法配合
9	放射线检查	胸部或腹部 X 线检查	是否有肺炎、肺部疾病、便秘或腹部疾病
10	家庭功能评估		可作为家庭治疗的重要评估，如评估家庭结构、家属负荷与照护的资源

续表

步骤	检查项目		说明或理由
11	功能评估	基本日常生活功能评估 (basic activity of daily life, BADL) 及工具性日常生活能力评估 (instrumental activity of daily life, IADL)	评估日常生活功能照护或康复的需求
—	腰椎穿刺检查 (lumbar puncture)		● 脑膜炎或侵犯脑区的相关细菌、梅毒、病毒或结核菌及相关检查 ● 这是视需要才进行的检查，因为不易获得家属的同意及患者配合
—	遗传基因检查 (genetic test)		ApoE、PS1、PS2 或 APP 基因型不作为常规检查

注：PET若发现顶叶或颞叶代谢低，可作为阿尔茨海默症痴呆或路易体痴呆诊断的参考，只是后者容易出现枕叶或小脑的代谢低；若发现额叶、前或内颞叶 (anterior, medial or temporal cortices) 代谢低，可作为额颞叶痴呆症的参考；中风患者的脑区代谢也较低，抑郁症患者可能代谢正常。

数据来源：欧阳文贞、黄美凤、蔡佳芬 (2013)·失智症合并精神行为症状病人的最佳治疗及照护实务·台中市：台湾老年精神医学会。

(三)精神科诊断性会谈及精神症状检查

需通过精神科医师询问病史，与家庭成员或照护者面谈，进行精神症状检查评估 (mental status examination)，确定老年痴呆症患者的精神行为症状或严重程度，例如：老年痴呆症患者说他看到已过世多年的父母，有可能是出现错觉（看错人）、视幻觉、错认妄想或虚构 (confabulation)，这需要精神科医师进行会谈及鉴别诊断，以确认症状及可能的原因（如认知受损引起的判断错误、谵妄、抑郁症合并妄想或寂寞时的思念双亲）。

(四)相关心理、认知、社会层面评估

心理测验、认知测验、功能及家庭评估建议由经过训练的专业人员、

心理师、作业治疗师或医师来进行相关评估，以协助鉴别诊断及后续的治疗评估计划的制订。

(五)常用的症状评估量表或神经心理测验工具

如评估老年痴呆症患者抑郁症状严重程度，可使用"康奈尔（Cornell）痴呆症患者抑郁量表"，请见表3-3。若需要广泛评估老年痴呆症精神行为症状，可使用神经精神症状评估表（neuropychiatric inventory）。

表3-3 康奈尔痴呆症患者抑郁量表（中文版）

请根据患者在过去一周以来所出现的症状或征兆，依实际观察情况圈选合适的格内数字，若因生理状况引发的状况则不算，如果未出现任何该项征兆或症状，则圈"0"。

题数	征兆／症状	未出现	轻度或间歇	严重
与情绪相关的征兆				
1	焦虑（表情焦虑、沉思、担心）	0	1	2
2	悲伤（表情悲伤、说话音调哀伤、流泪）	0	1	2
3	对可喜事件缺乏反应	0	1	2
4	焦躁不安（易怒、脾气暴躁）	0	1	2
行为障碍				
5	激动不安（坐立不安、扭手、抓头发）	0	1	2
6	迟缓（动作缓慢、说话速度慢、反应慢）	0	1	2
7	多重性生理不适抱怨 注：若只有肠胃方面不适抱怨，则仍视为0分	0	1	2
8	失去兴趣（较少参与例行活动） 注：只有在1个月内有急剧改变时才给分，若原本就如此，则为0分	0	1	2
生理征兆				
9	食欲不振（吃得比平常少）	0	1	2
10	体重减轻 注：若1个月减少超过2公斤，则给2分	0	1	2
11	体力不支（易疲惫、无法持续活动） 注：只有在1个月内有急剧改变才给分，若原本就如此，则为0分	0	1	2

续表

题数	征兆／症状	未出现	轻度或间歇	严重
周期性功能				
12	每天早晨心情状况较差	0	1	2
13	比平常更不容易入睡	0	1	2
14	夜间常醒来	0	1	2
15	比平常更易早醒（非刻意早起）	0	1	2
观念障碍				
16	自杀意念(感到不值得再活下去,有自杀期望及意图)	0	1	2
17	低自尊（自责、自贬、感到失败）	0	1	2
18	悲观（预期自己会相当糟）	0	1	2
19	妄想（妄想自己贫穷、生病或失落）	0	1	2

◎**注意事项**

本量表为观察式量表，特别适用于无法用言语清楚表达感受的中至重度老年痴呆症患者，亦可用于轻度老年痴呆患者，但建议配合问答式量表。观察者必须是医疗专业人员或受过训练的照护服务人员，且必须是持续、直接提供被观察的老年痴呆症患者至少达2周的照护者。

◎**观察指引**

1.观察者需依据被观察的老年痴呆症患者在过去1周以来（时间调整为2周也可以），是否出现上表中19项症状或征兆，逐项依实际观察情况圈选合适的表格内数字。

2.老年痴呆患者未出现的项目，则直接于该项后圈选格内数字"0"；若有出现的项目，则根据自觉程度圈选格内数字"1"或"2"。

3.不一定每位老年痴呆症患者都会出现所有项目。

4.各项目只要于1周内曾出现过1次就算是有，而判断轻重程度可依据下列原则：

(1)于1周内出现1～3次，且每次都为间歇性，则可判断为轻度。

(2)于1周内出现4次或以上，不论是否为间歇；或仅出现1次但持续1天或以上，则可判断为严重。

5.第7、8、10、11项目需依据表格中的特别指示圈选格内适当数字。

6.若有两位或以上的观察者，则必须先建立"观察者一致性"训练；若一位患者必须被观察两次或以上，则必须由同一位观察者进行。

数据来源：原文参考Alexopoulos, G. S., Abrams, R. C., Young, R. C., & Shamoian, C. A. (1987). Cornell scale for depression in dementia. New York: Department of Psychiatry, Cornell University Medical College.

第五节　老年痴呆症合并精神行为症状的处置

一、如何预防精神行为症状

老年痴呆症早期出现精神行为症状并不多，但只要老年痴呆症患者出现精神行为症状将增加照护者体力、心理社会及经济上的负担，且对老年痴呆症患者及照护者的安全与生活质量造成不利影响，如何预防及避免老年痴呆症患者出现精神行为症状是当前重要的课题之一。

前一节已介绍过老年痴呆症合并精神行为症状与"影响身体－脑部健康的因素"及"心理社会因素"等多重因素有关，所以一开始家属与被诊断出老年痴呆症患者生活时或在照护老年痴呆症患者就必须有"以人为中心的照护（person-center care）"的概念，家属或照护者应做的准备事项如下。

▶ 了解完整的身体疾病史及用药史

包括身体疾病史及用药史，详细询问身体疾病的长期变化、严重性、药物使用的必要性及了解药物不良反应及药物相互作用，可以的话，尽量简化药物。

▶ 合理适当的身体与神经学检查

了解是否有早期的身体疾病，避免因为身体疾病或困扰而导致精神症状出现，比如说是否有脱水的征兆、腹胀、便秘、皮肤红肿发炎、下肢水肿、喘息、关节红肿或其他疼痛部位的评估等。另外，听力及视力的评估也很重要，以免因上述能力逐渐下降或障碍，因而导致精神行为症状恶化，如妄想或错觉。

▶ 完整的精神状态与早期精神行为征兆及症状评估

根据ICD-10对老年痴呆症的诊断准则（WHO，1994），几乎每个老年痴呆症患者或多或少都有情绪、行为、思维、语言或躯体方面的症状，必须进行完整的评估，以了解老年痴呆症患者是否有精神行为症状的早期征兆，如抑郁、焦虑、睡眠障碍、认知退化产生的反复询问、多疑、易怒等症状，及在家中或机构中有受虐或被忽视后的反应，让与老年痴呆症患者共同生活者及照护者了解，并做好心理准备，学习应对生活事件的技巧，避免未来的适应困难。

合理完整的检验及检查

初诊为老年痴呆症患者或老年痴呆症患者的精神行为症状有变化时，需进行合理且完整的血液、尿液、生化、营养状况、内分泌、免疫检查，还需做心电图、胸部X线、脑电图或影像学检查，以探查是否有造成老年痴呆症合并精神行为症状的危险因素，并且尽快矫正，如低血钠、血糖过高、甲状腺功能过低、贫血、维生素B$_{12}$或叶酸缺乏、脱水引起的尿素氮过高、白蛋白过低、感染、心律问题或脑部病变；相关检验及检查内容详见表3-1、表3-2的说明。

多方面评估

需进行心理测验、基本及工具性日常生活能力评估（basic and instrumental activities of daily life）、家属负荷与家庭社会功能评估，其中心理测验不只是针对基线的认知功能，如简易精神状态量表（MMSE）、认知功能筛检测验（CASI）及临床痴呆评估量表（CDR），还要评估老年痴呆症患者的抑郁或焦虑状态，如康奈尔痴呆症患者抑郁量表（CSDD，详见表3-3）；多方面的评估对于了解老年痴呆症患者基本状态很重要，这也是老年痴呆症或记忆门诊评估中需要做的。

了解与尊重老年痴呆症患者的生活经历

老年痴呆症患者因为认知问题导致其情绪、行为、思想、语言、兴趣的表达或沟通出现困难，但若能了解老年痴呆症患者过去的成长生活背景、经历、嗜好或休闲，以了解尊重或有尊严的方式对待，老年痴呆症患者的幸福感会增加，社会活动的参与增加，出现困惑、焦虑、不安或情绪低落的可能性就会减少，睡眠或进食也会变好，生活质量也会变好。

居住与生活环境的设计原则

居住或生活环境尽量符合高龄友善或老年痴呆症友善的设计原则，如尊重患者熟悉喜爱的回忆图像或布置。另外，光线及动线适宜或色调优雅温暖都会减少老年痴呆症患者的精神行为症状，如焦虑或不安等。

适宜的日常生活活动与陪伴

陪伴老年痴呆症患者参与人际互动或适宜的活动都可以稳定其情绪，减少精神行为症状的出现，但需注意不宜让老年痴呆症患者过度疲劳，活动内容也需符合认知能力或经验，避免产生挫折感。

二、非药物治疗或介入原则

当老年痴呆症患者出现轻微或中等程度精神行为症状，即精神行为频率低（少于每周3天）、干扰程度轻、对老年痴呆症患者或照护者安全危害程度小、家属负荷或痛苦（suffering）为轻中度时，除了可采用前面所述预防老年痴呆症精神行为症状的各项措施外，适当的非药物治疗或介入也是必要的，分述如下。

减缓或避免诱发因素

照护者应了解老年痴呆症患者的精神行为症状发生前是否有特定的诱发因素，并尽量减缓或避免诱发因素。另外，有实证准则建议临床心理师或相关经训练过的医疗人员通过"前因－行为－后果（antecedent-behavior-consequence，ABC）"等途径建立个别化介入计划的成效比较理想，但需通过老年痴呆症专科医师的转诊。

▶ 陪伴老年痴呆症患者进行舒缓的活动或转移注意力

陪伴老年痴呆症患者进行舒缓的活动可转移注意力，如老年痴呆症患者可接受时，舒缓地给患者按摩。国外资料提到热毛巾、梳头、美甲、陪老年痴呆症患者简短说话、社交互动、唱歌、回顾过去的生活纪录（相片或影片）都有减缓精神行为症状的作用。

▶ 规律的生活及睡眠

规律的生活及睡眠对缓和精神行为症状有帮助，如让日间活动量变得有规律及减少午睡、白天打瞌睡的时间。

▶ 规划非药物治疗活动

由训练过的老年痴呆症照护人员进行有规划的非药物治疗活动，如怀旧团体心理治疗、音乐治疗或芳香疗法都对减缓精神行为症状有效。另外，认知促进活动、多重感官刺激及肢体运动（如简易的瑜珈或太极拳）也有数据显示其有效。

▶ 缓解家属或照护者的压力及负担

居家服务、老年痴呆症日间留院、家属情绪支持团体或让家属了解老年痴呆症及其精神行为的前因后果，对减缓家属或照护者的焦虑、抑郁或失眠有帮助，对老年痴呆症患者的精神行为症状也有缓解的效果。

长期照护家属通过心理治疗，可以正确看待以往与老年痴呆症患者的情绪纠结，增进对生命意义的了解，也对照护者情绪舒缓或整合有帮助，进而有助于缓和老年痴呆症精神行为症状。

三、老年痴呆症精神行为症状的药物治疗

老年痴呆症精神行为症状为重度时，即当出现的频率中等或高（约每周出现3天以上或是几乎天天都有）、干扰程度中等或严重程度时、

症状对老年痴呆症患者或照护者的安全危害程度中等或高、家属负荷高或有重度痛苦时、老年痴呆症专科医师认为有需要开据精神治疗药物（psychotropics）[注1]、使用精神治疗药物可能的好处会大于带来的风险时，除了采用前面所述老年痴呆症精神行为症状的预防作为及非药物治疗原则外，还需要加上精神治疗药物，其原则如下。

◤ 优先改善造成谵妄的原因或调整正在服用的药物

在精神治疗药物使用前或使用疗效未达到预期效果时，仍需确认是否有身体、代谢因素，或者是造成老年痴呆症精神行为症状（包含谵妄）的危险因子或诱发因素可以同时改善；如果可以，同时改善这些因素，如血糖过高、血钠过低、脱水、维生素B_{12}或叶酸缺乏、便秘；或者是调整已并存的多种身体疾病用药，如：①多种降血压药或利尿剂引起的血压低、头晕、咳嗽；②多种苯二氮䓬类药物（benzodiazepine，BZD）类的镇静安眠药；③过度或长期使用的胃溃疡用药；④抗凝血药物；⑤促进脑部血液循环药物；⑥抗组胺类药物；⑦具有抗胆碱作用的药物；⑧抗帕金森症的药物（antiparkinsonian drugs）。

◤ 确立目标精神症状及诊断

确立使用精神治疗药物的目标精神症状（target symptoms），尽量确立精神疾病与神经疾病诊断，如老年痴呆症患者睡眠问题是入睡困难（initial insomnia），还是快速动眼期的睡眠障碍（REM sleep behavior），两者用药考虑会有不同；如果是因为入睡后的心肺功能、血氧饱和度下降引起的睡眠障碍，并有抑郁症造成的失眠、幻觉及妄想等精神病症时，与单纯老年痴呆症合并睡眠障碍的药物治疗或药物使用策略上会

注1：一般说来包括抗精神病药、镇静剂、助眠药物、抗抑郁药、情绪稳定剂、抗癫痫药或锂盐。

有所不同。

治疗不同老年痴呆症精神行为症状的药物种类与剂量也会有不同的考虑，如治疗额颞叶痴呆症（FTD）会优先考虑抗抑郁药，而正常压力脑积水（NPH）引起的老年症痴呆与阿尔茨海默症痴呆的反复冲动行为，则应选用抗精神病药物，其剂量也会因个别不良反应的考虑而有所不同。

渐进式增加剂量

所有老人在使用精神药物治疗精神疾病时，安全性与药效需被列为同等重要的考虑因素。精神治疗药物不良反应会比治疗效果优先出现，不良反应造成的危险如跌倒是不易避免的，但药效需等数周或1～2个月才会出现，所以应遵循"开始剂量低，缓慢加量（start low, go slow）"与"不良反应出现最少的有效治疗剂量"为基本的原则。此外，影响老年痴呆症患者的药代动力学（pharmacokinetics）及药效学（pharmaco-dynamics）的因素较多，如肝肾功能、脱水、药物作用靶器官的受体减少或过度敏感、因营养状况差和器官病变造成白蛋白减少，均会影响药物浓度。

使用精神治疗药物需避免身体疾病恶化或不良反应产生

老年痴呆症患者的身体状况较差（vulnerability）或并存其他身体疾病时需特别注意，如使用选择性5-羟色胺再摄取抑制剂（selective serotonin reuptake inhibitors, SSRI）类抗抑郁药可能影响血糖控制；使用抗精神病药奎硫平（quetiapine）或抗抑郁药曲唑酮（trazodone）会降低血压；有些抗精神病药或丙戊酸（valproic acid）会使老年痴呆症患者食欲或体重增加而使血糖难以控制。

确保服药依从性

服药依从性是经常困扰老年痴呆症药物治疗的问题，患者常因思维判断、语言沟通、抑郁、家庭互动、重听或视力问题，导致辨认服药频率、文字或药物外观有困难，进而影响其服药依从性，如错误服药、忘记服药、重复服药或拒绝服药。因此，减少药物使用频次或简单化，可提升服药依从性。

尽早使用改善认知功能的药物

针对阿尔茨海默症或路易体痴呆症使用乙酰胆碱酯酶抑制剂（acetylcholine esterase inhibitors，AchEI）或谷氨酸受体调节剂（如美金刚），需等待2～3个月才有改善认知功能的最大作用。因此，如果需改善部分认知功能相关的精神行为症状，如被偷或错认妄想，应尽早用药。此类药物的兴奋作用可以改善老年痴呆症患者的对话、表情及社交互动，因而可减轻家属负担，也能减少抗精神病药物的治疗剂量。

四、不同精神行为症状的用药考虑

依据实证研究，现将针对老年痴呆症不同精神行为症状的药物选择与剂量分述如下。

老年痴呆症合并躁动、攻击行为及精神疾病症状

老年痴呆症合并躁动（agitation）、攻击行为及精神疾病症状（如幻觉或妄想），抗精神病药物最有效，其中建议利培酮每天剂量为0.5～2mg。其他可选择的药物有奥氮平、阿利哌唑、奎硫平；奥氮平每天建议总剂量5～15mg；阿利哌唑每天总剂量2.5～15mg；奎硫平每天总剂量12.5～400mg，均需由低剂量开始，均可单次或分次使用。此外，均需注意是否出现锥体外系反应或其他不良反应，尤其当老年痴呆症诊断为路易体痴呆症时最需注意锥体外系不良反应。若症状改善，可以尽快减量或弹性使用，应避免持续高剂量使用，以降低中风及死亡风险。

抗癫痫药物卡马西平（carbamazepine）对攻击或敌意行为有效，其

他抗癫痫药则实证较少。此外，老年痴呆症患者也常出现无目的行为或冲动性行为，针对这种情况可考虑适当剂量的抗癫痫药物（如卡马西平、丙戊酸）或抗焦虑药（丁螺环酮）；曲唑酮对老年痴呆症合并躁狂行为也有效果。

老年痴呆症合并抑郁症

老年痴呆症合并抑郁症的药物治疗成效仍需更多实证支持，原则上抗抑郁药仍是建议使用的首选，其中以可逆性单胺氧化酶抑制剂（吗氯贝胺）（一天450～600mg）最有效，其他新一代抗抑郁药或传统的三环抗抑郁药都有人使用，但使用三环抗抑郁药及帕罗西汀（5-羟色胺再摄取抑制剂）的需特别注意其药物不良反应。

老年痴呆症合并失眠症状

老年痴呆症合并失眠症状，应排除其他精神行为症状（如躁动、攻击行为、幻觉、妄想）、身体疾病或疼痛造成的困扰（如因便秘而腹胀、褥疮或心肺功能减退造成的呼吸急促），之后才考虑使用非苯二氮䓬类的镇静催眠药，如唑吡坦（5～10mg）、佐匹克隆（3.75～7.5mg）、曲唑酮（25～225mg）或低剂量的三环类抗抑郁药，都无效时，再考虑药效较短的苯二氮䓬类。

结语

综上所述，对老年痴呆症合并精神行为症状的认识与治疗仍是全球努力研究的课题。除了以人为中心的照护观念外，早期确定老年痴呆症诊断及其精神行为症状的评估、身体、神经及精神状态检查与检验、其他必要的检查都十分重要，其中包括：①身体疾病史；②用药史；③个人史；④生理、心理、社会（bio-pycho-social）因素；⑤环境适应的诱因分析；⑥精神行为症状出现频率及严重性。

在未出现老年痴呆症合并精神行为症状时或其症状仍属轻微时，预防精神行为症状的出现或避免其恶化都十分重要；在出现轻度或中度精神行为症状时，采用非药物治疗往往是首选考虑。在排除身体疾病、代谢问题、疼痛、谵妄的共存病及心理社会因素（最常见是照护者的压力或情绪调适）后，应尽早使用乙酰胆碱酯酶抑制剂及新一代抗精神病药或抗抑郁药，这将对老年痴呆症精神行为症状有积极正面的疗效，并可以减少其不良反应与照护者的负担，改善老年痴呆症患者和照护者的生活质量。

复习与反思

一、问答题

1.请问老年痴呆症患者的精神行为症状中有关思维知觉方面，下列哪种最常见：①宗教妄想；②爱恋妄想；③被偷妄想；④忌妒妄想？

【参考本章第二节】

2.请问如何预防老年痴呆症患者精神行为症状的出现或减缓轻微老年痴呆症患者精神行为症状的恶化？

【参考本章第五节】

3.请问在老年痴呆症患者精神行为症状的非药物治疗时，需注意哪些原则？

【参考本章第五节】

4.请问老年痴呆症患者精神行为症状的药物治疗时，需注意哪些原则？

【参考本章第五节】

5.容易造成老年痴呆症合并谵妄的身体或代谢方面的原因有哪些？

【参考本章第三节】

二、思考题

请说明如果经常每周更换一位照护者及住处对老年痴呆症的精神行为症状有什么好的影响？或有什么不好的影响？

参考文献

[1] 内政部统计处（2018）·最新统计指标·取自 https://www.moi.gov.tw/stat/chart.aspx

[2] 台湾老年痴呆症协会（2018）·认识老年痴呆症·取自 http://www.tada2002.org.tw/About/IsntDementia

[3] 欧阳文贞、黄美凤、蔡佳芬（2013）·老年痴呆症合并精神行为症状病人的最佳治疗及照护实务·台中市：台湾老年精神医学会。

[4] Alexopoulos, G. S., Abrams, R. C., Young, R. C., & Shamoian, C. A. (1987). Cornell scale for depression in dementia. New York：Department of Psychiatry, Cornell University Medical College.

[5] Katona, C. L., Hunter, B. N., & Bray, J. (1998). A double-blind comparison of the effiacy and safely of paroxetine and imipramine in the treatment of depression with dementia. Int J Geriatr Psychiatry, 13(2), 100-108.

[6] Liu, H. C., Fuh, J. L., Wang, S. J., Liu, C. Y., Larson, E. B., Lin, K. N., ... Teng, E. L. (1998). Prevalence and subtypes of dementia in a rural Chinese population. Alzheimer Dis Assoc Disord, 12(3), 127-134.

[7] Liu, H. C., Lin, K. N., Teng, E. L., Wang, S. J., Fuh, J. L., Guo, N. W., ... Chiang, B. N. (1995). Prevalence and subtypes of dementia in Taiwan：a community survey of 5297 individuals. J Am Geriatr Soc, 43(2), 144-149.

[8] Robert, P. H., Clairet, S., Benoit, M., Koutaich, J., Bertogliati, C., Tible, O., ... Bedoucha, P. (2002). The apathy inventory：Assessment of apathy and awareness in Alzheimer's disease, Parkinson's disease and mild cognitive impairment. Int J Geriatr Psychiatry, 17(12), 1099-1105.

[9] Roth, M., Mountjoy, C. Q., & Amrein, R. (1996). Moclobemide in elderly patients with cognitive decline and depression：an international double-blind, placebo-controlled trial. Br J Psychiatry, 168(2), 149-157.

[10]Sultzer, D. L., Gray, K. F., Gunay, I., Berisford, M. A., & Mahler, M. E. (1997). A double-blind comparison of trazodone and haloperidol for treatment of agitation in patients with dementia. Am J Geriatr Psychiatry, 5(1), 60-69.

[11]WHO (1994). The ICD-10 classification of mental and behavioural disorders: Diagnostic citeria for research (ICD-10; DCR-10) . Geneva: WHO.

[12]Yeh, Y. C., & Ouyang, W. C. (2012). Mood stabilizers for the treatment of behavioral and psychological symptoms of dementia: An update review. Kaohsiung J Med Sci, 28(4), 185-193.

第四章

老年痴呆症的早期筛查与认知评估

学习目标

1. 早期发现、早期诊断、早期治疗是目前老年痴呆症医疗的最佳选择。

2. 通过使用认知评估工具，进行早期筛查，可以让老年痴呆症患者及早确定诊断，并及早接受治疗。

引 言

> 老年痴呆症的发生往往是由很轻微的症状开始，初期不容易被察觉和发现。医疗专业人员除了要了解可能影响认知功能的因素外，如何选出适当的认知评估工具，并正确的操作使用，以便能够早期筛查出老年痴呆症患者，也是在医疗照护上特别需要重视的一个挑战。

第一节　老年痴呆症的重要概念与认知评估的案例

老年痴呆症在DSM-5的诊断类别为"神经认知障碍（neurocognitive disorders；NCD）（American Psychiatric Association，2013）。研究指出，随着年龄增加、大脑血管病变、头部外伤等，导致大脑的结构改变，是造成患者认知功能减退的主要原因。若退化明显并造成当事人日常生活的问题，就会发生老年痴呆症。

一、诊断过程

最常见的老年痴呆症当属随着年龄增加，大脑功能老化造成的退化性老年痴呆症，其病程呈缓慢、持续进行的变化。影像学的检查，如大脑的计算机断层或核磁共振摄影检查，对于老年痴呆症的诊断非常重要。但长期追踪研究也指出，往往在老年痴呆症患者被诊断的10～20年前大脑的结构就开始出现相关的变化。只是当时大脑结构的变化并没有马上导致一个人出现认知功能改变，而造成日常生活功能退化，也就是说大脑影像学的检查异常与老年痴呆症的诊断，并不是呈很单纯的正相关，因此认知功能评估目前仍是老年痴呆症诊断过程中非常重要的参考依据。

二、分类

根据DSM-5的诊断类别，将认知障碍分成两类：认知障碍症（major neurocognitive disorders, major NCD）与轻型认知障碍症（mild neurocognitive disorders, mild NCD）。认知障碍症的概念几乎与过去的老年痴呆症诊断相似，当事人的基本日常生活能力（basic activities of daily living, ADL）或是工具性日常生活能力（instumental activities of daily living, IADL）有无受到影响，是决定诊断的重要依据。现在的认知障碍定义与过去老年痴呆症的主要差异有：

1.包含了不一定是记忆力减退的其他认知功能缺损。

2.适用的年龄范围更广，不再只是用在老年人群。

3.新增加的轻型认知障碍症则是过去轻微认知障碍（mild cognitive impairment, MCI）所涵盖的范围，显示DSM-5更强调疾病是由极轻微发生，然后逐渐退化的病程变化。

由于目前对老年痴呆症仍然没有可以治愈的特效药，且老年痴呆症的病程会随着时间逐渐退化，因此，为提高老年痴呆症患者的生活质量并减轻照护者的负担，早期发现、早期诊断、早期治疗，仍然是对老年痴呆症最佳的医疗选择。

除了解最新的诊断观念，并使用适当的测验工具外，还应掌握如何正确使用测验来评估老年人的认知功能状况，并能够通过测验掌握影响测试表现的各种可能因素，使得测验的结果能够真实反映出受试者目前的认知功能，并正确判断对受试者日常生活功能的影响程度。更重要的是，在老年人的认知退化还是很轻微的阶段，就能够借助适当的测验工具，准确评估老年人的认知功能，掌握可能的变化，为医疗专业人员的诊断、医疗与照护提供参考，这些对于从事认知功能评估的医疗专业人员，都是很重要的挑战与任务。

三、认知评估的案例

下面通过两个认知评估的案例，来了解老年人接受认知功能评估的相关情形。

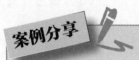

　　88岁的林老先生，小学毕业（识字），年轻时是军人，退役后从事木工工作到50多岁为止。曾经在养老院居住了十几年，5年前不小心跌倒，髋骨断了，医治后仍然无法自己行走，需要坐轮椅，家人才接回家中照护，有轻度肢体障碍症状。

　　三年前因为前列腺的问题，开刀后仍然无法自行排尿装了导尿管。一年前开始睡眠不佳，晚上睡不着觉会变得焦躁不安。林老先生曾经在其他医院接受过老年痴呆症的评估，简易精神状态量表（MMSE）得10分、临床痴呆评估量表（CDR）得2分（中度）。服用过医保给付的抗痴呆治疗药物，但后来因为认知评估分数退步，无法申请改自费购药服用。

　　林老先生这次到神经内科就诊，经过医师初步诊察后，安排简易精神状态量表（MMSE）与临床痴呆评估量表（CDR）的痴呆症认知功能评估。林老先生由同住的儿媳陪同前来作检查，MMSE得17分，其中短期记忆（STM）是1/3。CDR＝1（轻度），其中六个认知项目的得分是M＝2、O＝1、JPS＝0.5、CA＝1、HH＝1、PC＝1。陪同前来的媳妇提到，公公半年前曾经尿道感染，引发败血症住在重症监护病房。后来病情稳定，出院后身体状况也改善许多，不管是在认知或是肢体方面都比以前好。

林老先生在不同医院作过两次的认知功能评估，相隔时间一年半，虽然评估项目一样，但是评估结果却不同，而且第二次比第一次的评估分数明显进步，对于接受医疗照护的老年痴呆症患者，呈现出这样的认知功能改善状况，真是令人感到振奋与欣慰，但问题是老年痴呆症患者真的能够经过药物治疗后，会有明显的改善与进步吗？

现阶段大部分的研究指出，目前仍然没有可以治愈老年痴呆症的药物，顶多只能维持或减缓老年痴呆症患者的认知功能退化。大部分的老年痴呆症患者，即使使用药物，认知功能仍然会随着年龄的增加，逐渐缓慢退化。像林老先生两次认知评估结果不同，所呈现的意义是什么？是林老先生状况变好，还是有相关因素影响了评估结果，值得临床工作者思考。

案例分享

85岁的王奶奶由同住的儿子陪同前来做检查。三年前王奶奶曾经接受过老年痴呆症的认知评估，MMSE＝14（STM＝3/3；受教育年数是6年），CDR＝0.5（疑似老年痴呆症）。儿子表示妈妈因为双腿无力要坐轮椅，且妈妈记性不好已有5～6年了，说话容易忘记，常常找不到东西，时空错乱弄不清日期，把外孙说成女儿的孙子等状况。

此次的检查中，王奶奶的基本应答与语言沟通无误，知道几月、星期几与大略时间，不知道现在是哪一年与确定日期，地点定向感不错，但是算数能力与短期记忆则明显较差。MMSE＝18；STM＝0/3；CDR＝1（其中M＝2、O＝1、JPS＝1、CA＝1、HH＝1、PC＝2）。评估结果被认为有记忆力的减退，影响到日常生活功能，且因为行动不便，基本生活的能力更需要依赖他人，影像学检查也显示大脑有萎缩，认为王奶奶有老年痴呆症的问题。

王奶奶是在同一个医院相隔三年接受两次老年痴呆症的认知功能评估，第一次的MMSE分数较第二次的分数低（14分 *vs．* 18分）。第一次的CDR评估结果是疑似有老年痴呆症，尚未达到轻度老年痴呆症的程度，因此建议再追踪观察。虽然第二次的MMSE得分较3年前高，但是CDR评估认为是有轻度老年痴呆症。为何MMSE的分数与CDR评估的结果不一致：第一次MMSE得分低，但是CDR只有0.5；第二次MMSE得分较高，但CDR却是1？

在临床实践中出现类似的情形是非常可能的，原因是受试者前来做老年痴呆症的认知评估时有特定的目的。类似像MMSE的认知测验，受试者可能会因为有特定的目的，而在测验的问题回答时，即使能够正确回答，却故意说错或表现较差，导致MMSE的分数偏低，企图能够因为测试的分数低，而被诊断是认知功能有问题，达到就医特定的目的。但是如果深入了解受试者的各种日常功能与病程变化，就会觉察与其MMSE的表现不一致，导致其在评估与诊断上的结果与认知测验得分上的不同判读。

根据上述两个案例所呈现的问题，显示临床心理师或相关医疗专业人员在进行老年痴呆症的认知功能评估或是在进行老年人的身心障碍鉴定时，即使是很熟悉各种认知测验的施测与应用，因为关系到患者医疗处置与社会福利权益，要特别留意各种可能影响受试者认知表现的因素。

第二节　影响早期认知筛查及评估工具选择的因素

一、影响早期认知筛查的因素

在早期认知筛查过程中，这些因素也会影响测验表现，造成认知评估与诊断的困难。

(一)老化的影响

如何区分正常老化与老年痴呆症，是临床上医疗专业人员的一大挑战。认知评估所要呈现的是受试者目前的认知功能状况，并根据目前认知状况对受试者日常生活所造成的限制程度，来作为老年痴呆症诊断的依据。除了正确的认知评估外，通过家属提供受试者目前的日常生活能力，了解可能的变化、受试者过去与现在功能的比较、参考同年龄人群认知与生活功能程度等，都是在老年痴呆症诊断时非常重要的依据。尤其在老化的过程中，老年痴呆症初期的变化是很轻微、不易被察觉，有时候甚至于被家属忽略，认为老了就是这样，而没有能够及早发现和就医。

(二)生理、心理、环境等干扰因素

受试者的生理状况、心理状态、测试时的物理环境等许多因素，都会影响一个人的认知表现，尤其是年纪大时有重听、视力退化、动作不顺畅，或者是慢性疾病，如高血压、糖尿病等，生理的状况大不如前，导致个人情绪不佳、没有食欲、对周围事务没有兴趣、失眠，甚至于出现抑郁的情况，都会影响个人的认知功能。在正常的老化过程中，个人的专注力与反应速度也会减退，当测试的环境有干扰，特别容易导致年长者无法专注、容易分心，而导致在测验时的表现欠佳；也有许多年长者，对于前来医院检查有抗拒、害怕、恐惧的心理，或者本身就是较内向的个性，身处在陌生的环境会不安，也都会影响测验的表现。

(三)谵妄或其他脑部病变的问题

年长者可能因为生理或是药物问题，导致有急性的认知功能混乱状况，如谵妄（delirium），不建议在这个时候进行老年痴呆症认知评估，因为随着谵妄的问题被控制改善时，认知功能也会有很明显的进步。谵妄症状的过程与老年痴呆症缓慢、持续退化的进行过程大不相同，在进行疾病史的了解时，基本上是可以清楚区分出来的。当然也可能有其他的脑部病

变，如脑血管堵塞、脑炎、正常压力性脑积水等，会导致受试者的认知功能退化。临床上也会安排相关的评估与检验，如计算机断层扫描、核磁共振摄影、脑电图、血液检查、脑脊髓液检查等，藉此协助确定可能导致认知功能改变的致病机制。

二、影响认知评估工具选择的因素

由于老年痴呆症认知评估的对象是老年人，根据年长者的体力、耐力、专注持续力，选择适当的测验工具，在合理的时间内完成评估是必要的。除非是参与相关研究计划，一般老年痴呆症的认知评估，受试者参与测试的部分尽可能不要超过1个小时，避免老年人因为处在测试的过程中，被弄得精疲力尽、昏头昏脑、不耐烦、专注力缺乏，导致测验表现受影响。测验中主试者要适当拿捏时间，不要拖延太久，尤其是等待受试者答复时，时间长短的掌控是非常重要的。由于老年痴呆症认知测验中的问题都是很简单的，并不需要冗长思考与复杂运算，因此在等待受试者答复时，不用等太久的时间。

(一)用受试者熟悉的语言来进行测验

老年痴呆症的认知测验是基本能力的评价，测验时要使用受试者最熟悉的语言，以便测出其目前最佳的状况，作为退化评估的依据。考虑老年人群的语言习惯，国内常用认知功能的测验都可以用普通话施测。由于认知功能评估的结果，对受试者的权益（如药物申请、身心障碍严重度鉴定）有所影响，若主试者有语言上的限制或因为受试者口音太重，建议可以请家属协助翻译，避免语言的限制影响受试者测验的表现。

(二)面对易紧张、不好意思、害怕答错的受试者的应对策略

有些年长者比较容易害羞或紧张，也可能感觉到自己的认知退化而害怕答错，而对测验的问题一直答说："我不知道""我想不起来""我

都忘记了"，主试者要有耐心，并以沉稳的态度与受试者互动，测验中给予受试者适时的鼓励和肯定，让受试者不会太担心答案的对错与否，并能够尽量把想到的答案说出来。若受试者仍一再表示"我不知道"，避讳不答，主试者可以进一步引导，让受试者对可能的答案作出选择（譬如问："现在是上午、中午、下午、或是晚上？"）。

(三)认知测验分数的统计意义

DSM-5对客观认知测验分数提出了统计上的判断参考标准，界定轻型认知障碍症（mild NCD）的测验得分为小于平均数的1~2个标准偏差（standard deviation，SD）；认知障碍症（major NCD）则界定为测验得分小于或等于平均数的2个标准偏差（SD）。

临床实践中目前对于认知障碍症（NCD）的诊断仍强调需要有客观（认知功能测试）与主观（受试者主观抱怨、家属的报告或临床工作者的主观判断）两个部分资料作为依据。统计上以小于平均数多少标准偏差的概念，是人为决定的，并不是一个绝对的标准。尤其是对于原本功能就很高（受过高等教育人群），或是原本功能就比较低（受教育程度低的人群）的受试者，统计上的分数数据也必须参考主观数据才能做出最好的诊断。比如，有些年长者虽然测验的分数不错（还没有低于平均数1个标准偏差以上），但是根据家属的报告，与当事人过去日常生活功能的表现已有明显差异，认知障碍症（NCD）的诊断仍然是会被考虑的。因为测验分数不可能显示出来分数正常的原因，也有可能是所使用的测验并没有测试到受试者有变化部分的认知功能，因为每一个测验在设计上都有其局限性。相反，也有受试者测验分数很差（低于2个标准偏差之下），但是其日常生活功能仍没问题，诊断也可能会是轻型认知障碍症（mild NCD）或是正常的。

第三节　老年痴呆症早期筛查的认知评估工具

一、简易精神状态量表

　　简易精神状态量表（mini-mental state examination，MMSE）使用非常方便，是用于在评估老年人认知功能与老年痴呆症研究的常用测验。MMSE针对时间与地点定向能力、即刻记忆与短期记忆、注意力与计算能力、语言（包括读、写、命名）理解和执行、视觉绘图能力等功能，共有11个问题（表4-1），施测需5～10分钟，得分范围0～30分，分数越高表示认知功能越好。教育程度越高，MMSE得分越高；随年龄的增加，MMSE得分越来越低。由于MMSE的设计是对基本认知功能的评估，题目的难度不高，对于受过高等教育的人群或是能力较好的受试者，得分易偏高，不容易显现出问题，而造成诊断上的困难。研究文献建议以MMSE得分23/24分作为区分"认知缺损者"与"正常者"时的界断标准（cutoff score），但也有文献指出，MMSE得分容易受到教育程度与年龄的影响，目前全世界仍没有一致公认的标准。

　　MMSE可用于评估认知退化，但临床上不能只根据MMSE得分判断一个人是否有老年痴呆症，而必须根据DSM或ICD诊断准则来作诊断（Tombaugh & McIntyre，1992）。因为MMSE受题目设计与涵盖认知范围的限制，只是一种经过多年使用的经验积累，以MMSE来作为老年痴呆症早期筛检与病程长期追踪的标准来使用，并不是很恰当，主要的原因有：

　　1.MMSE的题目简单。

　　2.短期记忆（STM）得分范围只有0～3分。

表4-1 简易精神状态量表（MMSE）施测项目内容

施测项目	项目内容（题目分数）	最高得分
定向力	时间定向力（5）与地点定向力（5）	10
信息重复	受试者学习复述三种不同类型的东西，稍后作为短期回忆的测试使用	3
注意力与计算力	请受试者由100减7等于？再减7等于？连续进行五次	5
短期回忆	询问受试者是否记得先前重述的三样东西	3
语言理解与执行、视觉绘图能力	包含下列问题： 1. 两个常用物品的命名（2） 2. 请受试者重述一个句子（1） 3. 请受试者读"请闭上眼睛"的字卡并做出动作（1） 4. 请受试者造一个句子并把它写出来（1） 5. 请受试者描画两个五边型，其交叉部分为四边型（1） 6. 请受试者在听完"用你的左手来拿这张纸，将它对折起来，然后交还给我"的题目后依序做出动作（3）	9

注：（　）的数字为每个测验项目的最高得分。

3.使用上常只以总分为主，较少关注各项目的得分[注]。

对于受教育程度高或原本功能较好的人群，在测试老年痴呆症早期的认知退化时，MMSE表现上不易呈现问题，因此较难发挥早期发现、早期诊断、早期治疗的功能。

注：项目得分范围不大（如STM只有0~3分），长期的病程随访呈现分数有谷底效应的情形，也就是STM=0，无法随着病程的恶化，而使分数更低。

二、认知功能筛检测验

认知功能筛检测验（cognitive abilities screening instrument；CASI）针对老年人的认知功能作评估及追踪，是老年痴呆症临床诊断与研究常用的工具。

CASI有20个项目，施测需20～30分钟，总分100分，得分越高表示认知功能越好。CASI除可得到九个认知维度（cognitive domain）和总分外（表4-2），也可推测出MMSE的分数。为了避免MMSE所欠缺的明确的施测指导语及标准化的施测方式，而影响测验的结果，CASI有测验指导手册，明确列出施测的操作方式、指导语与计分方式，以减少施测过程中的错误。

表4-2　CASI九个认知维度与MMSE的比较

CASI　九个认知维度	MMSE　施测项目
长期记忆（LTM）（10）	
近期记忆（STM）（12）	短期回忆（3）
注意力（ATTEN）（8）	信息登录（3）
集中与心算能力（MENMA）（10）	注意力与计算力（5）
时空定向能力（ORIEN）（18）	时间定向力（5）与地点定向力（5）
抽象与判断（ABSTR）（12）	
语言能力（LANG）（10）	语言理解与执行能力（8）
空间概念与构图（DRAW）（10）	视觉绘图能力中的描绘两个五边形（1）
思维流畅度（ANML）（10）	

注：（　）的数字为每个测验项目的最高得分。

相较于MMSE在对老年痴呆症患者的早期筛检时使用的局限性，CASI针对老年痴呆症患者病程初期最容易出现的异常近期记忆（STM）与时空定向力（ORIEN）的测试进行改进，将这两个认知维度的分数范围扩大，以便在有老年痴呆症严重程度改变时，长期追踪有较好的变化指标。将475名阿尔茨海默症患者与475名正常人进行配对比较，两者受教育时间差距不超过一年（±1）、年龄差距不超过两岁（±2），分析不同退化程度的患者在CASI总分与各个认知维度上与正常者得分的差距，经过统计Z分数的转换后发现，随着老年痴呆症严重程度增加，在CASI总分与各个认知维度的得分差距，呈现减退差距增大的情形，但是在短期记忆（STM）的维度上，患者到中度痴呆时（CDR＝2），短期记忆（STM）退化已经很明显，得分几乎为零；因此在测试重度老年痴呆症患者（CDR＝3）时，STM的分数已无法继续减低，无法呈现出重度与中度老年痴呆症患者之间更大的减退差距。

在临床实践中，当一个受试者被怀疑有智力退化时，在CASI评估中，时空定向力（ORIEN）与短期记忆（STM）这两个认知维度是最敏感的指标，因为在轻度老年痴呆症患者（CDR＝1），时空定向力（ORIEN）与短期记忆（STM）分数减低最明显，这两项是老年痴呆症初期阶段受试者最容易出现障碍的认知领域，因此可以作为老年痴呆症早期筛检使用。换句话说，当一个老年人担心自己智力退化，怀疑有老年痴呆症时，认知功能评估一定要包括时空定向力与短期记忆这两项测试，但是如果是要对老年痴呆症患者退化的严重程度做判定时，长期记忆（LTM）的得分应该是重点评估的指标。因此，在临床实践中，患者如果对于很熟悉事物或是个人生活经历，如家里的住址、电话、工作史、教育史、家庭结构、家人等信息都出现了遗忘或错误记忆，可以作为老年痴呆症退化程度严重的指标。

三、记忆测验

在老年认知退化与老年痴呆症的认知评估测试中，一定要包含有记忆力的测验题目。在神经心理领域有关记忆力的评估，主要可以分成语言（verbal）和非语言（non-verbal）记忆功能的评估。

(一)语言记忆测验

语言记忆测验常见的测验模式，在学习部分（learning）是由主试者念出一些东西或是名词（有些测验用8个，也有用10个、12个、15个不等），测试受试者听完之后回想记得几个（不需要按照原本呈现的顺序）。这个步骤会重复几次，让受试者有机会学习所要记住的东西或名词，然后会有一个固定时间的间隔（15、20、25分钟不等）；之后进入记忆部分（recall），请受试者回忆稍早学习过几次的东西或名词（不必按照呈现次序），受试者自由回忆（free recall）后，对于受试者无法回忆出的项目，主试者可以提供固定的线索来协助受试者回忆（cued recall）；之后再进入辨识部分（recognition），主试者会把原本所要记忆的项目，再加上相同数目的新项目，混在一起后念给受试者听，并请受试者听完每一个项目之后，说出这一个项目是否是有学习过的项目。如果有刚才学习过几次的项目，就说"是"；如果没有刚才学习过的（是新加入的项目），就说"不是"。流程如下：

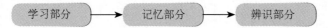

选择性提醒记忆测验（12-item selective reminding test，SRT）（Buschke，1973；Buschke & Fuld，1974）也是一种语言记忆测验，它与先前介绍的测验模式有一点不同，在学习部分，主试者除了第一次说出所有的项目外，之后每次只说出受试者前一次回忆没有说出的项目（选择性提醒），但受试者每次仍需要回忆所有学习过的项目。

(二)非语言记忆测验

非语言记忆测验会请受试者先抄绘（copy）一个复杂图形，完成后把图形移开后，请受试者回忆刚刚抄绘过的图形，根据记忆中的样子把图形画出来（立即回忆，immediate recall）；然后在一个固定时间的间隔（15、20、25分钟不等）后，再请受试者把早先画过的图形回忆再画一次（延迟忆，delayed recall）。流程如下：

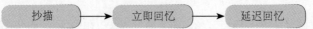

(三)研究实证

有482名年龄介于65～92岁、受教育年数为6～20年的受试者入组，其中223名为正常者（normal or subjective memory complaint，NL/SMC），173名疑似老年痴呆症（questionable dementia，QD），86名被诊断有阿尔茨海默症（Alzheimer's disease，AD），每组在SRT方面的表现与其他测验数据详见表4-3。

表4-3 三组受试者的基本数据和SRT、MMSE、CASI的测验资料

项 目	正常老人 （N = 223）	疑似老年痴呆 症 （N = 173）	阿尔茨海默症 （N = 86）
年龄（年）	74.4 ± 5.1	76.0 ± 4.6	78.4 ± 4.9
教育（年）	11.9 ± 3.7	11.9 ± 3.6	11.3 ± 3.8
SRT 尝试 1（12）	5.1 ± 1.8	4.0 ± 1.7	2.6 ± 1.5
SRT 尝试 6（12）	9.5 ± 2.0	7.5 ± 2.3	4.8 ± 2.2
SRT 15分钟回忆（12）	8.0 ± 2.7	5.5 ± 3.2	1.6 ± 2.2
MMSE（30）	28.1 ± 1.6	26.5 ± 2.5	21.8 ± 4.2
CASI（100）	91.2 ± 4.9	86.5 ± 6.8	73.2 ± 12.1

注：（ ）的数字为每个测验项目的最高得分。

统计分析显示，三组受试者之间在SRT的测验表现都有显著性差异（$P < 0.01$）。在MMSE与CASI的测验表现方面，AD组的分数显著低于NL/SMC组和QD组（$P < 0.01$），但是NL、SMC组与QD组之间差异没有显著性。QD组与NL/SMC组间的总分差距，在CASI是5.2%（由91.2分降低到86.5分）；在MMSE是5.7%（由28.1分降低到26.5分），表明CASI与MMSE在早期认知退化时的辨识度不高；但是在SRT 15分钟回忆的总分差距达31.3%（由8.0分降低到5.5分），显示SRT对于正常者开始有轻微退化到疑似老年痴呆症的变化有较敏感的辨识度，因此SRT比CASI或

MMSE更适合用于早期认知障碍的筛查，较能够辨识出疑似老年痴呆症患者（QD）的初期认知功能变化。

结语

在老年痴呆症的早期筛检中，考虑老年人认知功能障碍初期较易出现的问题，所使用的评估工具要包含定向能力与短期记忆力的认知功能领域。虽然MMSE是国内外常用的老年痴呆症评估工具，但因为其测验设计与题目上的局限性，建议在早期筛检时能够使用CASI和类似SRT的记忆力测验，来作为认知功能的评估工具。在退化性老年痴呆症的早期阶段，所出现的认知功能问题往往较轻微，很不容易被察觉到，因此所选择的评估工具要能对轻微变化较敏感，才能够及早发现、及早诊断、及早治疗。当然根据DSM-5在认知障碍症评估部分的建议，对于先前功能较差的受教育程度较低的人群，或是对于受教育程度高、先前功能超好的人群，应注意避免假阳性（false positive）及假阴性（false negative）的问题，除了有客观的测验评估外，也要包含主观性的数据，如受试者主诉、家属的报告或临床工作者的主观判断，这样才能保证评估结果的准确性。

复习与反思

一、问答题

1.老年痴呆症的诊断目前缺乏明确的生物标记物，现阶段需要依靠哪些数据作为诊断的依据？

【参考本章第一节】

2.在老年痴呆症的早期筛检时，认知功能评估必须依赖哪两方面的信息才能较准确掌握受试者在退化初期的细微改变？

【参考本章第二节】

3.简易精神状态量表（MMSE）在老年痴呆症病程长期追踪方面，有哪些局限性？

【参考本章第三节】

4.认知功能筛检测验（CASI）的研究显示，在老年痴呆症早期筛检时容易出现问题的认知维度是什么？

【参考本章第三节】

5.为什么说选择性提醒记忆测验（SRT）是较好的老年痴呆症早期筛检工具？

【参考本章第三节】

二、思考题

从科学的角度而言，认知评估及检测可以被视为对受试者的行为取样（behavioral sampling）。根据这个行为样本（也就是测验的结果）来推断受试者的相关日常生活功能，以作为诊断老年痴呆症的依据。主试者必须细心进行评估，并了解可能影响受试者功能表现的各种因素，以便在诊断方面增加准确性。作为主试者的您，是否已有十足的把握，请试举一例，您如何运用评估及检测，诊断出老年痴呆症。

参考文献

[1]李眉、林克能、周碧瑟、王署君、傅中玲、刘秀枝（1994a）·知能筛检测验及其中文版 C-2.0 的初测结果·华文社会的心理测验，117-135。

[2]李眉、林克能、周碧瑟、王署君、傅中玲、刘秀枝（1994b）·知能筛查测验和三种文版的初测结果·中国临床心理学杂志，2（2），69-73。

[3]林克能、朱怡娟、杨启正、郑婷文、朱芳娴、花茂棽（2008）·台湾临床神经心理学的发展历史与现况·应用心理研究，（40），121-139。

[4]林克能（2009）·老年痴呆症临床评估工具—简短智能测验（MMSE）的介绍·台北市医师公会会刊，53（1），50-52。

[5]林克能（2012）·老年认知评估与认知测验·于叶怡宁等编着，老人心理学（一版，

149-188页）•台北市：华都。

［6］林克能、王培宁、刘秀枝、李眉（2013）•中文版知能筛检测验的操作与临床应用•台湾神经学杂志，12（3），154-165。

［7］郭乃文、刘秀枝、王佩芳、徐道昌（1989）•中文版"简短式智能评估"（MMSE）之简介•临床医学月刊，23（1），39-42。

［8］郭乃文、刘秀枝、王佩芳、廖光淦、甄瑞兴、林恭平…徐道昌（1988）•"简短式智能评估"之中文施测与常模建立•康复医学杂志，（16），52-59。

［9］American Psychiatric Association (2013). Diagnositic and statistical manual of mental disroders (5th ed.). Washington：DC.

［10］Buschke, H. (1973). Selective reminding for analysis if memory and learning. Journal of Verbal Learning and Verbal Behavior, 12, 543-550.

［11］Buschke, H., & Fuld, P.A. (1974). Evaluating storage, retention, and retrieval in disordered memory and learning. Neurology, 24, 1019-1025.

［12］Cullen, B., Fahy, S., Cunningham, C., Coen, R., Bruce, I., Greene, E., ... Lawlor, B. (2005). Screening for dementia in an Irish community sample using MMSE：A comparison of norm- adjusted versus fixed cut-points. International J. of Geriatric Psychiatry, 20, 371-376.

［13］Cullen, B., O'Neil B, Evans, J. J., Coen, R. F., & Lawlor, B. (2007). A review of screening tests for cognitive impairment. J Neurol Neurosurg Psychiatry, 78, 790-799.

［14］Folstein, M., Folstein, S., & McHugh, P. (1975). Mini-mental state：A practical method for grading the cognitive state of patients for the clinician. J Psychiat Res, 12, 189-198.

［15］Kraemer, H., Moritz, D., & Yesavage, J. (1998). Adjusting Mini-Mental State Examination scores for age and educational level to screen for dementia：Correcting bias or reducing validity? International Psychogeriatrics, 10(1), 43-51.

［16］Lin, K. N., Wang, P. N., Liao, Y. C., & Liu, H. C. (2006). Early detection of dementia：The use of the 12-item selective reminding test in Taiwan. Poster presented in the 10th International Conference on Alzheimer's Disease and Related Disorders (ICAD) in Madrid, Spain.

［17］Lin, K. N., Wang, P. N., Liu, C. Y., Chen, W. T., Lee, Y. C., & Liu, H. C. (2002). Cutoff scores of cognitive abilities screening instrument, Chinese version (CASI C-2.0) in screening of dementia. Dementia and Geriatric Cognitive Disorders, 14, 176-182.

［18］Liu, H. C., Teng, E. L., Lin, K. N., Hsu, T. C., Guo, N. W., Chou,

P., … Chiang, B. N. (1994a). Performance on a dementia screening test in relation to demographic variables: Study of 5297 community residents in Taiwan. Arch Neurol, 51(9), 910-915.

[19]Liu, H. C., Chou, P., Lin, K. N., Wang, S. J, Fuh, J. L., Lin, H. C., ... Teng, E. L. (1994b) Assessing cognitive abilities and dementia in a predominantly illiterate population of older individuals in Kinmen. Psychol Med, 24(3), 763-770.

[20]Liu, H. C., Lin, K. N., Wang, P. N., & Teng, E. L. (2003). The cognitive abilities screening instrument (CASI): Its usefulness in screening for and assessing the severity of dementia. In: Severe Dementia. Research and Practice in Alzheimer's Disease, 8, 52-55.

[21]Liu, H. C., Teng, E. L., Lin, K. N., Chuang, Y. Y., Wang, P. N., Fuh, J. L., & Liu, C. Y. (2002). Performance on the cognitive abilities screening instrument at different stages of Alzheimer's disease. Dementia and Geriatric Cognitive Disorders, 13, 244-248.

[22]Mungas, D., Marshall, S., Weldon, M., Haan, M., & Reed, B.R. (1996). Age and education correction of mini-mental state examination for English- and Spanish-speaking elderly. Neurology, 46, 700-706.

[23]Nys, G., van Zandvoort, M., de Kort P., Jansen, B., Kappelle, L., & de Haan, E. (2005). Restrictions of the mini-mental state examination in acute stroke. Archives of Clinical Neuropsychology, 20, 623-629.

[24]Teng, E. L., Hasegawa, K., Homma, A., Imai, Y., Larson, E. B., Graves, A. B., ... White, L. R. (1994). The cognitive abilities screening instrument (CASI): A practical test for cross-cultural epidemiological studies of dementia. Int Psychogeriatr, 6, 45-56.

[25]Tombaugh, T. & McIntyre, N. (1992). The mini-mental state examination: A compressive review. JAGS, 40, 922-935.

[26]White, L., Petrovitch, H., Ross, G. W., Masaki, K. H., Abbott, R. D., Teng, E. L., ... Curb, J. D. (1996). Prevalence of dementia in older Jananese-American men in Hawaii: The Honolulu-Asia Aging Study. JAMA, 276, 955-960.

第五章

老年痴呆症照护模式
与基本原则

学习目标

1. 秉持照护人员的专业精神，维护老年痴呆症患者的尊严。
2. 生活习惯或生活方式因人而异，学会尊重个人生活的自主性、维持过去的生活要素，对老年痴呆症患者而言极为重要。
3. 照护、康复或活动是生活中的一部分，学会通过这些手段及过程，提高老年痴呆症患者的活力及积极性，增添生活乐趣、提高生活质量。
4. 需求评估不能只靠一时的记录，要学会平时多接触老年痴呆症患者，通过观察、沟通及理解，明确掌握老年痴呆症患者的习惯，这样才能掌握老年痴呆症者的全貌，拟定符合需要的照护计划。
5. 照护是手段不是目的，照护的目的在于提高患者的自理能力、维护尊严、提高生活质量。
6. 营造让老年痴呆症患者发挥潜能的情境与环境，提高其自理能力及生活意愿，维护其尊严。

引言

老年痴呆症患者从初期开始，知道过去存有的记忆、对时间和场所等的认知都面临丢失的威胁，经常会担心自己陷于危险状态或无法掌握周围状况而感到不安，老年痴呆症患者本人最苦恼的也是这个时期。如果能够早期诊断、早期介入支持，并且和受过专门训练的照护服务提供者建立信赖关系，则可在一定程度上克服各种障碍或不便，过自己想过的生活。

从"我照护你"到"我陪伴你"

"老年痴呆症照护"的理念在20世纪70年代并不普及，家庭以外的照护模式就是通常送精神病院医治或托付给大型机构收容照护。大型机构集体照护痴呆症患者的模式是集中用餐、定时换尿布等集体化管理，讲求定时、定点、集中处理的原则。机构入住者出现随地便溺、弄便等不卫生行为，或者是徘徊、迷路等状况，常会被当作"问题行为"而对待，并且普遍采用包尿布、强迫穿着连身衣裤、约束、禁止外出等手段限制其行动。

20世纪80年代为防止医院或机构的痴呆症患者乱走、徘徊、跑出医院或机构而走失，医院或机构一度流行"回廊式"、"绕圈子"的游走长廊设计，至今仍有一部分服务提供单位本位意识严重。

时代的巨轮向前转动，人类的思想更超前迈进。20世纪90年代初期，"以人为本"的世界性潮流兴起；2000年老年痴呆症照护的新时代来临，老年痴呆症照护方法和沟通技巧更加科学、明确；2010年澳洲老年痴呆症患者伊丽莎白·麦金利（Elizabeth Mackinlay）[注1]是继克里斯廷·巴登（Christine Boden）[注2]之后，以自己的经历现身说法，呼吁大众为老年痴呆症患者营造发声的环境，倾听老年痴呆症患者的声音，开启了"和老年痴呆症患者共同追求人生的意义"的照护变革。

第一节　老年痴呆症的照护模式

若以服务提供的地点和类型区分老年痴呆症照护模式，一般可分为居家照护、日间照护和机构照护三种模式，其中所提示的具体服务内容，各种类型仅选出其中具代表性的服务，作为比较说明对象。

一、居家照护的定位及特征

居家照护就是指在家里接受照护服务。长期照护体系下，居家照护（home service）是由专职的照护员（home helper）到被服务者家中提供各种家政服务和身体照护；居家照护支持则是由照护管理师（care manager）针对需要居家照护服务的患者，根据其居住地点的家庭状况、生活环境、家属的家庭照护功能、本人及家属的希望等条件来拟定照护计划，再通过和服务提供者的联系、调整和确认，提供适当支持和服务。

居家照护的目的及内容

居家照护的目的涵盖：①构建适宜的生活环境；②自立支持；③促进自我实现；④照护预防和防止意外；⑤利用外部资源，增加社会活动等。

注：1.伊丽莎白·麦金利是一位长年在澳洲的护理师兼牧师，在推动老年痴呆症照护上不遗余力。

2.克里斯廷·巴登为澳洲籍老年痴呆症患者，并为国际老年痴呆症协会（Alzheimer's Disease International, ADI）代言。

主要照护服务内容包括：协助沐浴、排泄、用餐等照护；调理、选择、扫除等服务；生活上的咨询或其他日常生活必要的支持与照护，详细内容请见表5-1。

表5-1　居家照护的目的及内容

目　　的	内　　容
构建适宜的生活环境	尊重被照护者的价值观或生活习惯，构建便利、安全的生活环境，包括：调整硬件环境设备及被照护者本身的生活步调
自立支持	激发被照护者的潜在能力，善用被照护者的现有能力，减少不必要的代劳服务
促进自我实现	● 实际感受自己在社会中的存在感、轻松享受活着的意义和喜悦，乃人类基本需要 ● 支持容易被社会孤立的老人，特别是老年痴呆症老人，协助其维持与社会接触机会，以成就自我实现
照护预防和防止意外	● 针对仅有轻微认知障碍或身体虚弱但仍可生活自理者，居家照护服务人员应站在预防的角度，不要过度提供不必要的代劳性服务 ● 针对已经长期卧床、有褥疮或生活无法自理的老年痴呆症患者，照护要点则以维持现在最好状态或防止快速恶化为基本，提供有尊严的照护服务及生活支持 ● 照护服务若使用不当，不但无助于状况改善，反而使被照护者过度依赖服务，使得其自理能力快速恶化
利用外部资源，增加社会活动	居家照护服务人员与被照护者接触时间长，容易发现被照护者的异常或状态变化，且可迅速将病情或异常状况向相关领域的其他专业人士反映、报告及商量，及时获得适当援助

老年痴呆症患者因生活和人际关系障碍而丧失生活动力，生活和人际关系障碍大都来自于对周围环境的不适应，以致造成生活空间狭窄，无法和人沟通。因此，照护服务应注重生活空间和人际关系营造，这样长期卧床或老年痴呆症等生活状态可获得改善。居家照护的优点就在于

可以和社区居民持续维持人际关系、扩大生活空间。照护服务人员和家属应利用此优势，努力扩大老年痴呆症患者的生活圈，协助老年痴呆症患者参与社区活动。

二、日间照护的定位及特征

老年痴呆症的日间照护服务针对的是因脑血管疾病、阿尔茨海默症或其他脑器质性病变造成的记忆与认知机能降低，导致日常生活障碍的老年痴呆症患者。为支持其利用自己的能力继续在家里自理生活，也就是"自立支持"，因此专门设置可日间托养的老年痴呆症照护中心，提供沐浴、排泄、用餐及其他日常生活上的支持、照护或机能训练等服务，解除服务利用者的社会孤立感，维持其身心机能、减轻家属的身心负担。根据《联合国身心障碍者权利公约》第十九条"独立生活和融入社区"内容中，自立支持的定义如下：

1.身心障碍者有机会在平等的基础上与其他人一样选择居住地点、选择在哪里及与哪些人一起生活，而不是被迫按照别人的安排来生活。

2.身心障碍者应获得各种居家服务、居住场所及社区援助服务，包括必要的个人支持，协助他们在社区中生活及融入社区，避免与社区隔绝或隔离。

3.身心障碍者应在平等基础上享用为大众提供的社区服务和设施，而这些服务和设施应符合他们的需要。

综合以上，"自立支持"就是鼓励、支持被援助对象尽可能达到生活自理的目标。

国际健康功能与身心障碍分类（ICF）

2001年世界卫生组织（World Health Organization，WHO）将过去的国际身心障碍分类（International Classification of Impairments, Disabilities, and Handicaps，ICIDH）发展为国际健康功能与身心障碍分类（International Classification of Functioning, Disability, and Health，ICF），自立支持的概念更科学。过去以"克服被援助者的障碍"定义自立支持。ICF问世后，克服被援助者的障碍并积极给予以"利用被援助者现有的能力"为核心的协助或支持，被称为自立支持，这一定义更贴近于被援助者自己想要实现的生活方式。

(一)老年痴呆症日间照护人力配置

对老年痴呆症患者的生活支持，需要各种专业人才组成照护团队，目的一致、目标一致，各司其职，但互相尊重彼此的专业，直接或间接提供援助，发挥最大的合作效果。老年痴呆症日间照护团队包括负责人、照护人员、护理人员、社工、司机、事务员、清扫员，必要时可利用专业治疗师、物理治疗师、营养师、志愿者等外部资源。各专业照护团队的工作职责见表5-2。

表5-2　各专业照护团队的工作职责

负责人	● 职员的劳务管理 ● 拟定事业计划	● 调整团队 ● 处理申诉
照护人员	● 对被服务者的直接照护 ● 随行接送	● 活动支持 ● 检讨并实施照护计划
护理人员	● 被服务者的健康管理 ● 医疗处理、机能训练 ● 健康管理咨询、建议	● 针对照护人员、家属等传播医学知识

续表

社工	● 被服务者及家属的生活咨询 ● 拟定照护计划 ● 服务调整	● 事务申请和办理（照护报酬、资料整理） ● 接待参观
司机	● 安全驾驶	● 检查接送路线（减轻车载负担）
事务员	● 事务申请和办理（照护报酬、资料整理）	● 志愿者调整
清扫员	● 环境整理	● 物品补充
职能治疗师、物理治疗师	● 机能训练	● 向照护人员及家属提供照护的方法
营养师	● 拟定菜单 ● 检查调整被服务者的用餐状况	● 营养指导
志愿者	● 协助活动	● 陪伴、守护，陪被服务者或家属聊天

(二)老年痴呆症日间照护的照护管理

为帮助老年痴呆症患者在熟悉的社区中继续生活，享受社会参与及生活的乐趣，周围的人除了理解或包容老年痴呆症患者可能造成的混乱外，持续性提供的支持与照护也不可随意终止或中断。主要照护管理模式可分为以下四个环节（图5-1）：

1.需求评估与生活状况分析 多方收集服务利用者的身体状况及生活相关信息，具体分析各种信息所反映的问题，以便进行需求评估，明确其生活状况及需求。老年痴呆症患者的状况会随着病情进

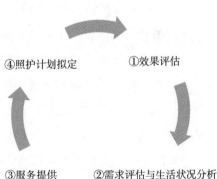

图5-1 老年痴呆症患者的需求评估与照护计划关系图

④照护计划拟定　①效果评估
③服务提供　②需求评估与生活状况分析

展而变化，需定期实施生活状况分析，随时掌握变化。

2.照护计划拟定　针对患者生活状况，拟定预期目标。根据目标和日间照护团队可提供的具体支持，拟定照护计划。照护计划因个人需要而不同，为提高支持水平及效果，应尽量发挥团队合作精神。

3.服务提供　根据照护计划提供服务时，密切观察每一位被服务者日常活动的状况。为确保照护服务提供的适宜性及有效性，必须掌握被服务者的生活变化及反应。

4.效果评估　持续观察被服务者的变化及效果。一段时间后，检查当初拟定的目标是否达成、评估计划是否需要修改、分析是否产生新的生活变化等，以便满足其社会参与需要及提升其生活自理能力。

老年痴呆症患者日间照护服务的目标，正是通过社区支持服务，帮助老年痴呆症患者维持自己的身心机能、解除社会孤立感、减轻家属的身心负担，提高老年痴呆症患者的自理生活能力，并满足其选择自己居住场所的意愿。

老年痴呆症日间照护注意事项

1.对于急性发病的老年痴呆症患者，为避免其在老年痴呆症日间照护场所的日常生活遇到困难，并影响其他老年痴呆症患者的活动作息、机能训练等，这类患者不适合送至老年痴呆症日间照护接受服务。

2.老年痴呆症日间照护是针对老年痴呆症特性考虑而设计的服务形式，服务对象仅限于老年痴呆症患者，不适合和一般的老人混合照护。

3.在同一场所，同一时段内，若同时提供老年痴呆症患者的日间照护和正常老人的日间照护服务时，有必要利用家具或装潢设备划分及区隔。

三、机构照护的定位及特征

机构照护的目的与居家照护一样，都是在支持服务利用者的生活。照护计划的拟定时也首先要明确生活需要，以便根据生活需要提供适当的支持与服务，解决生活上的障碍或问题。为满足入住机构者的生活需要，机构居住者的照护计划有必要运用家属、社区志愿者非正式照护人力资源的支持，并搭配社区活动参与等非正式的社会资源，引导入住机构居住者走出机构，参配社区活动，避免局陷在机构这样封闭狭小的环境中。

配备老年痴呆症对应照护专区或专用床位等的长期照护相关机构提供的24小时照护服务如表5-3。

表5-3　24小时照护服务的内容

服务的种类		内容
营养摄取		● 定期掌握入住者的营养状态，根据个别需要实施营养管理 ● 根据个人进食习惯、吞咽功能及其他身体状况，于适当时间提供餐食 ● 尽可能协助入住者下床，到餐厅用餐 ● 尽可能支持入住者自己用餐，尊重个人生活习惯，自主决定用餐速度及食量
日常生活上的支持	协助用餐	对需要协助的入住者提供协助
	协助沐浴	● 根据健康状况，实施淋浴、泡澡或擦拭，每周至少沐浴2次，必要时随季节增减 ● 长期卧床不能坐立沐浴者，利用机器浴或在床上擦澡 ● 依个人需要洗发
	协助排泄	● 对需要协助如厕者，给予自理支持，尽可能让其自己上厕所 ● 对使用尿布者，适时更换尿布
	协助下床、更衣、整理仪容	● 为防止长期卧床，尽可能让其下床活动 ● 配合生活步调，每天早晚更换衣物外，必要时随天气变化增减衣物 ● 考虑个人尊严，适当协助整理仪容 ● 每周定期更换床单，必要时根据床单脏污程度，随时更换床单
	协助移动和坐位（轮椅）	● 对无法自己步行者，协助其在室内活动 ● 对无法自己移动位置者，协助上下床、移位坐到轮椅上
	协助服药	对正在服药治疗者，确认配药、协助服药、确认服药

续表

服务的种类		内容
生活机能训练	日常生活动作训练	为推迟并防止日常生活机能减退，进行日常生活活动训练
	活动及娱乐	根据个人能力及兴趣，积极鼓励其参加歌唱、体操、娱乐节目等团体活动，营造气氛，提高参与乐趣
健康管理		协助门诊就医或医师至机构定期出诊
其他		● 根据个人选择，提供发挥个人兴趣、专长的场所 ● 营造照护服务人员与入住者容易建立良好人际关系的环境 ● 营造照护服务人员与入住者容易共同用餐、洗衣、打扫、上街购物等家庭生活的情境 ● 随时掌握入住者的心情或情绪，营造入住者容易与照护服务者倾诉、商量的气氛 ● 营造家属容易探望、容易咨询、商谈的环境及气氛 ● 经常和入住者的家属联系，营造入住者和家属互动交流的机会和情境

选择入住机构的注意事项

老年痴呆症患者在选择入住机构时，最好选择离住家较近的机构，其理由如下：

1.减少人际关系和饮食生活的变化、方便子女探视。

2.同机构住友生活习惯相近，谈话时容易找到共同话题。

3.照护人员可能是邻居或认识的亲友，较懂得当地的风俗文化，容易亲近，甚至可听到乡音，不至于感到孤单。

(一)机构照护现状

老年痴呆症患者之所以有旁人看起来"不可理解的行为"，乃是老年痴呆症患者根据自己的想法和理由做出的举动，例如：患者一早起来便心神不宁地来回踱步，可能与便秘、发烧等身体不适有关；女性患者傍晚吵着要回家，或许与家庭主妇准备做饭的生活习惯有关。如果一味以用药方式抑制精神或行为症状，则无法找出症状背后的真正原因。大部分老年痴呆症患者对于自己身体哪里不舒服、为什么心情不愉快等烦躁郁闷情绪，无法用言语表达出来，于是用来回踱步、大声叫嚣、骂人、闷在房间里发脾气、拒绝对话等手段，来表达内心的不舒服或不愉快。周围的人如果懂得善用同理心的技巧及态度去理解及安慰，可能会改变或减轻老年痴呆症患者的情绪与症状，这便是"以老年痴呆症患者本人为中心的照护理念"的体现。

机构提供的照护服务主要以维护生命、维持生活为目的，但因照护人力资源配置有限，主要服务大都围绕在协助用餐、排泄和沐浴等三大照护项目，照护人员和入住机构患者间绝大部分的互动也都是围绕这三大照护项目，甚至为了赶时间干脆不等候患者慢慢进食而直接喂食、不训练患者慢慢如厕而终日包着尿布、不协助患者尽量自己洗而全身帮助洗澡的情况也不少见。近年来，机构照护的用餐、排泄、沐浴等三大照护服务有所改善，如菜品多样化、尿布尿裤及时更换、机械浴泡澡等，但生活作息仍按集体生活（如吃饭、洗澡、睡觉）模式安排，比机构外的一般生活时间大幅提早，照护流程难以摆脱"例行公事化"、"作业方便化"、"动作快速化"、"时间节省化"等问题。

(二)生活单位型照护

需要照护的老人希望过普通的生活，即使是住在机构里，也应支持他们像过去一样自己决定起床、吃饭、入浴、就寝等日常生活活动，支持他们和其他机构入住者聊天、和家属聚餐、到社区走动交流等。很多入住机构的老人身体状况越来越差，机构的照护团队有必要根据每一位患者的能力和需求，营造其想过的生活。因此，机构开始引入"生活单元型照护（unit care）"，实现对个别化照护的支持，以维护老人尊严，并随着自身状况的变化而调整生活环境与照护方式；秉持着患者自己有权决定生活方式、不和过去生活脱离、善用且发挥潜在能力等理念，尽量延续过去的生活方式和生活习惯，营造出具有家庭气氛的温馨环境。即便是长期卧床患者，也能发掘他自己能做的事、自己能决定的事而给予适当的支持。

传统机构中所提供的集体生活，无法顾及个性化的需要，且大型机构中大多是多人共处一室，照护人员进进出出。在这样环境中，老年痴呆症患者不但不容易建立日常生活的人际关系，而容易因面对复杂的人和环境产生行为障碍。因此，生活单元型照护适合用来照护有认知障碍的老年痴呆症患者，房间设计亦以单人间为主，每10人组成一个生活单元（unit）较为适宜。

(三)团体之家

机构照护引入生活单元型照护，社区内照护则导入团体之家（group home）。团体之家大致分为2个生活单元，每一个生活单元的入住者以9人为限，原因在于老年痴呆症患者对长年一起生活的家属名字都有可能忘记，短时间内要记忆许多新面孔会比较困难。

9人左右的团体之家在共同居住过一段时间后，老年痴呆症患者容易熟悉辨识彼此的个性、神态、体型等，照护人员也相对固定，朝夕相处之后老年痴呆症患者容易记得照护人员的面孔，而照护人员也容易掌握每一位老年痴呆症患者的容貌和特征，且老年痴呆症患者的人际关系在频繁接触下自然而然建立起来，信赖关系也容易形成。

团体之家的特色是类似家庭社会的共同生活模式，照护人员在提供照护服务时，不是针对一个人提供分散性、无微不至的个别服务，而是尽可能支持其发挥个人潜在能力，提供最小范围的必要性服务；入住者不需要随时随地依赖照护人员的照顾。照护人员赋予每一位患者适当的角色，营造互相扶持、互相支持、带有情感的共同生活情境，让患者享受安定、平静、温馨的家庭气氛。

老年痴呆症照护领域不断发展创新的照护模式、标准化的照护工具、有科学根据的照护方法、有效率的沟通技巧，目的都是协助老年痴呆症患者维持生活机能，同时维持日常生活及情绪稳定，以自己选择的生活方式有尊严地活下去。因此，老年痴呆症照护的根本其实就是一系列支持老年痴呆症患者安稳生活的手段，而针对老年痴呆症患者实施的医疗和照护，只不过是生活支持的一部分。

第二节　老年痴呆症照护的基本原则

老年痴呆症照护的基本原则是"以人为本"，尽量协助其维持自我认同的面貌和气质（个人本色）。虽然得了老年痴呆症，患者也能够随时享有"活着做自己"的权利，保留原有的、熟悉的生活样态。特别是，照护服务人员站在老年痴呆症患者的角度思考患者的言行举止，尊重并维护患者的尊严，将老年痴呆症患者的精神和行为症状（BPSD）视为"这个人的心理表现"而思考患者的意图，掌握患者的要求，以平缓患者的不满或不安，不可将BPSD视作"问题行为"而敷衍对待。老年痴呆症照护问题随着全球老龄化、长寿化和照护需求增加而备受重视，综合各国通用的老年痴呆症照护概念，照护的基本原则归纳如下。

(一)不随便改换环境

老年痴呆症患者因认知能力降低，往往难以适应环境改变。适应困难的老年痴呆症患者若一再变化环境，容易混乱不安而影响睡眠，精神和行为症状也可能加重恶化。

老年人生活中常见的环境改变包括住院（治疗）、入住机构或搬家。医院和自己家里的环境不同，最大的差别莫过于患者一天当中大部分时间都是躺在床上静养而很少下床活动，对老人身心健康来说，绝不是好的生活环境。除住院之外，入住机构或搬家也是环境改变的一种。老年人一旦离开原来居住的环境，连同过去经常往来的邻居朋友、人际关系往往一并中断，若无法在短时间内建立新的人际关系，难免感到孤单。如果搬家前后遇到配偶过世而独居、生病、身体障碍或老化衰弱，失去了生活自理能力，则问题会更加复杂。因此，多数老人都希望继续居住在自己习惯的家里、继续生活在环境最熟悉、朋友最多的社区环境里，老年痴呆症患者的照护计划更应依此目标方针拟定。

老年痴呆症患者若希望和子女同住，则可能因此搬离故乡而改换环境。这时，家属应多陪伴和帮助其熟悉新环境，并尽可能继续维持过去的生活习惯，将改换环境的危害减至最低；同时利用社区内的居家照护、日间照护服务，减轻老年痴呆患者的身心压力及给家庭带来的负担。

(二)不改变生活习惯

老年痴呆症患者不得已因入院、入住机构或利用日间照护机构服务而必须面对环境改变时，尽量不要去改变其生活习惯。因为面对生活习惯的改变，老年痴呆症患者容易发生适应困难而备感压力。

老年痴呆症患者的生活需要有生气、有活力、有事情做、有社会性刺激及运动，若因入院、入住机构而无法按照自己的习惯用餐、享受咖啡和美食，过着很少与人互动、无生无息的生活，对老年痴呆症患者的病情十分不利。因此，即使入住机构，也应在照护计划中加入维持和过去生活相近的生活习惯，以减少生活步调改变所造成的压力。

(三)不改变人际关系

老年痴呆症患者习惯让熟识的人照护，机构的照护服务人员会因离职或更改排班班次而变换，患者可能会因熟识的面孔不见了而出现情绪不稳定或产生行为、精神障碍。因此，对于入住机构的老年痴呆症患者，应尽量避免改变其人际关系，以减轻其紧张或不安情绪。

入住机构前，通常由机构的社工人员或照护管理师登门访视，确认患者本人的意愿并收集生活习惯等信息，并借此建立起入住机构前的熟识关系。患者入住机构后，家属的会面不可或缺。机构不应以"为了让老年痴呆症患者早点习惯新的环境"为由，规劝患者家属暂时不要和老年痴呆症患者会面，此做法并不恰当。亲情永远是老年痴呆症患者最大的精神支柱和力量，空间距离虽被分开，人际关系距离不容被分割。家属会面，可缓解患者对家人的思念，增加"家人就在身边、没有被家人遗弃"的安全感。

(四)重视生活中三大基本照护

日常生活中少不了用餐、排泄、沐浴等三大基本照护，此三大照护能否妥善计划与执行，直接影响老年痴呆症患者的生活状态和行为与精神症状。

▶ 用餐

用餐是人类维持生命和体力最基本的营养摄取途径。用餐可带给我们快乐感、满足感和安心感，反映个人的饮食习惯及爱好。对老年痴呆症患者的用餐照护不仅是协助其进食，更应该是让其快乐、满足的进食。老年痴呆症患者常因菜肴不合胃口、菜肴咬不动、消化不好、吃饭时的气氛不好、心情不好，而缺乏食欲或拒绝进食；相反地，老年痴呆症患者会因吃到合口味的菜肴而满足，这有助于稳定其情绪。

随着需照护程度加重和自理能力减退，老年痴呆症患者必须依靠他人喂食，甚至因吞咽功能障碍而必须灌食，以便摄取营养、维持体力。即使如此，用餐照护仍应考虑老年痴呆症患者的个人喜好和需求，并实施吞咽训练及康复，尽早恢复其自己进食的可能。

▶ 排泄

排泄照护以协助老年痴呆症患者移动到厕所如厕为主，若轻易使用包尿布方式解决大小便，会让老年痴呆症患者无奈放弃有尊严的正常生活状态。除非脊椎受损导致身体障碍，否则老年痴呆症患者和正常人一样也会有尿意或便意。老年痴呆症患者可能因下列原因而发生大小便失禁：

1.感觉无法辨识 大脑虽接受到大小便等传来的压迫感，但因无法清楚辨识有尿意或便意，左顾右盼、紧迫不安之余，排尿或排便已经发生。

2.无法判断处置 虽然能感应到尿意或便意，但因无法判断下一步该怎么办，左顾右盼、紧迫不安之余，排尿或排便已经发生。

3.无方向感 能够辨识有尿意、便意，但不知道厕所的位置，还未找到厕所，排尿或排便已经发生。

因此，照护服务人员应注意观察老年痴呆症患者有尿意、便意时的迹象，带其至厕所排泄。

沐浴

洗澡的目的在于保持身体清洁，同时可促进身体血液循环、保持身体温暖、消除疲劳感及提高身心机能等功效。老年痴呆症患者常有拒绝洗澡行为，洗澡照护时除设法劝服或协助淋浴、泡澡、擦拭、洗发等各种方式以保持其身体清洁、预防细菌感染外，还应营造愉快、从容的沐浴环境，以稳定老年痴呆症患者的情绪。

(五)营造有个人归属感的空间

机构常常由于管理不易、容易拿错别人的东西或遗失物品等原因禁止或限制患者将私人用品带进房间。但这对老年痴呆症患者而言，机构房间里只有和其他患者一样的床铺、桌椅外，缺乏个人色彩、属于自己房间的认同感。

若在房间里的床旁桌上或柜子上放置一些有纪念性的用品或照片，甚至将家里常用的椅子、坐垫、生活用具搬进房间，有助于建立患者对机构房间的归属感，能稳定患者情绪。因此机构里的私人用品可作为照护用品而起到活化效果。

(六)发挥个人能力

照护服务人员为理解老年痴呆症患者的发病过程会去询问家属，常会听到"退休后没什么事情做，因此得了老年痴呆症"或"一切家务都交给媳妇打理，什么事都不用管、不用操心了，后来发现得了老年痴呆症"等答复。先不论这种说法是否正确，若平时做做家务，甚至于收信件或书报等，虽然是个简单的角色任务，但能给生活带来刺激，避免产生无用感。生活中有可以扮演的角色，大脑就会受到刺激，有助于活化大脑、活跃生活、丰富表情及感情，并感受到自己的存在价值，唤起尊严和自信。因此，照护计划中赋予老年痴呆症患者适当的角色，有助于生活维持及再建，扩大人际关系，提高生活质量。

为激发老年痴呆症患者发挥尚存能力的动力，照护服务人员应对促进老年痴呆症患者生活自理的意义及努力有一定的认识和耐心，平时需下功夫发掘适合老年痴呆症患者发挥角色的专长能力，努力营造让老年痴呆症患者发挥能力的环境和机会，更能提高活化效果。

(七)成为老年痴呆症患者共同生活的伙伴

老年痴呆症患者和老年痴呆症患者对话时，也能产生互为伙伴的认同感。机构照护或日间照护现场，不难看到能够照护别人、愿意帮助别人的老年痴呆症患者。帮助别人不但可提高自己的自理能力，还能成为别人依赖的伙伴。对老年痴呆症患者来说，成为别人"可依赖的伙伴"意义十分重大。

老年痴呆症患者和处境相同的伙伴一起生活、一起互动，容易轻松、情绪稳定。因此，照护服务人员除了提高自己的专业技能，成为老年痴呆症患者可依赖的对象外，更重要的是和老年痴呆症患者产生共鸣，建立良好的信赖关系，成为老年痴呆症患者共同生活的伙伴。

第三节　老年痴呆症患者的照护管理与质量评估

老年痴呆症患者有权利享受属于自己的生活方式，然而大部分医疗或照护现场未能跟上时代发展，不论是机构照护、社区照护或居家照护体系，照护现场所看到的老年痴呆症照护水平均不尽如意。为拟定符合老年痴呆症患者个人特点和需求的照护计划（care plan），照护管理师有必要多方收集了解老年痴呆症患者过去的生活经历、生活习惯、兴趣专长、现在的生活状态、现存的生活能力、沟通理解能力、与亲朋好友间的人际关系等信息。

一、老年痴呆症患者的照护管理

人一生下来，便直接与间接和社会发生关系，即使老了、病了或得了老年痴呆症，也不应该与社会脱节。因此，照护或支持老年痴呆症患者生活的同时，需设法让老年痴呆症患者与居住的社区互动，此为老年痴呆症照护管理的基础。

然而，回顾过去的老人照护方式，大型机构总是优先考虑照护机能、效率机能，机构入住者的人际关系狭隘、生活圈子狭小。此外，机能优先、效率优先的照护或生活支持焦点集中在解决问题，照护质量的要求只看重问题解决，不问解决途径。特别是针对活动能力强的老年痴呆症患者，最常用的手段就是约束或限制行动，以至于机构入住者的日常生活大都在座椅、卧床或轮椅上度过，脱离了过去的生活方式，更不用说与社区其他人的互动或生活质量。

欧美等发达国家率先应用老年痴呆症患者的社区型照护模式、小规模团体之家照护模式，扩大老年痴呆症患者的社会性活动和参与，支持老年痴呆症患者以自己的生活方式生活。英国于1993年实施社区照护改革的同时，建立起照护管理制度，通过需求评估、照护计划、监督、评价、改善等一系列措施，摸清需求，使资源得到合理利用。

20世纪80年代，瑞典Barbro Beck-Friis博士推出民居改建的"有限人数共同生活的团体之家（group home）"，照护者配合老年人的生活作息和老年人一起用餐互动，尽量不让老年人躺在床上。团体之家的照护模式有缓和老年痴呆症患者情绪的效果，因而在北欧推广开来。日本也于1997年根据《老人福利法》导入"痴呆老人共同生活援助事业"，1999～2004年"21世纪黄金计划"目标是扩充整备3200所痴呆老人团体之家（2006年介护保险法改革前名称）。2006年介护保险制度改革后，积极开展老年痴呆症日间照护、老年痴呆症团体之家、小规模多功能居家照护点等多种社区照护服务，同时培养老年痴呆症照护的专门人才。截至2013年3月，日本老年痴呆症团体之家已达11 745所，老年痴呆症照护质量大幅提升。

美国于1997年正式实施称作"老人综合性健康管理计划（program of all-inclusive care for the elderly，PACE）"，促进老人在社区中自理生活。美国的PACE计划是针对有健康问题或需照护老人的社区整体性照护模式。1997年起联邦议会制定财政均衡法，州政府正式认可PACE计划成为老年医疗保险（medicare）与医疗辅助计划（medicaid）制度下的老人长期照护计划。PACE计划的营运经费来源包括医疗保险的medicare、医疗补助的medicaid、加入PACE会员的月付额与捐款，以及其他资金。PACE会员不分衰弱程度，也不分使用的服务种类，一律实行定额收费，PACE计划中，医师、护理师、物理治疗师、社工、营养师、居家照护服务人员、活动整合师等专门人员组成具有多种职能的医护小组，实施全面的照护管理。社区照护方面，PACE计划依据老人的具体情况，弹性提供包括接送、配餐、洗衣、炊事等生活上的支持服务。但PACE计划的实施场所大多集中在美国西海岸（如旧金山），截至2013年3月，全美国有30州91个团体实施PACE计划，加入者有2.6万人。

二、老年痴呆症患者照护质量评估

过去都认为老年痴呆症是"脑"的疾病，以为"照护"对改善老年痴呆症状况不会有什么影响力，因此沉迷于利用医学手段解决神经障碍问题。直到Tom Kitwood的临床研究指出，老年痴呆症患者本人的性格倾向、过去生活经历、健康状态、感觉功能（如视力、听力）、神经障碍、社会心理或人际关系等种种因素相互作用影响而导致其发病。家属或照护者若能给予理解，并以人为中心（person-centered care）进行具体需求评估，对提高照护质量与支持老年痴呆症患者过正常人的生活有正面的效果。以下简介英国及日本的需求评估工具。

(一)英国老年痴呆症照护图谱法

为维护老年痴呆症患者的尊严，英国布拉德福德大学（University of Bradford）研究团队提出"老年痴呆症照护观察法（dementia care mapping，DCM）（又称老年痴呆症照护图谱法）"，即观察和记录老年痴呆症患者的一举一动，用 -5～+5记分方式评估老年痴呆症患者幸福感（well-being）、不幸福感（ill-being）的指数，间接反映照护服务的质量与成效。

(二)日本中心方式评估法

针对需求评估，各国虽设计有自己的表格工具，但评估过程毕竟还是靠人为操作，难免出现参差不齐、不切实际的评估结果。因此为了提高照护现场老年痴呆症患者需求评估与照护计划实施效果，日本自己研发一套标准化评估工具，专为老年痴呆症患者设计的照护管理评估法，即"中心方式评估法"，所采用的记录表格为中心方式评估记录单。中心方式评估法体现了下列原则：

1.以老年痴呆症患者为本、维护其尊严：支持老年痴呆症患者以自己喜爱的方式生活，过可以展现自己能力、个性的生活。

2.安心、舒适、自在：不斥责、不否定，在安心舒适的环境下生活。

3.自立支持、康复：赋予老年痴呆症患者角色，支持其发挥尚存的能力。

4.安全、健康、预防：防止旧病复发，注意安全、维持健康的生活（医疗与照护结合）。

5.家属和社区的连结：让老年痴呆症患者可以在已经习惯的环境下继续生活。

老年痴呆症照护的新时代已经来临。以上国外照护管理与质量评估的方法及趋势，供国内老年痴呆症照护领域相关专业人员参考，期待不久的将来，国内也能提供出优质的、蕴含本土文化特色的老年痴呆症照护服务，让所有老年痴呆症患者及其家属安享生活。

复习与反思

一、问答题

1.老年痴呆症照护的过去和现在差别在哪里？

【参考本章前言的内容】

2.居家照护的目的和特征是什么？

【参考本章第一节】

3.日间照护服务的基本方针是什么？

【参考本章第一节】

4.对服务利用者来说，"自立支持"的价值是什么？

【参考本章第一节】

5.大型机构和小规模照护模式的优缺点各有哪些？

【参考本章第一节】

二、反思练习

试分组讨论老年痴呆症患者照护的基本原则。

参考文献

[1] 李光廷（2010）·老年痴呆症照护实务手册·台北市：中华民国老人福利推动联盟。

[2] 护理及健康照护司（2014，10 月 21 日）·长期照护服务网计划（第一期）——102 年至 105 年·取自 http://www.mohw.gov.tw/cht/DONAHC/DM1_P.aspx?f_list_no=581&fod_list_no=4530&doc_no=42566

[3] 三好春树（2008）·目からウロコまちがいだらけの認知症ケア·东京：主妇の友。

[4] 河口洋行（2001）·米国高齢者医疗介护プログラム）の概要と課題·东京：人口问题研究所出版。

[5] 武田和典（2003）·なぜ今ユニットケアなのか"北海道ユニットケア报告书シンポジウム·取自 http://www.pref.hokkaido.lg.jp/hf/khf/homepage/03-sisetu/004-unit_care/02-report.htm

[6] 所道彦（2008）·イギリスのコミュニティケア政策と高齢者住宅·东京：人口问题研究所出版。

[7] 长寿科学振兴财团（2014）·パーソン・センタード・ケア认知症をもつ人を一人の"人"として尊重する·取自 http://www.tyojyu.or.jp/hp/page000003900/hpg000003833.htm

[8] 国土交通省（2013）·认知症高齢者グループホームに系るフォローアップ调查の状况について·取自 http://www.mlit.go.jp/report/press/house05_hh_000403.html

[9] 马笼久美子（2010）·认知症のスピリチュアルケア—こころのワークブック·东京：新兴医学。

[10] 新井光吉（2013）·アメリカの介护者支持 —PACE による地域包括ケア拡大の可能性·东京：人口问题研究所出版。

[11] 读売新闻 YomiDr.（2013，8 月 4 日）·初期に筑く"信頼関系"重要·取自 http://www.yomidr.yomiuri.co.jp/page.jsp?id=82011

第六章

老年痴呆症的
非药物治疗

学习目标

1. 能说出处理老年痴呆症患者精神行为症状的常见非药物治疗活动。
2. 能说出常见非药物治疗活动的功效及影响。
3. 能说出常见非药物治疗活动的实施原则。
4. 能评估及依照老年痴呆症患者的症状及喜好，提供合适的非药物治疗活动。

引 言

老年痴呆症患者常合并有精神行为症状，症状严重时会影响其人际关系与工作能力，进而逐渐丧失日常生活能力及自我照护能力，因此常造成照护上的困扰，对照护人员、家庭或护理人员是非常大的压力及负担。老年痴呆症的精神及行为问题处理可分为药物及非药物治疗，药物治疗常使用精神科药物，但这些药物有严重的不良反应，甚至导致老年痴呆症患者更严重的行为问题、跌倒或提早入住长期机构。国内外学者提醒要谨慎使用精神科药物，建议除非精神行为问题非常严重，否则应以非药物治疗为第一线治疗方案处理其精神行为症状。

本章节介绍一些常用于老年痴呆症患者的非药物辅助疗法，包含音乐治疗、芳香治疗、怀旧治疗、多感官环境治疗、动物辅助治疗、机器宠物辅助治疗、光线治疗等。

第一节 音乐治疗

一、定义及影响

音乐治疗（music therapy）是指有系统运用音乐以促进正向的行为性、心理性及生理性健康，也称为"音乐疗法"或"音乐辅疗"。文献中也常见到音乐介入措施（music intervention）或音乐活动（musical activity）等术语，音乐可引发聆听者生理及心理上的反应，进而促进生理或心理的健康。聆听合适的音乐能引发愉悦及放松的情绪，有文献指出聆听愉悦或偏好的音乐可引发愉悦感，这可能与音乐可活化脑部边缘系统、促进神经冲动传导及调节视丘有关。

二、治疗方式及原则

音乐治疗的类型包括音乐聆听、歌唱、乐器演奏、欣赏乐器演奏、音乐性游戏、音乐律动、团体音乐性活动或音乐伴随其他感官刺激的活动等。音乐治疗的方式可分为团体性及个体性的。

团体性音乐治疗

团体性音乐治疗可通过团体乐器演奏、音乐律动或音乐配合游戏的方式进行，其主要的优点可增加老年痴呆症患者的社交互动，提高表达能力及肢体活动能力，尤其适合照护人力资源缺乏的情况。团体性音乐活动宜采取小型团体，所选用的音乐最好是老年痴呆症患者所熟悉的歌曲或音乐，活动的设计要考虑能力及身体功能的限制，若配合身体律动则要求动作缓慢，以大关节简单的动作为主，同一动作反复多次，避免快速变换动作（图6-1）；也可配合小型打击乐器，如铃鼓、手摇铃、木鸟、响板、沙铃等来进行团体乐器演奏。研究指出，团体音乐治疗配合老歌，并使用打击乐器可降低长期照护机构老年痴呆症患者的焦虑及躁动行为。另外，可运用律音钟，让老年痴呆症患者每人负责一个音阶，由带领者指挥，指导老年痴呆症患者演奏简单的歌曲。老年痴呆症患者因难以集中注意力，因此音乐治疗活动的时间最好控制在30分钟以内，以免引起其烦躁感或无法配合活动进行。

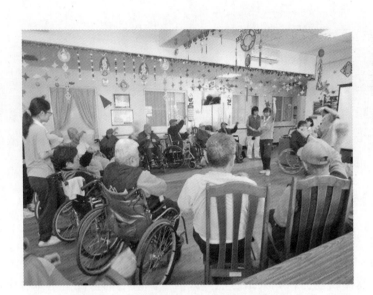

图6-1　配合身体律动的团体性音乐治疗

个体性音乐治疗

　　个体性音乐治疗多以聆听音乐的方式进行。治疗前需先评估老年痴呆症患者的听力、情绪、行为、身体状况及音乐偏好。若为达放松的效果，建议选择缓和、节奏中慢板的音乐。聆听熟悉及喜欢的音乐（图6-2），可促进老年痴呆症患者的认知及记忆，进而引发过去美好的回忆及正向的感觉，可降低其焦虑感及减少躁动行为。

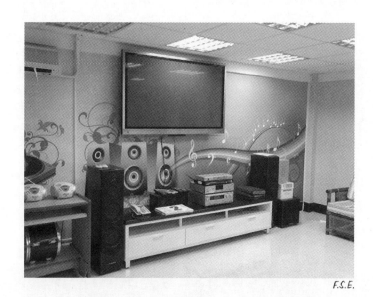

F.S.E.

图6-2　影音设备让老年痴呆症患者可以聆听音乐或唱卡拉OK

第二节　芳香治疗

一、定义及影响

芳香疗法（aroma therapy）是指使用植物性精油治疗，改善生理及情绪的健康状态。精油主要是由植物或草药提炼萃取所得，可通过吸入、涂抹、按摩、口服等方法，促进身体健康及心灵的平衡。精油是包含在植物中的脂溶性的，具有芳香性、高挥发性的高浓度物质，利用"纯化"的方法从植物的根、茎、叶、种子或花朵中萃取出来，即通常所说的单方精油（图6-3）。

芳香疗法的机制是精油的气味分子通过鼻腔黏膜刺激嗅觉，作用于大脑边缘系统的视丘，影响自主神经及内分泌系统促进内啡肽（endorphine）的分泌，而增进对身心的正向调节效果。芳香疗法常用于改善癌症患者的症状（如慢性疼痛、焦虑、抑郁、失眠、压力、皮肤）及提高生活质量等方面。芳香疗法（如熏香、泡澡、精油按摩）对身体和情绪、心灵有独特的功效，可获得疗愈效果。

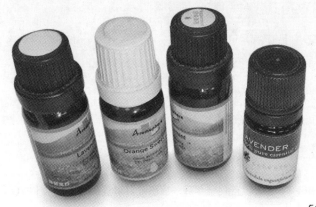

图6-3 精油

芳香疗法近年也运用于老年痴呆症患者，但研究文献偏少。研究发现，芳香疗法可通过精油促进神经传导物质来抑制乙酰胆碱酯酶（acetylcholinesterase）的分泌而增加乙酰胆碱（acetylcholine），进而推迟神经及认知功能的退化。芳香疗法多用于缓和情绪，降低老年痴呆症患者的精神行为症状，研究结果显示，芳香疗法结合按摩对老年痴呆症患者有镇静效果，进而降低其躁动行为。改善认知功能的精油多来自鼠尾草（sage）、柠檬香蜂（lemon balm）和迷迭香（rosemary）等，像鼠尾草精油有抗氧化、抗炎、抑制胆碱酯酶（cholinesterase）等效果，对老年痴呆症患者有缓和及镇静的效果。

然而，目前芳香疗法对老年痴呆症患者的作用仍证据不足，有相关研究发现芳香疗法并不能显著改善老年痴呆症患者的精神行为症状及生活质量，在临床推行时仍需采审慎的态度；但也有研究指出老年痴呆症患者使用精油并没有发生不良反应，故仍可视情况及老年痴呆症患者的需求给予芳香疗法。

二、治疗方式及原则

针对老年痴呆症患者进行芳香治疗，可配合轻按摩，每周2~3次，每次10~15分钟，运用适用于皮肤的精油按摩手部及脚部。另外，可将按摩精油涂抹在老年痴呆症患者的胸口，以达熏香的效果；也可使用熏香水氧机、熏香机（图6-4）、扩香器，配合熏香的精油，达到调节室内气味及缓和情绪的功能。

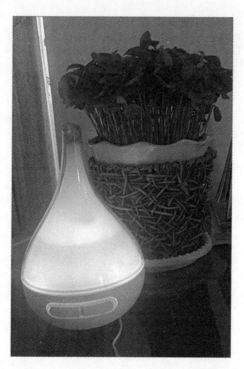

图6-4 熏香水氧机具有调节室内气味及缓和情绪的功能

可依老年痴呆症患者的需求选择精油，如熏衣草油可缓和情绪、迷迭香可缓解肌肉紧张及僵硬、佛手柑或柑桔类精油有提振精神效果。若运用按摩手法，则精油及按摩勿施予在受损皮肤处。老人皮肤也较薄弱，故涂抹精油或进行按摩时，用力必须轻柔；使用精油前可询问能回答的老年痴呆症患者对精油气味的喜好度，若是不喜欢的精油气味，不要勉强使用。依精油的纯度，其价位会有所不同，纯度越高，价格越高，但切勿使用来路不明的精油，使用时也要确认使用的方法，以免给老年痴呆症患者造成不必要的伤害。

第三节　怀旧治疗

一、定义及影响

怀旧治疗（reminiscence therapy）是通过对过去事物及经验的回忆来达到缓解病情的一种方式，常以生命回顾（life review）的方式来进行，即协助患者了解其成长过程及生命的意义，肯定自我付出的努力，可提升内在力量及自我价值感；也是一种叙事治疗，且被视为一项具有独特功能的护理方式，通过鼓励患者回忆过去，挖掘生命中被深埋的记忆，帮助病人重建自尊自信，帮助他们肯定自己，更充实、更有意义地度过人生最后的时光。

老年痴呆症患者可通过怀旧的过程，回想与分享个人生命历程。这种对生命回顾的治疗方式可鼓励老年痴呆症患者回忆，并分享过去重要的且有意义的事情及经验，进而减轻抑郁情绪。怀旧可增进对自我的了解，增加自尊及自我认同感，在怀旧治疗中分享及表达个人经验，也可促进患者的人际沟通和人际互动。

二、治疗方式及原则

怀旧治疗的方式可分为团体性或个体性的。

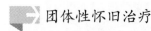 **团体性怀旧治疗**

团体性怀旧治疗以小组方式进行，选择对老年痴呆症患者不具有威胁性的主题，每次主题讨论时间可视老年痴呆症患者的身体及精神状况调整，每次30～60分钟，切勿过长。团体性怀旧治疗可使用圆桌或围坐成圆圈，使参与的老年痴呆症患者可以看到对方，可与他人互动，通过他人生活经验的分享，使老年痴呆症患者能回忆起他们的过去，与其他参与者分享回忆并倾听他人的生活经验，刺激老年痴呆症患者进行更深入的回想，获得被认同感及归属感。另外，带领者需熟悉团体治疗的技巧，设计安排活动时应该灵活并富有创意，让每位老年痴呆症患者都有机会参与活动并分享。

个体性怀旧治疗

个体性怀旧治疗则采用一对一面谈的方式，时间可视老年痴呆症患者的精神状况调整，约20～30分钟。此方式让老年痴呆症患者有充分的表达机会，重新评估自己的价值观及重享过去的荣耀与愉快。护理人员可以针对老年痴呆症患者的生活背景及经验，利用一些旧物或旧时情境引导其回顾过去的生活及记忆，如老相片、食物、纪念性物品、老歌及音乐、老电影、老家具、民俗活动、报刊杂志等（图6-5）。

进行怀旧治疗时护理人员需运用的技巧包括关怀性倾听、接受的态度、正向的响应、使用开放式的问题及经验分享等。在治疗过程中，护理人员应注意老年痴呆症患者是否面临情绪压力；不随意中断话题、耐心倾听；依能力制定可达成的治疗目标；提供的信息要清晰，必要时可重复或适时追加问题以引发讨论，引导老年痴呆症患者做更广泛且深入的回想；尊重老年痴呆症患者的价值观，接受其见解，重视其自主权，把焦点应放在老年痴呆症患者及其对事件的感受上，而非事件本身；不要强迫老年痴呆症患者回想会造成压力的事件及引起不舒服的情境；不要试图说服或改变；支持与肯定老年痴呆症患者现有的能力等。

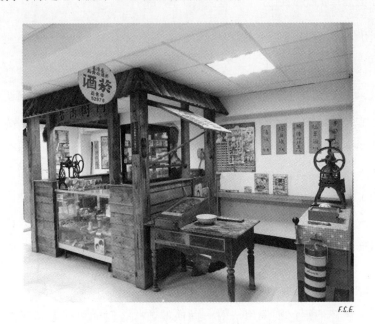

图6-5　重现当年生活场景，引导老年痴呆症患者回想及发言

第四节　多感官环境治疗

一、定义及影响

多感官环境治疗（multi-sensory environment或称snoezelen environment）主要是利用声音、灯光、熏香等刺激增加患者的各种感官知觉，如视觉、听觉、嗅觉、味觉、触觉等（图6-6），以激发感官刺激及学习动机。老年痴呆症患者因学习能力退化、认知功能障碍或缺乏适当的感官刺激，容易表现出淡漠或负面的精神及行为症状，而多感官环境治疗可增加感官刺激，达到放松、促进社交人际互动及减少精神行为症状等

的目的。

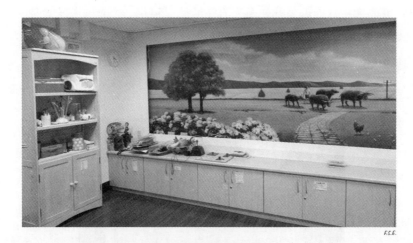

图6-6　多感官环境治疗

国外许多机构已将多感官环境治疗融入其照护活动中，相关研究结果也显示多感官环境治疗对老年痴呆症患者有正向的效果。研究发现，长期照护机构中的重度老年痴呆症患者接受18周多感官环境治疗后，其精神行为症状、抑郁情绪、认知功能、语言表达及社会互动有显著改善。有研究对赡养机构中的老年痴呆症患者进行每周2次，为期12周，共24次团体形式的多感官环境治疗活动，每次50分钟，活动包含各种视觉、听觉、嗅觉、味觉、触觉等多感官刺激项目，如海底世界、动物世界、花花世界、声音世界、敲敲打打、幻彩世界、蔬菜园地、水果园地、按摩放松、各式球类玩球、袋中宝等，结果显示以上活动皆有助于改善老年痴呆症患者的行为与情绪症状。

二、治疗方式及原则

建议在长期照护机构设置多感官环境治疗室，利用柔和的灯光配合着缓和轻松的音乐、芳香疗法、触摸不同质感的物体等多感官刺激活动（图

6-7），来促进愉悦的感官体验及放松的气氛，进而达到放松及调节情绪及睡眠等效果。另外也可配合园艺治疗活动、种花、声光刺激及多种芳香疗法，增加不同触觉、视觉及嗅觉等刺激，以增强多感官刺激的效果。在治疗前，建议评估及考虑老年痴呆症患者的喜好及习惯，规划合适的多感官刺激活动。

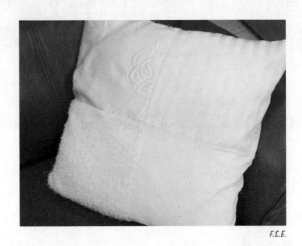

图6-7　设计四种不同纹路与触感，通过触摸引起多感官刺激

第五节　动物辅助治疗

一、定义及影响

动物辅助治疗（animal-assisted therapy）以受过训练的动物做为媒介，通过人与动物彼此的互动及情感交流，来改善患者的生理健康、情绪障碍、认知及社交问题，通过抚摸动物、动物陪伴、与动物游戏等方式来协助患者获得生理、心理、灵性与社会等层面的安适感。另外，用于辅助治疗的动物需考虑动物的成熟度、可控制度、可预测度、合适度，还有与饲主的信赖度。

老年痴呆症患者可通过动物的陪伴，与动物互动及抚摸，可降低其孤寂感及抑郁程度。有文献指出接受动物辅助治疗可改善老年痴呆症患者社交行为；另一研究发现在日落时间进行30分钟的动物辅助治疗，有助于提升老年痴呆症患者在肢体触碰、倚靠动作、微笑、眼睛注视频率等社交行为的表现（图6-8），也可降低老年痴呆症患者问题行为的发生。

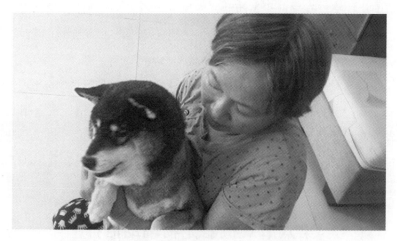

图6-8 借助抚摸动物，增加老年痴呆症患者社交行为

二、治疗方式及原则

进行动物辅助治疗前，应先评估老年痴呆症患者过去对动物的好恶及饲养动物的经验。有些老年痴呆症患者过去有饲养过狗，则可安排定时外出遛狗散步，可通过动物的陪伴、与动物互动及抚摸动物，使其心情愉悦。老年痴呆症患者也可在喂养动物的过程中产生责任感及获得成就感；有些患者则会与动物对话，使表达沟通能力得到锻炼。

进行动物辅助治疗时，需慎选符合条件的动物，最常用的是狗；同时需注意老年痴呆症患者与动物互动时的安全；治疗前动物必须清洗干净，完成疫苗注射及除虫，也需及时清理动物的大小便以维护环境卫生。

目前有"狗医生协会"这样的组织，让经过专门训练的狗"医生"们定期到医疗院所、老人长期照护机构、特殊教育中心进行义务的探访活动。此协会提供的服务内容分为陪伴活动及康复治疗。陪伴活动中服务对象可获得与动物互动的乐趣，并增加患者被探视的机会、感受到更多的关怀；康复治疗内容则配合康复师的疗程设计，帮助进行病人康复，如利用丢球、梳毛、抚摸、牵狗散步等活动，增加患者局部或全身肢体活动度，或以狗为话题与患者进行对话，此活动由饲主担任动物助手的工作，随时注意活动中狗的状况，与患者闲话家常，引导他们和狗互动等。

但目前对动物的保护及训练仍存在一些问题，大众对动物进入医疗院所的安全与卫生仍有疑虑，担心传染病、公共卫生的问题，或者担心动物可能发起攻击行为，加上训练动物"医生"的花费很大，因此在长期照护机构中饲养动物，以动物"医生"进行辅助治疗仍不是很普遍，推行动物辅助治疗需要科学完善的规划。

第六节　机器宠物辅助治疗

一、定义及影响

机器宠物辅助治疗（robot-assisted therapy）是由动物辅助治疗而发展而来的（动物辅助治疗请见前一节内容）。然而，考虑真正的动物可能带来的安全及卫生问题，机器宠物辅助治疗为运用动物辅助治疗老年痴呆症患者提供了一种新的选择。

近几年国外研发出各种机器宠物来进行机器宠物辅助治疗，如机器猫、机器狗、机器海豹等。这些机器宠物会发出动物声音或动作与人互动；有些则有附毛，触感类似真实动物。机器宠物可避免动物传染疾病的问题，也可避免从家里携带宠物的麻烦，故比较安全、卫生及方便。机器宠物不仅可供娱乐，也提供协助、陪伴、治疗、互动、刺激等功能及服务。

日本研发的机器海豹,身上布满一百多个感知影像、声音、触摸和姿势的传感器,可与人互动。此机器海豹有人工的短毛,会随着与之互动的人的声音及抚触而摆动肢体、张闭眼或发出声音,也会记得主人的声音而有不同肢体反应。研究发现,机器海豹可降低老年痴呆症患者抑郁情绪及躁动行为,也可增加老年痴呆症患者的沟通与社交行为,当他们处于压力事件中时,可引发正向情绪,并可取代真实的动物成为老年痴呆症患者的陪伴者及促进其心理健康。

二、治疗方式及原则

可采取团体方式进行治疗活动,每次30～40分钟,可依老年痴呆症患者精神及注意力状况而调整。过程中经过训练的护理人员或照护者担任引导者的角色,以话语引导老年痴呆症患者轮流与机器宠物说话、抚摸及互动。以机器海豹为例,机器海豹对声音和身体接触有反应,能发出小海豹的叫声、张开与闭眼反应、身体与头尾的移动(图6-9)。每次团体活动时,引导者先介绍机器海豹,老年痴呆症患者自我介绍且相互问候,然后轮流通过话语、接触与抚摸与机器海豹互动。引导者在过程中提供暗示与问题,借此鼓励老年痴呆症患者与机器海豹互动。每次活动结束时,老年痴呆症患者可轮流与机器海豹互道再见,并用湿纸巾协助清洁机器海豹。对于无法表达的老年痴呆症患者,引导者可让其抚摸机器海豹,利用机器海豹的肢体动作或叫声响应吸引老年痴呆症患者的注意力及让其感到快乐。

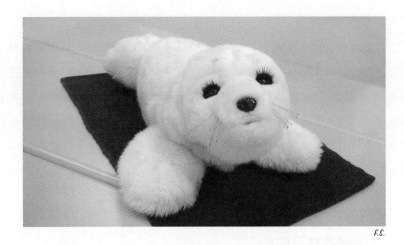

图6-9 机器海豹

团体活动的方式常需限制每位老年痴呆症患者接触机器宠物的时间，建议依人数规划合适机器宠物的数量，或将活动方式改为个体性的，以增加老年痴呆症患者与机器宠物的互动时间。团体活动过程中可加入一些主题引导，增加老年痴呆症患者与机器宠物互动交流。但目前机器宠物或机器海豹价格较高，故较不普遍，期望未来厂商能研发类似且价格实惠的机器宠物，从而可以大范围推广应用。

第七节　光线治疗

一、定义及影响

光线治疗（light therapy）为一种非药物疗法，即运用人工照光刺激大脑分泌相关荷尔蒙及调整昼夜节律。光线治疗在国外较为普遍，常被运用于治疗抑郁症、季节性情绪疾病患者情绪问题或老年痴呆症患者。

光线治疗方式通常上是让患者坐在光线仪前面约1～2小时。此光线仪运用特殊波长、强度和光谱约2500～10 000勒克斯（lux）的光线，让屋内光线类似户外光线，借助人体眼部接收光线，调整脑部松果体分泌褪黑激素的时间，进而调整昼夜节律的生理时钟，达到昼夜节律的平衡。由于昼夜节律快速地运行，松果体若太早释放褪黑激素（melatonin），患者在傍晚时就感到疲倦，生物钟无法维持完整的睡眠周期，导致失眠。光线治疗可以调节夜生理节律，使身体与一天24小时同步化，常用于协助解决老年痴呆症患者的失眠、睡眠中断及夜晚游走等问题，并显著改善老年痴呆症患者的认知功能，能减少其不安的行为及躁动行为的发生。Fetveit及Bjorvatn（2005）研究发现，早上接受2小时6000～8000lux光线治疗2周，可以减少老年痴呆症患者白天睡眠的情形；每周一至周五上午接受1小时至少2500lux光线治疗，持续10周可以改善昼夜生理节律。

二、治疗方式及原则

目前光线治疗多使用光疗机或光线仪，可分为团体型及个体型。文献中对光线治疗的时间及强度有不同的说法，大多使用2500～10 000lux光线强度的光线仪。让老年痴呆症患者每天早上起床后坐在光线仪前方，照射光线约0.5～2小时，治疗时需指导老年痴呆症患者使其保持眼睛睁开。由于有些人直视光线仪过久可能会有眩晕的感觉，故需告诉他/她无须直视光线仪。有文献指出老年痴呆症患者接受光线治疗并不会有明显的不良反应，有些患者会抱怨在照光开始的4～5分钟时有轻微的眼睛不适应情形，但无其他不良反应。

团体型光线治疗

团体型适用在长期照护机构及医疗院所使用。使用大型光线仪照光，老年痴呆症患者围坐在光线仪周围，建议的治疗理想距离为28吋（约70cm）。考虑老年痴呆症患者注意力不容易集中，建议照光时间为0.5～1小时。

个体型光线治疗

个体型光线仪可放置在桌上，光照患者的侧面，建议的治疗距离为20～30吋（50～76cm），时间0.5～1小时。

此外，可考虑利用光线仪增加白天接受光照的机会。居家患者适合使用个体型的光线仪；长期照护机构因经费考虑，多使用团体型的光线仪（图6-10），但团体进行光线治疗会因光疗仪摆放位置及参与的人数影响每人照光的剂量，而且光线仪用于老年痴呆症患者照护有一些限制。目前所使用的光线仪多数光谱光源为10 000lux，许多机型无法调整光谱光源，而光线治疗时又要求眼睛睁开，直视光线仪过久则会造成不适或晕眩。研究建议，若使用全光谱（10 000lux），则照光时间可调整为每天早上30分钟；若使用较低光谱，则照光时间建议应延长1～2小时，但皆需考虑老年痴呆症患者因体力及认知功能衰退，常无法静坐于光线仪前太久，因此低光谱的光线仪不太适合老年痴呆症患者使用。另外，多数的光线仪无法调整强度光谱及色温，因此无法针对不同情绪及睡眠问题的老年痴呆症患者进行个体化的照光处方。

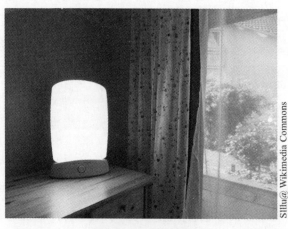

SIllu@ Wikimedia Commons

图6-10　团体型光线仪

　　由于多数居家环境或长期照护机构中的生活起居空间使用一般日光灯，极少针对老年痴呆症患者的需求设计或安装合适的照光设备，常常白天未能提供给老年痴呆症患者合适的照光强度，而导致照光不足，影响其昼夜节律，进而影响其情绪及睡眠，或使问题更加严重。因此，建议专家学者针对居家或长期照护机构生活起居的环境空间设计合适的照光设备，夜间也可配合使用舒眠灯来促进放松及睡眠（图6-11）。

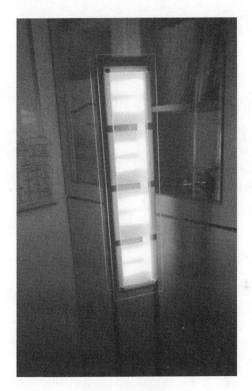

图6-11　舒眠灯

结语

　　老年痴呆症患者的精神行为症状是最常困扰照护人员及家属的问题，临床上虽有数种药物可使用，但仍有反应不佳及可能出现的不良反应。因此，

无不良反应且具治疗效果的非药物治疗方式，在处理老年痴呆症的精神行为
症状方面有重要作用。进行非药物治疗时，应根据老年痴呆症患者的喜好及
需求规划合适的非药物治疗活动，这样除了可改善老年痴呆症患者的精神行
为症状，也可强化老年痴呆症患者尚存的功能及推迟其功能退化的速度，促
进某些认知功能，可改善老年痴呆症患者的生活质量，进而减轻照护者的照
护压力。

复习与反思

一、问答题

1.如果老年痴呆症患者有睡眠问题，应提供哪些非药物治疗方法？

【参考本章第二、七节】

2.对老年痴呆症患者进行团体音乐治疗时，应该注意哪些事项？

【参考本章第一节】

3.怀旧治疗对老年痴呆症患者有哪些功效？

【参考本章第三节】

二、思考题

试讨论动物辅助治疗及机器宠物辅助治疗对老年痴呆症患者有哪些功
效及注意事项。

参考文献

[1]王雅谊、邱震寰、陈映烨、李恭贤、孙慧芳（2011）·多感官环境治疗介入对失智
患者行为精神症状改善之成效探讨·护理杂志，58（1），48~58。

[2]台湾狗医生（2015）·狗医生服务介绍·取自http://www.doctordog.org.tw/
main3/main.asp

[3] 李翠玲（2008）·多重障碍者之多感官环境建置与课程设计·特教通讯，40，11–15。

[4] 李欢芳（2003）·老人自尊与怀旧疗法·护理杂志，50（4），98–102。

[5] 林丽婵、高洁纯（2002）·运用怀旧治疗于失智老人照护·护理杂志，49（3），83–87。

[6] 吴盈慧、黄惠玑（2014）·运用『生命回顾』协助一位肝硬化末期小区老人面对死亡之护理经验·马偕护理杂志，8（1），85–94。

[7] 吴秋燕、陈晓容、赵淑员、刘杏元（2003）·怀旧治疗与老人照护之应用·长期照护杂志，8（2），213–222。

[8] 胡慧芳、王祯惠、张淑敏、洪秀菁、赖至妍、宋惠娟（2014）·机器宠物辅助治疗对失智老人抑郁与躁动行为影响之初探·荣总护理，31（4），349–358。

[9] 胡慧芳、宋惠娟（2012）·运用机器宠物治疗于一位机构失智长者精神行为症状之护理经验·长期照护杂志，16（1），91–102。

[10] 卓芷聿（2010）·临床芳疗在癌症病患身心灵照护的辅助角色·肿瘤护理杂志，10（2），9–22。

[11] 叶明理（2009）·动物辅助治疗·于胡月娟总校阅，全人照护理论与辅助疗法之应用（338–366页）·台北市：汇华。

[12] 曾月霞（2005）·芳香疗法于护理的运用·护理杂志，52（4），11–15。

[13] 许智杰、谢政廷（2009）·宠物治疗的基本概念·咨商与辅导，278，2–6。

[14] 谢美芬、颜兆熊（2008）·老年痴呆症患者之精神行为症状的处置·基层医学，23（7），203–207。

[15] 宋惠娟、Chang, A. M., & Abbey, J.（2006）·音乐治疗在老年痴呆症老人躁动行为处置的运用·护理杂志，53（5），58–62。

[16] 释慧哲、释宗谆、陈庆余、释法成、释满祥、周淑美、释惠敏（2005）·生命回顾之临床说法·安宁疗护杂志，10（2），345–357。

[17] Ames, D., Ballard, C., & Cream, J. (2005). For debate：should novel antipsychotics ever be used to treat the behavioural and psychological symptoms of dementia (BPSD)?. International Psychogeriatrics, 17 3–29.

[18] Ancoli–Israel, S., Martin, J. L., Gebrman P, Shochat, T., Corey–Bloom, J., Marler, M., ... Levi, L. (2003). Effect of light on agitation in institutionalized patients with severe Alzheimer disease. American Journal of Geriatric Psychiatry, 11(2), 194–203.

[19] Arruda, M., Viana, H., Rainha, N., Neng, N. R., Rosa, J. S., Nogueira, J., ... Carmo, B. M. (2012). Antiacetylcholinesterase and antioxidant activity of essential oils from Hedychium gardnerianum Sheppard ex Ker–Gawl. Molecules, 17, 3082–3092.

[20]Bloom, H. G., Ahmed, I., Alessi, C. A., Ancoli-Israel, S., Buysse, D. J., Kryger, M. H., ... Zee, P. C. (2009). Evidence-based recommendations for the assessment and management of sleep disorders in older persons. Journal of the American Geriatrics Society, 57(5), 761-789.

[21]Bunt, L. (1994). Music therapy: An art beyond words. London: Routledge.

[22]Burns, A., Perry, E., Holmes, C., Francis, P., Morris, J., Howes, M., ... Ballard, C. (2011). A double-blind placebo-controlled randomized trial of Melissa officinalis oil and donepezil for the treatment of agitation in Alzheimer's disease. Dementia and Geriatric Cognitive Disorders, 31, 158-164.

[23]Churchill, M., Safaoui, J., McCabe, B. W., & Baun, M. M. (1999). Using a therapy dog to alleviate the agitation and desocialization of people with Alzheimer's disease. Journal of Psychosocial Nursing, 37, 16-22.

[24]Clair, A. A. (1996). Therapeutic uses of music with older adults.Baltimore, MD: Health Professions Press.

[25]Cox, H., Burns, I., & Savage, S. (2004). Multisensory environments for leisure. Journal of Gerontological Nursing, 30(2), 37-45.

[26]Dowling, G. A., Hubbard, E. M., Mastick, J., Luxenberg, J. S., Burr, R. L., & Someren, E. J. W. (2005). Effect of morning bright treatment for rest-activity disruption in institutionalized patients with severe Alzheimer disease. International Psychogeriatrics, 17(2), 221-236.

[27]Evans, D. (2002). The effectiveness of music as an intervention for hospital patients: A systematic review. Journal of Advanced Nursing, 37(1), 8-18.

[28]Fetveit, A., & Bjorvatn, B. (2005). Bright-light treatment reduces actigraphic-measured daytime sleep in nursing home patients with dementia. American Journal of Geriatric Psychiatry, 13(5), 420-423.

[29]Forrester, L. T., Maayan, N., Orrell, M., Spector, A. E., Buchan, L. D., Soares-Weiser, K. (2014). Aromatherapy for dementia. Cochrane Database of Systematic Reviews, 2. doi: 10.1002/14651858.CD003150.pub2.

[30]Gerdner, L. A. (2000). Effects of individualized versus classical "relaxation" music on the frequency of agitation in elderly persons with Alzheimer's disease and related disorders. International Psychogeriatrics, 12(1), 49-65.

[31]Huschilt, J., & Clune, L. (2012). The use of socially assistive robots for dementia care. Journal of Gerontological Nursing, 38(10), 15-19.

[32]Lieverse, R., Van Someren, E. J. W., Nielen, M. M. A., Uitdehaag, B. M. J., Smit, J. H., & Hoogendijk, W. J. G. (2011). Bright light treatment

in elderly patients with nonseasonal major depressive disorder: A randomized placebo-controlled trial. Archive of General Psychiatry, 68, 61-70.

[33]Lin, P. W. K., Chan, W. C., Ng, B. F. L., Lam, L. C. W. (2007). Efficacy of aromatherapy (Lavandula angustifolia) as an intervention for agitated behaviours in Chinese older persons with dementia: A cross-over randomized trial. International Journal of Geriatric Psychiatry, 22(5), 405-410.

[34]Marti, P., Bacigalupo, M., Giusti, L., Mennecozzi, C., & Shibata, T. (2006, February). Socially assistive robotics in the treatment of behavioural and psychological symptoms of dementia. The First IEEE/RAS-EMBS International Conference on Biomedical Robotics and Biomechatronics, Pisa, Italy.

[35]Menon, V., & Levitin, D. J. (2005). The rewards of music listening: Response and physiological connectivity of the mesolimbic system. NeuroImage, 28(1), 175-184.

[36]Motomura, N., Yagi, T., & Ohyama, H. (2004). Animal assisted therapy for people with dementia. Psychogeriatrics, 4, 40-42.

[37]Plaud, J., Moberg, M., & Ferraro, F. (1998). A review of Alzheimer's and dementia: Applied behavioural assessment and treatment approaches. Journal of Clinical Geropsychology, 4(4), 269-300.

[38]Shibata, T., & Wada, K. (2011). Robot therapy: A new approach for mental healthcare of the elderly— a mini review. Gerontology, 57(4), 378-386.

[39]Skjerve, A., Bjorvatn, B., & Holsten, F. (2004). Light therapy for behavioural amd psychological symptoms of dementia. International Journal of Geriatric Psychiatry, 19, 516-522.

[40]Stinson, C. K., & Kirk, E. (2006). Structured reminiscence: An intervention to decrease depression and increase self-transcendence in older women. Journal of Clinical Nursing, 15(2), 208-218.

[41]Sung, H., Chang, A. M., & Abbey, J. (2006). The effects of preferred music on agitation of older people with dementia in Taiwan. International Journal of Geriatric Psychiatry, 21(10), 999-1000.

[42]Sung, H., Chang, A. M., & Lee, W. L. (2010). A preferred music listening intervention to reduce anxiety in older adults with dementia in nursing homes. Journal of Clinical Nursing, 19(7-8), 1056-1064.

[43]Sung, H. C., Lee, W. L., Li, T. L., & Watson, R. (2012). A group

music intervention using percussion instruments with familiar music to reduce anxiety and agitation of institutionalised older adults with dementia. International Journal of Geriatric Psychiatry, 27(6), 621−627.

[14]Van Weert, J. C. M., Van Dulmen, A. M., Spreeuwenberg, P. M. M., Ribbe, M. W., & Bensing, J. M. (2005). Behavioral and mood effects of snoezelen integrated into 24−hour dementia care. Journal of American Geriatric Society, 53(1), 24−33.

图片来源

图 6−11

Source：http：//commons.wikimedia.org/wiki/File：Light_therapy_lamp_and_ sunlight.jpg

第七章

老年痴呆症的
生活促进

学习目标

1. 可以了解生活促进的概念。
2. 可以了解生活促进的方法。
3. 可以将生活促进的概念用于健康宣教及实
   际照护服务中。

前 言

○　　　本章延续第六章非药物治疗的概念，进一步由职能治疗
○　（occupational therapy）的哲理概念，更深入探讨除了药物治疗
○　（intervention）之外，以非药物治疗的概念与做法，再加上实际案
○　例分享，分析如何通过各种方式（活动安排、环境改造及辅具应用
○　等）促进老年痴呆症患者的生活参与及功能表现，两者加总亦即为
○　生活促进的概念！
○

第一节　换个角度理解老年痴呆症患者及其照护者

只有先理解老年痴呆症，才能"对症下药"，非药物治疗也是一样。
以下就带领读者从不同角度去理解老年痴呆症的现实情况吧！

老年痴呆症V.S.老人痴呆

也许许多人觉得奇怪，为何最近老年痴呆症患者突然变多了？其实，
过去因为大众对老年痴呆症不了解，以及诊断技术的限制，往往病症已经
严重到影响生活或已有许多精神行为症状出现，老人才被发现或送医。因
此，过去常被统称为"老人痴呆症"。因社会大众对老年痴呆症的不了
解，许多老年痴呆症患者在轻度或中度时没有被发现或被正确诊断出来，
也因此对老年痴呆症的印象较为负面，反而造成污名化的现象。

老年痴呆症V.S. 需要被照护

延续上一段所述，目前对于老年痴呆症的诊断及各种相关管道的倡
导，让许多老年痴呆症患者可以被早期发现和确诊，即早期诊断、早期治

疗，令人感到欣慰。不过，临床研究发现，由于对老年痴呆症不理解，另一种情形也常发生。有些患者本来尚未被诊断罹患老年痴呆症时（尤其是轻度），生活尚可自理，也过着还算正常的生活（患者往往仍可找到借口解释或代偿），一旦本人或家属知道罹患老年痴呆症后，反而生活中许多原本进行的活动却突然都无法继续了，例如：出门怕走失、进厨房怕危险、上厕所怕跌倒或怕弄丢物品干脆代为保管等，有可能是患者本人的担心，也有可能是照护者的过度关心，反而造成老年痴呆症患者的"过度失能"！难道一旦发现患有老年痴呆症就表示无法生活自理？或表示进入到需要被重点照顾的阶段？这是值得我们转换角度思考的问题！

"适当"的照护才不会"过度失能"

其实，在完全独立与完全依赖中间，可以想象有一条直线，每个点或位置代表每个老年痴呆症患者处于不同的功能程度，在这条直线的两个极端的中间有许多代表不同程度的位置（图7-1），并非每个人只有完全独立与完全依赖两种表现，这也是本章所讨论的生活促进可以努力的空间。

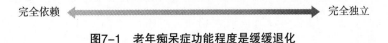

完全依赖 ←——————————————→ 完全独立

图7-1 老年痴呆症功能程度是缓缓退化

综上所述，当我们没有给予适当（过多或过少）的协助时，反而会让老年痴呆症患者无法发挥尚存的功能，其功能表现将会低于实际能发挥的最大能力，使患者从目前功能状态往完全依赖照护的方向发展，也就是所谓"过度失能（excess disability）"的概念。

换个角度看老年痴呆症患者

1.认知退化并非痴呆：认知退化是大脑生病了，并非是故意找麻烦或什么事都无法做了。

2.老年痴呆症患者还有许多"能"：除了看到他们的问题行为之外，试着去看看他们还有许多功能是可以发挥的，也可以从生命故事中去寻找线索（详细内容可参考第三节）。

3.老年痴呆症患者不是小孩：许多人认为对待老年痴呆症患者就像对待小孩就好。但需注意的是，他们毕竟不是小孩子，还是需以对待成人的态度来进行照护与引导，才会让他们觉得被尊重、有成就感。

总而言之，在进行生活促进之前，首先需换个角度看老年痴呆症患者，不要忽略老年痴呆症这个疾病造成的问题，但也不要觉得老年痴呆症患者什么都不能，而视照护为理所当然。对老年痴呆症患者给予适当的协助与支持，他们仍然可以发挥最大功能，过着很好的生活。

第二节　何谓生活促进

延伸上一节的概念，当我们从不同角度去看待老年痴呆症及照护这件事之后，会发现他们还可以参与很多活动，只是需要不同程度的协助或支持而已，这才是生活促进的概念。下面深入探讨何谓生活促进。

生活参与也是康复的过程

康复的最终目的就是让患者能以各种可能方式继续他想过的生活、做他想做的事情，只有参与生活，才有机会达到这一目的。这里所说的事情，就是在治疗上我们常说的活动，因此，老年痴呆症患者能回去参与生活中的各种活动，也是康复过程中重要的一环。

◤ 能力与功能的区分及相辅相成

能力与功能平时可能代表相同意思，但这里需将其分开来阐述。"能力（ability）"是指我们做一件事情的技能，而"功能（function）"是指做那件事本身的表现（performance）。举例来说，要完成拿水来喝这件事或这个表现时，需要我们有能力运用神经、肌肉来完成。当我们受伤时，能力受损就构成了完成这件事情的障碍（disability）。此时，如果能通过治疗介入恢复肌肉或骨骼的动作，便可恢复喝水的能力。但是从表现角度来看，喝水并非只有一个方式，例如换一只手喝、运用辅具喝或请别人帮忙拿等，一样可以完成这个功能。套用到老年痴呆症来看，恢复受损的认知能力是其中一个方法，例如药物治疗、认知训练或其他能力训练的介入都是，但是因为能力的恢复有限，就需考虑"功能"，即以通过各种方式来实现某一功能，具体方法将在下一节中更详细叙述。

总体来说，生活促进就是于照护上运用以上两种"能（即能力和功能）"的恢复，让老年痴呆症患者通过生活参与，达到最大的功能促进。我们照护的目标不必要强求完全恢复能力，而是老年痴呆症患者能在他现有的"能"与满足下安适地参与生活活动，这也是生活促进的终极目标。

第三节 生活促进的方法

针对老年痴呆症患者的生活促进，可大致分为两大部分，第一部分必须先发现老年痴呆症患者的"能"，第二部分是通过各种方式发挥老年痴呆症患者最大的"能"。

一、第一步 → 发现老年痴呆症患者的"能"

要针对老年痴呆症患者给予生活促进，首先是要先发现他们的"能"。在专业治疗过程中，就是通过各种评估了解老年痴呆症患者的失能程度，进而找到可以发挥的功能有哪些。而在照护人员或老年痴呆症患者本人，应该转换看待老年痴呆症的角度，看到老年痴呆症患者除了各种障碍、问题行为之外，还有许多"能"可以发挥，进而能提供各种信息给治疗人员，这也是进入治疗前必须完成的工作。

(一)评估项目

1.**认知能力评估** 了解老年痴呆症患者的认知功能，常使用简易精神状态量表（MMSE）做初步评估。当然也可以使用其他认知评估工具做进一步评估，了解各方面的认知功能。

2.**日常生活活动功能** 了解目前老年痴呆症患者的生活能力，包括日常生活能力（ADL）及工具性日常生活能力（IADL），常用巴氏量表或其他日常生活能力评估工具，以了解目前进行日常生活活动的方式及遇到的问题。

3.**生理功能评估** 了解目前老年痴呆症患者的生理状况，例如听觉、视觉、肢体、感觉及语言沟通能力等，以弄清老年痴呆症患者目前遇到的障碍及尚存的功能如何。

4.**社会心理功能** 包括老年痴呆症患者的价值观、个性、兴趣爱好、专长、过去职业及过去的人生故事等，才能更加了解老年痴呆症患者的社会心理功能。社会心理功能也是影响其功能表现的因素之一。

(二)常见老年痴呆症患者尚存且待发挥的功能

1.**熟悉的专长或技巧**（habitual skill/ procedural memory） 老年痴呆症患者的专长或技巧，不会因为老年痴呆症而消失，如织毛衣、处理家务等，只要给予机会及适当引导，仍可反射性地表现出来。

2.幽默感（humour） 幽默感常常是老年痴呆症患者还能发挥的功能之一，可以找机会让患者适时发挥出来。

3.情绪记忆／知觉（emotional memory/ emotional awareness） 许多人误以为老年痴呆症患者什么都不记得了。其实，就算他们经常搞错时间、地点，但事件带给他们的情绪感知记忆是存在的，他们只是需要更多的线索来提醒他们。举例来说，老年痴呆症患者也许忘了某件事情发生的确切时间、地点及过程细节，但仍记得进行过程中的感受，也因此进行过程中的引导，让他们有正向感受或成就感，能让他们对未来更有信心及愿意再次尝试的。

4.社交功能／技巧（sociability/ social skills） 过去的生活经历所养成的社交反应及技巧，不会随着老年痴呆症而完全消失，尤其许多过去很乐于社交的老年痴呆症患者，往往都还保留大部分的社交功能，也能在日常生活中找机会让其发挥。

5.感官偏好／知觉（sensory appreciation/ sensory awareness） 老年痴呆症患者过去的感官偏好及知觉是尚存的功能之一，可以创造机会让患者在生活中发挥这些功能。

6.动作功能（motor function） 许多老年痴呆症患者，尤其是轻度、中度老年痴呆时，肢体功能大多是健全的，因此仍然可以在生活中继续发挥这一功能。

7.音乐反应（musical responsiveness） 许多老年痴呆症患者对音乐仍有反应，所以音乐常被用来治疗老年痴呆症。

8.长期记忆（long-term memory） 老年痴呆症患者的短期记忆差，但长期记忆却很好，是老年痴呆症患者能发挥的"能"之一，可以运用怀旧的方式，发挥其长处。

9.其他 生活中老年痴呆患者可以参与的活动，请参考表7-1。

生命故事书

　　临床上除了通过标准化的评估之外，还有一个方法可以帮助老年痴呆症患者或照护人员找到患者"能"的蛛丝马迹，也可以弥补正式评估的不足。制作生命故事书通常需要家属的协助，先收集数据，了解老年痴呆症患者曾经经历过的所有事情，尤其是丰功伟业，包含曾参与过的事件、获得的奖项等，或者通过过去的照片、用品或收藏收集信息，甚至可以带着老年痴呆症患者一起制作故事书，成为有意义的活动安排之一。故事书可以是书面手册的呈现，也可以是电子化的方式。

表7-1　生活中老年痴呆症患者可以参与的活动

活动分类	项目		
家务活动	● 擦拭家具灰尘 ● 拿桌子 ● 擦亮银器 ● 吸地板	● 折毛巾、衣服 ● 烫衣服 ● 将袜子分类 ● 晾衣服	● 调配饮料 ● 准备早餐 ● 烤饼干或蛋糕 ● 制作面包
艺术活动	● 制作手工艺制品（如篮子、剪纸艺术）	● 从杂志或卡片剪下图片 ● 剪报拼贴	● 布置装饰品 ● 花艺活动 ● 绘画活动
户外活动	● 喂宠物（如狗或猫等） 　吃东西 ● 园艺盆栽活动	● 浇花、除草活动 ● 清扫树叶、人行道	● 户外活动 ● 散步
怀旧活动	● 生活回忆	● 听老歌	● 看老照片
个体活动	● 制作简单活动计划 ● 算术活动	● 简单拼图 ● 将图卡分类	● 将物品分类 ● 写信
社交活动	● 丢球、接球活动 ● 邀请儿童来拜访 ● 活动筋骨、跳舞	● 玩套环游戏 ● 阅读或读诗	● 拼字比赛 ● 唱歌

数据来源：Grealy，J.，Mcmullen，H.，Julia，G.（2009）·实用图解老年痴呆症照护指引（杨咏仁等译）·台北市：合记。

二、第二步→发挥最大的"能"

能发现老年痴呆症患者身上的"能",其实对大多数照护人员而言并不容易。因为如果没有长时间与老年痴呆症相处,以及没有经过一段时间的学习,大多数照护人员看到老年痴呆症患者往往是负向的"不能"居多,所以能发现"能"已经成功了一大半,下一步就是要把在老年痴呆患者身上发现的"能"进一步发挥出来。

(一)生活安排的概念

生活促进需要通过实际参与生活活动来完成,但并非单纯地让老年痴呆症患者回到原本的生活,也不是直接把生活中的活动交给老年痴呆症患者,因为受老年痴呆症的影响,患者还是会遇到许多问题的。因此,依老年痴呆症患者的功能保有程度及遇到问题给予不同程度的协助,即生活促进的方法。以下使用环境技能培养计划(environmental skill-building program,ESP)来介绍生活促进应用的不同方法,此为美国学者Mary经过许多研究及实践所提出的架构,大致上可以分为以下三个方面。

▶ 操作物品简单化(simplify object)

减少老年痴呆症患者生活中使用物品的障碍,其中包括的具体方法如下:

1.配备辅助器材(install adaptive equipment):配备一些辅具或改造环境减少障碍,如在卫生间安装扶手,方便老年痴呆症患者如厕(图7-2)。

2.清除、重新安排及贴上标签(remove,rearrange,label object):清除会影响老年痴呆症患者参与活动的障碍,如保持走廊通道通畅。许多老年痴呆症患者家里常在通道上堆满物品,增加了通行的不便,又不安全,因此需要将通道清理干净。另外,老年痴呆症患者在浴室常常拿错洗浴用品,其实只要把洗浴用品分类并有序排列,甚至只要留下老年痴呆症患者要拿的用品，即可让其自行完成活动（图7-3）。另外，许多老年痴呆症患者找不到房间或是用品，我们可以在环境中或物品上贴上标识，老年痴呆症患者即可更快速找到物品，而不是完全协助。

3.视觉引导（visual cues）：提供更清楚、明确的指引，如形象的图标，老年痴呆症患者往往能表现得更好（图7-4）。

4.强光及阴影（glare or shadows）：老年痴呆症患者常常因为认知受损而出现理解或判断错误，如对阴影或影子的误解，容易发生危险（图7-5）。因此需要更注意生活环境可能产生的阴影或影子，加以处理，以免给老年痴呆症患者造成混乱。

5.颜色对比（color contrast）：在环境中或常用的物品或标识上，使用的颜色对比要鲜明，否则也容易造成不清楚或误判。此外字体的大小也很重要（图7-6）。

6.减少混乱（declutter）：如果将混乱无序的环境改造成简单整齐且清楚的环境，可以减少对老年痴呆症患者的困扰。

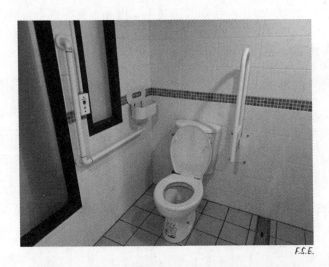

图7-2　卫生间安装扶手方便老年痴呆症患者如厕

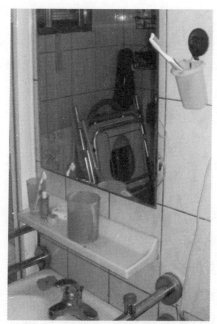

图7-3　浴室仅留下老年痴呆症患者所需的物品即可，以避免混乱

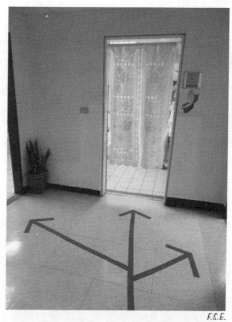

图7-4　清楚的引导图示，帮助老年痴呆症患者找到地方

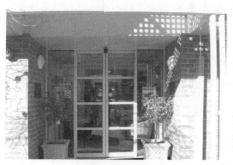

图7-5　强光或阴影易造成老年痴呆症患者错误的解读

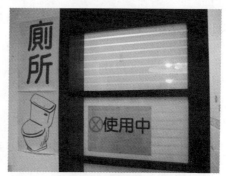

图7-6　互助家庭中的厕所用图样及颜色明显标示出来

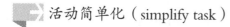

活动简单化（simplify task）

老年痴呆症患者要参与的活动应简单化，使其容易参与，具体要求如

下：

1.**有范围的选择**（limit choice） 在老年痴呆症患者参与活动时，如果选择太多或太开放式的问法，都容易对老年痴呆症患者造成困扰。如询问患者洗澡，常采用封闭式的问法，如直接询问"你要在这里洗还是在那里洗？"（意指都要洗）或者是"走吧，我们现在该洗澡啰"；而不使用开放式的问法"你要洗澡吗？"（意指可选择不洗）。另外，可询问老年痴呆症患者的想法，也可以给予具体选项加以引导，而不要给予开放抽象的问题，老年痴呆症患者会因为答不出来而感到沮丧。

2.**口语/肢体引导**（verbal/ tactile cues） 在协助老年痴呆症患者参与活动时，给予适当的语言或肢体的引导（需依老年痴呆症患者的严重性而弹性调整）。若老年痴呆症患者仅需语言提示即可完成活动，则不需给予太多肢体协助；不过有些老年痴呆症患者需要某种程度的肢体协助才能进行活动，若仅给予口头提示则无法顺利完成。

3.**写下指导语或操作方法**（written instruction） 有些老年痴呆症患者可以书面的操作说明作为引导，如操作家用电器的步骤说明，若可以将操作步骤清楚有序地写下来，即可提醒老年痴呆症患者按部就班地操作；但有些患者会因为认知功能的退化，在操作顺序上会有困难，仍需协助支持。

4.**将参与活动简单化**（simplify activities） 先分析老年痴呆症患者想要参与的活动，了解此活动需要哪些步骤及需要用到哪些能力，再结合老年痴呆症患者目前的功能，对此活动进行调整（如减少步骤或减少阻碍），甚至结合上述其他方式（如写下指导语等），让老年痴呆症患者参与活动无障碍。

5.**融入生活作息**（routine） 将老年痴呆症患者参与的活动纳入每天的作息表中，有规律地进行，融入到日常生活中。

调整社会环境（adjusting the social environment）

1.**适度地改变社会环境**（social environment） 社会环境包含人的环

境，如照护人员、家属及其他相关人员等，也包含社会的支持度，能否给予友善的支持。

2.指导并教会每个接触老年痴呆症患者的人（teach everyone involved） 所有需要接触老年痴呆症患者的人员，包含照护人员、家属及专业人员，都需要持续的沟通并达成共识，才能有较好的支持环境，也才能成功。

3.自信及沟通技巧（assertiveness and communication skills） 家属或照护人员需要更有效能的自我管理能力、营造社会环境及学习适当的沟通技巧。

4.一致的互动态度（consistence in interaction） 所有接触老年痴呆症患者的人员需有一致的态度对待老年痴呆症患者，这个需要经常沟通交流。

5.整合社会资源（coordinate social network） 所有接触老年痴呆症患者的人员需要协调一致。另外，也需社会的支持，包括社会福利制度或其他社会资源的支持，才能更好地协助老年痴呆症患者。

(二)人、活动及环境／辅具的综合应用

对于老年痴呆症患者的生活促进，我们可以从人、活动及环境／辅具三方面来看。相关内容如下：

1.人 包括老年痴呆症患者、照护人员及专业人员，也包括通过各种训练增强老年痴呆症患者的能力；照护人员及专业人员应变换角度和期望值；发现老年痴呆症患者各种尚存的"功能"，以适当的方式引导与协助老年痴呆症患者参与生活。

2.活动 通过安排患者参与生活中的各种活动，或者是参与不同团体治疗或活动，让老年痴呆症患者有机会发挥目前的最大功能。

3.环境／辅具 活动安排中，配合适当的环境改造或辅具，减少老年痴呆症患者参与生活活动的障碍，这也是发挥最大功能的方法。

老年痴呆症患者常用的辅助用具

老年痴呆症患者所需的辅助用具，除了一般失能者会用到的之外，必须考虑其认知障碍。常见的有如下四大类：

1.提醒类：如智慧药盒（甚至可发出提醒声音的）〔图7-7 (A)〕、日／月历、闹钟、定时器、备忘笔记本等。

2.休闲活动类：如各种益智、肢体或怀旧教具、简化的大按键遥控器〔图7-7 (B)〕、计算机辅具等。

3.沟通类：如沟通板、无线电对讲机、电话辅具〔图7-7 (C)〕等。

4.安全类：如定位追踪器、离床传感器〔图7-7 (D)〕等。

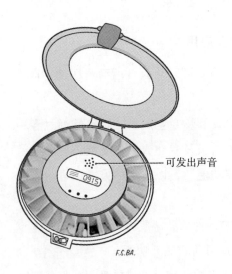

可发出声音

F.S.BA.

(A)提醒类：智慧药盒

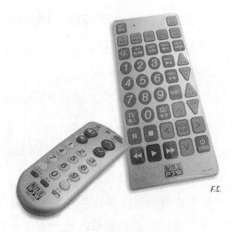

F.S.

（B）休闲活动类：简化的大按键遥控器

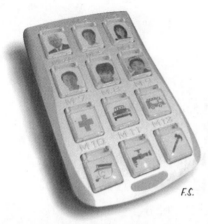

（C）沟通类：电话辅具

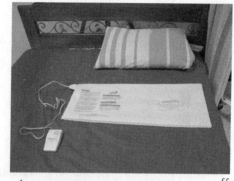

（D）安全类：离床感测器

图7-7 老年痴呆症患者常用的辅助用具

第四节 案例实践应用与分析

(一)基本数据

● 性别及年龄：男性，56岁

● 教育程度：大专

● 语言：普通话

● 婚姻状态：已婚

● 主要照护人员：妻子、保姆（刚到没多久）

● 同住家属：妻子、保姆

● 家庭决策者：妻子

(二)疾病与健康状况

● 主要诊断：老年痴呆症（额颞叶型）

- 意识状态：清醒
- 饮食型态：一般饮食（爱吃面）
- 皮肤状况：正常
- 特殊照护：无
- 营养状况评估：身高160cm，体重55kg，BMI＝21
- 基本日常生活活动功能（ADL）：

  ■进食5　　　■移动10　　　■盥洗0　　　■如厕5

  ■洗澡0　　　■行走10　　　■上下楼梯10　■穿脱衣物5

  ■小便控制10　■大便控制10　总分：65分
- 工具性日常生活活动功能（IADL）：目前皆需协助完成
- 肌力与关节活动度： 正常
- 是否使用辅具：目前无

(三)环境评估

自有住房，两层复式结构，楼梯有扶手，空间大且整齐，厕所无门坎障碍，患者的活动空间为卧室和客厅。

(四)患者生活简史及状况简述

患者原为自营公司负责人，白手起家，事业有成。直至近两年开始在公司出现怪异行为，才被诊断出老年痴呆症。认知退化速度很快，目前由其妻子照护，保姆刚入家中不久，帮忙不多，且其妻也放心不下。患者认知功能持续退化中，但肢体功能尚可。

在日常生活能力方面，患者喜欢吃面，却因无法使用筷子及吃得慢由其妻喂食；上厕所经固定时间提醒可自行完成，但不喜欢洗手；洗澡由其妻协助站着洗澡，洗完后由其妻全程协助穿衣裤。患者过去的生活状态为，工作之余喜欢带家人外出旅游及看棒球（尤其是美国职业棒球大联盟）。目前生活皆需引导与协助，且偶有精神问题行为。其妻因照护负担及其他家属的不理解与谣言（其他家属怀疑其妻下毒），精神压力较大，曾有自杀记录，目前通过参与宗教团体及心理咨询排解，但仍然感到精神压力大，且身体状况不佳。

(五)分析与说明

▶ 第一步→找到患者的"能"

1.**肢体功能尚佳**　此患者虽然认知持续退化，但年龄不大、肢体功能佳，这是具有优势的"能"。

2.**沟通及理解能力**　患者虽然已有失语现象，无法完整表达及理解，但经评估及观察发现，患者对于熟悉的人仍能简单响应，这是可再尝试发挥的"能"。

3.**喜欢吃面**　目前患者大多被动由照护人员喂食，但经过评估观察及家属提供信息发现，患者很想自己动手吃面，虽然因屡受挫折而放弃，但也是有潜力值得发挥的"能"。

4.**喜欢看棒球**　患者虽然因认知退化，目前只能被动地看电视节目，但经评估观察到，播放美国职业棒球大联盟比赛时，患者有一定反应，这也是值得尝试发挥的"能"。

5.**可完成部分如厕及洗澡动作**　目前患者如厕及洗澡均由照护人员提供协助，但经评估观察发现，患者可在旁人适当提醒之下完成大多如厕及洗澡动作，这也是值得尝试发挥的"能"。

▶ 第二步→干预介入及发挥患者的"能"

1.**照护人员**　首先，向濒临绝望及生病的照护人员介绍相关资源，如老年痴呆症支持团体、课程，让照护人员也能开始换个角度看待生病的患者，摆脱"是我欠他的"或"他是故意来捣乱的"等负面想法。很多照护人员参加了几场团体活动后，也能逐渐发现患者的"能"，并愿意继续尝试不同方式协助老年痴呆症患者完成日常生活的各种活动。

2.吃面　经过观察发现，患者并非不想自己动手吃面，而是遇到了障碍与挫折，如夹面条容易掉落、左手不会扶着碗、不知如何表达困难及照护人员的催促等，感到沮丧而放弃自己动手进食。因此，从活动安排的角度来看，建议先喂食一部分，留下几口让患者自己进食，让吃面成为"活动安排"融入生活中而非马上放弃。此外，建议改变筷子材质，如用木质筷子增加摩擦力；将面条剪短，以方便夹取。以上皆是通过操作方式及器具的改变（辅具），减少操作的困难。在患者吃面过程中，通过肢体或提醒（而非催促），引导患者学会使用左手固定碗（照护技巧或所谓支持的环境）。经过几次的练习，患者已经开始自己吃面，并渐渐增加数量。

3.看棒球　观察发现，患者只会一直重复不停地按电视遥控器，但通过采取生活促进方式尝试，即在患者换到美国职业棒球大联盟赛这个频道时，以肢体或语言提示停止按键，并请家属准备以前患者到美国买的球帽、衣服、照片，引导患者怀旧。患者开始会再看到球赛时停下来增加反应，戴上球帽或穿上球衣，并指着照片改变表情等。经由怀旧、简单分享故事及操作电视遥控器这一系列协助干预措施，可以增进患者的反应度。

4.如厕及洗澡　经过观察发现，患者仍知道要如厕及动作，只是遇到困难无法完成而放弃（有时是家属心急而自行放弃）。其实，如厕及洗澡过程步骤很复杂，有时旁人用肢体或语言提示协助开头，患者会接下去完成后续动作。另外，建议家属在浴室里放置洗澡椅（辅具应用），以及在花洒上加装可升降的架子（环境改造），让患者坐着洗澡时可自己使用花洒冲洗，还可以加贴更明显的标识，让患者容易找到沐浴乳、洗发精或毛巾（环境引导），进而增加患者的功能表现。经过环境改造及引导，患者更多地参与如厕及洗澡活动，并且可以坐在洗澡椅上参与穿脱衣裤的过程，功能表现正在改善。

复习与反思

一、问答题

1.应如何看待老年痴呆症这个疾病呢?

【参考本章第一节】

2.什么是适当的照护或协助呢?

【参考本章第一节】

3.生活促进在生活各方面应如何应用呢? 一般人会需要吗?

【参考本章第二节】

二、思考题

试说明您认为对于老年痴呆症患者而言,什么是适当的照护呢?

参考文献

[1] 中华民国老人福利推动联盟 (2010, 12 月)·老年痴呆症照护实务手册·台北市:中华民国老人福利推动联盟。

[2] Grealy, J., Mcmullen, H., Julia, G. (2009)·实用图解老年痴呆症照护指引 (杨咏仁等译)·台北市:合记。

[3] Canadian Association of Occupational Therapists (1998). Living at home with Alzheimer's disease and related dementias. Ottawa: CAOT- ACE.

[4] Mary, A. (2005). Occupational therapy and dementia care. Bethesda: American Occupational Therapy Association.

第八章

老年痴呆症患者的饮食与营养照护

学习目标

1. 了解老年痴呆症患者的饮食行为／营养问题。

2. 了解营养评估方法。

3. 了解老年痴呆症患者饮食上需注意的事项。

4. 了解老年痴呆症患者进食的照护策略。

5. 了解预防性饮食——地中海型饮食。

引 言

○　　我国已进入人口快速老化时期，痴呆症又特别好发于老年人口。
○　约有70％的老年痴呆症患者合并精神行为症状，包括精神症状（如妄
○
○　想）及行为障碍（如游走、重复行为、饮食行为改变等）。临床上，
○　老年痴呆症患者大约有30％以上会出现行为障碍、精神问题行为，其
○　中饮食行为失调主要呈现为"拒食"或"过食"等现象。

第一节　老年痴呆症患者的饮食行为转变

(一)初期转变

老年痴呆症患者早期出现的饮食行为，与其认知及记忆功能退化表现有关（cognition memory function impairment），主要有以下状况：

1.忘记吃过　忘记已经吃过饭或已经吃饱，即使家属或照护人员反复提醒，但又会很快忘记。老年痴呆症患者常会不断索要食物，抱怨照护人员没有给食物，吵着要食物，此种反应每天会重复，且一再出现。

2.不会分辨，饮食动作不自觉　不会分辨或不知道自己是否吃饱，该吃多少，看到食物就吃，无限制地一直吃，常有过食现象（overeating）。

3.饮食行为不自觉　不会分辨是自己还是他人的食物，会在家里私藏食物，且会乱翻食物来吃，不会辨别可食用或不可食用的食物，常有吃或喝到不洁食物或水源的情况发生。

(二)中期转变

1.认知功能衰退　进食及喂食的过程中，老年痴呆患者常做出令人厌恶

的行为，如用手拨开食物、牙关紧闭、乱吐食物等行为。

2.语言功能衰退　无法以语言充分表达内心想法或需求时，常会用饮食问题行为来表达内心的情绪，如拒绝食物、将食物涂抹于身上、不听从照护人员的指令进食、到处泼洒食物等饮食行为。

(三)末期转变

身体功能持续衰退，逐渐丧失自己进食的能力，依赖他人协助进食，最后完全丧失进食的能力，必须靠他人喂食，甚至以鼻饲管被动进食。

第二节　老年痴呆症患者的营养问题及评估

一、营养问题

营养失调一方面是营养过剩，另一方面则是营养不良，其相关内容分述如下。

◤ 营养过剩

1.分期　常见于老年痴呆症初期至中期。

2.外观特征　肥胖、体重过重。

3.原因　与饮食过量或贪食有关。

4.相关疾病　可能并发高血脂、高血压、高血糖等慢性疾病。

◤ 营养不良

1.分期　常见于老年痴呆症中期至末期。

2.外观特征　消瘦、体重减轻。

3.原因　认知障碍，不知道需要进食、拒食、进食困难。

4.相关疾病　其他疾病发生率及致死率增加，若有伤口则愈合困难，并会增加感染、肌肉萎缩、疲惫等的风险。

二、营养评估

老年痴呆症患者是容易发生营养不良的潜在人群，而营养不良与死亡率、认知功能不全、健康相关生活质量及罹病率均有相关性，会加速衰老。因此需要借助一些方法，了解其营养状况，尽早发现营养不良。通过科学的营养评估，了解老年痴呆症患者的营养状况，并通过定期进行营养评估与修正老年痴呆症患者的饮食内容，避免对老年痴呆症患者造成的危害，提高其生活质量，减少庞大的医疗开支。

(一)常见营养筛查评估量表

定期的营养评估包括患者进食与取食能力、照护人员喂食方式、喂食的周围环境、内容、技巧及体位测量监测等内容，可供医务人员及照护人员评估老年痴呆症患者的营养状况。常见营养筛查评估量表参见表8-1。

表8-1　常见营养筛查评估量表

量表	效度		信度		接受度	整体评价
	测验	工具	测验	工具		
微型营养评定法 (MNA-SF)	+++	+++	++	++	+++	好
社区老人的饮食及营养风险性评估Ⅱ (SCREEN Ⅱ)	+++	++	++	++	++	好
营养不良通用筛查工具 (MUST)	+++	++	++	++	++	好
社区老人的饮食及营养风险性评估Ⅰ (SCREEN Ⅰ)	+++	+	++	++	+	中等

续表

量表	效度		信度		接受度	整体评价
	测验	工具	测验	工具		
营养筛查方案（NSI / DETERMINE）	＋＋＋	＋	＋＋	＋	＋	中等
简易营养评估问卷（SNAQ©）	＋＋	＋＋	＋＋	＋＋	＋＋	中等
简易营养食欲问卷（SNAQ）	＋	＋＋	＋	＋＋	＋＋	中等

注：＋＋＋强；＋＋中等；＋弱。

数据来源：Keller, H. H., & Goy, R. (2005). Validity and reliability of SCREEN II. European Journal of Clinical Nutrition, 59, 1149–1157.

(二)微型营养评定法

微型营养评定法（mini nutritional assessment，MNA）是1994年法国学者研发的营养评估工具，经过最佳信效度检测，且敏感性与特异性良好，广泛用于老年人的营养筛查。MNA兼具筛检与评估功能，已被翻译成多国语言，并且广泛用于评估老年人的营养状况（表8-2）。此量表内含18个问题，分为如下4个方面：

1.人体测量　包括体重指数、中臂围、小腿围、近3个月体重减轻量。

2.一般评估　生活方式，包括在家中近3个月的活动量、精神心理问题、生活压力、急性疾病、皮肤损害或溃疡、每天用药情况。

3.饮食评估　每天进食量，包括蛋白质、维生素、纤维、水分的摄取。

4.自我评估　对健康和营养状况的自我评价。

表8-2 微型营养评定量表（MNA）

姓名：_____性别：_____患者年龄：_____日期：__年__月__日

体重（kg）：_____身高（cm）：_____膝高度（cm）：_____

营养筛查	分数	计分
A. 过去 3 个月中，是否因食欲不佳、消化问题、咀嚼或吞咽困难导致进食量越来越少？	0 ＝严重食欲不佳 1 ＝进食量明显减少 2 ＝进食量无变化	
B. 近 3 个月体重变化？	0 ＝体重减轻＞ 3kg 1 ＝不知道 2 ＝体重减轻 1 ～ 3kg 3 ＝体重无改变	
C. 活动能力如何？	0 ＝卧床或轮椅 1 ＝可以下床活动或离开轮椅，但无法自由走动 2 ＝可以自由走动	
D. 过去 3 个月内曾有精神压力或罹患严重疾病？	0 ＝是 2 ＝否	
E. 最近有无出现认知问题或严重沮丧情形？	0 ＝严重认知问题或抑郁 1 ＝轻度认知问题 2 ＝无精神问题	
F. 体重指数（BMI）＝体重（kg）／身高^2（m^2）	0 ＝ BMI ≤ 19 1 ＝ 19 ＜ BMI ≤ 21 2 ＝ 21 ＜ BMI ＜ 23 3 ＝ BMI ≥ 23	
营养筛查分数（小计满分 14 分）		
□≥ 12 分：表示正常（无营养不良风险），无须完成完整评估 □≤ 11 分：表示可能营养不良，请继续完成下列评估表		
一般评估	**分数**	**计分**
G. 可以独立生活（非住在护理机构或医院）？	0 ＝否 1 ＝是	
H. 每天需服用 3 种以上的处方药物（保健食品除外）？	0 ＝是 1 ＝否	

续表

一般评估	分数	计分
I. 褥疮或皮肤溃疡（要有伤口，红肿未破皮除外）？	0＝是 1＝否	
J. 一天中可以吃几顿完整的餐食（若为灌食者，以一天可以吃几餐完整的配方来回答）？	0＝1餐 1＝2餐 2＝3餐	
K. 蛋白质摄取量： 　每天至少摄取1份乳制品（牛奶、奶酪、酸奶）？ 　是□　否□ 　每周摄取2份以上的豆类或蛋类？ 　是□　否□ 　每天均吃些肉、鱼、鸡、鸭类？ 　是□　否□	0＝0或1个是 0.5＝2个是 1＝3个是	
L. 每天至少摄取两份以上的蔬菜或水果？	0＝否 1＝是	
M. 每天摄取多少液体（包括白开水、果汁、咖啡、茶、牛奶）（1杯＝240ml）？	0＝少于3杯 0.5＝3～5杯 1＝大于5杯	
N. 进食的形式？	0＝无人协助则无法进食 1＝可以自己进食但较吃力 　　　（含使用辅具进食） 2＝可以自己进食	
O. 他们觉得自己营养方面有没有问题？	0＝营养非常不好 1＝不太清楚或营养不太好 2＝没有什么营养问题	
P. 与其他同龄人比较，他们认为自己的健康状况如何？	0＝不如同年龄的人 0.5＝不知道 1＝和同年龄的人差不多 2＝比同年龄的人好	
Q. 臂中围MAC（cm）？	0＝MAC＜21cm 0.5＝21cm＜MAC＜22cm 1＝MAC≥22cm	

续表

一般评估	分数	计分
R. 小腿围 CC（cm）？	0 = CC ＜ 31cm 1 = CC ≥ 31cm	
一般评估分数（小计满分 16 分）		
合计（营养筛查＋一般评估，满分 30 分）		
营养不良指标： □ 17 ≤ MNA ＜ 23.5：存在营养不良风险 □ MNA ＜ 17：营养不良		

数据来源：Anthony, P. S. (2008). Nutrition screening tools for hospitalized patients. Nutrition in Clinical Practice, 23(4), 373-382.

(三)微型营养评定精算

微型营养评定精算（mini nutritional assessment short-form, MNA-SF）是Rubenstein等人于2001年对MNA进行简化并加以完善而形成的，与原来的MNA所测试的结果比较制订出临界值。MNA-SF只有MNA的前半部分，一共6道题（A~E），评估时间大约需要4分钟；如不能获得体重指数（BMI），请以问题二代替问题一。量表内容参见表8-3。

表8-3　微型营养评定精算法（MNA-SF）

姓名：_____　性别：_____　患者年龄：_____　日期：__ 年__ 月__ 日

营养筛查	分数	计分
A. 过去 3 个月之中，是否因食欲不佳、消化问题、咀嚼或吞咽困难导致进食量越来越少?	0 ＝严重食欲不佳 1 ＝进食量明显减少 2 ＝进食量无变化	
B. 近 3 个月体重的变化?	0 ＝体重减轻＞ 3kg 1 ＝不知道 2 ＝体重减轻 1 ~ 3kg 3 ＝体重无改变	

续表

营养筛查	分数	计分
C. 最近的行动能力如何？	0 = 卧床或轮椅 1 = 可以下床活动或离开轮椅，但无法自由走动 2 = 可以自由走动	
D. 过去 3 个月内曾有精神压力或罹患严重急重病？	0 = 是 2 = 否	
E. 最近有无认知问题或严重沮丧情况？	0 = 严重认知问题或抑郁 1 = 轻度认知问题 2 = 无精神问题	
A ~ E 总分		
问题一：体重指数（BMI）= 体重（kg）/ 身高^2（m²）	0 = BMI ≤ 19 1 = 19 < BMI ≤ 21 2 = 21 < BMI < 23 3 = BMI ≥ 23	
问题二：请根据您的小腿围（CC）测量值（cm）来计分	0 = CC < 31cm 3 = CC ≥ 31cm	
合计（满分为 14 分） 注：计算完 A ~ E 总分后，请从问题一或问题二中选一题来合计总分		
筛查指标： □ 12 ≤ MNA-SF ≤ 14：营养状况良好 □ 8 ≤ MNA-SF < 12：存在营养不良风险 □ 0 ≤ MNA-SF < 8：营养不良		

数据来源：Rubenstein, L. Z., Harker, J. O., Salvà, A., Guigoz, Y., & Vellas, B. (2001). Screening for undernutrition in geriatric practice developing the short-form mini-nutritional assessment (MNA-SF). Journal Gerontol A Biology Medicine Science, 56 (6), 366-372.

　　老年痴呆症患者饮食上的问题，主要是太多的食物选择会让老年痴呆症患者不知所措，或者是忘记吃饭或误以为已经吃完了。所以要让老年痴呆症患者定时吃营养均衡丰富的饭菜，需要一些技巧，老年痴呆症末期的营养灌食更是一门学问。下面将探讨老年痴呆症患者的营养照护策略及照护重点。

第三节 老年痴呆症患者的营养照护

一、营养照护策略

老年痴呆症是缓慢退化性疾病。只需要给予提醒及引导，老年痴呆症患者仍可以自己进食，发挥自理能力。下面的营养照护策略供读者参考。

根据患者身体状况给予提醒与引导，少量多餐

1.重复提醒与引导　患者脑部功能退化，造成饮食行为的混乱，用餐时间无法专注于食物，常有拒食的行为发生，甚至有语言表达功能障碍，无法清楚或简单地表达或解释个人饮食嗜好，因此需要经常口头提醒与给予进食的引导。

2.少量多餐（small with frequency meals）　老年痴呆症患者有一些特殊饮食行为，如忘记吃过餐食、忘记何时吃、不断要求进食等，所以身旁的照护人员或家属可以准备简易且不用另外烹煮的现成食物，如果汁、餐包、罐头、口服营养品等食物作补充。

进食环境保持安静舒适，不要让老年痴呆症患者分心

1.远离令其分心的事物及人物　如电视及闲杂人物的频繁走动。

2.进食环境、餐桌及餐具保持简单、不花俏　桌布、盘垫或防滑桌垫是为了防止餐具的滑动及减少食物掉落桌面，所以建议尽量使用单一色调、无图案的餐具或餐垫，以免让老年痴呆症患者分心。另外，建议将盘子、碗与颜色反差强烈的盘垫搭配使用，以帮助老年痴呆症患者区分餐具和桌子。如果是在老年痴呆症专区或养护所，为了便于清洁收拾，也可使用塑料桌布、餐巾、围裙等。

3.一次仅吃1~2种食物　如先吃肉，再吃米饭。

4.使用易于理解的简单指示　如"拿起汤匙"。

5.注意小细节　如检查食物温度，因为老年痴呆症患者可能无法辨别食物或汤是否太热，容易发生烫伤意外；还要注意食物大小、质地是否太粗糙或太滑溜。

6.提供放置在明显位置的时钟　可以让老年痴呆症患者清楚进食时间。

保持爱心与耐心，视病犹亲

1.遣词用语清楚简单，并放慢速度　每次用相同的话语重复指示，如"嘴张开，吃一口"（注意：不是命令）。

2.保持耐心及给予患者足够进食时间　勿批评老年痴呆症患者的吃饭习惯或行为，并避免催促其用餐速度。老年痴呆症患者用完一餐可能需要1小时或更长时间。

3.善用分散注意力的技巧　如果老年痴呆症患者不想吃，可休息一下，引导其进行另一项活动，活动结束后再回来完成进食。

4.营造与家人共同进餐的机会　让老年痴呆症患者有机会和家人一起共餐。

鼓励独立进食，促进健侧手的使用

1.用手抓食物，提供握寿司、地瓜、三明治或其他可以握的食物。

2.按照中国人饮食习惯，用碗而不是用盘子装食物。

3.使用勺子或汤匙，而不是叉子。

4.将碗和盘子放在防滑桌垫或桌布（辅具）上，以免滑动。

5.使用有盖子、有刻度的杯子。有盖子的杯子装到半满即可，以防止液体溅出，并使用可弯曲的吸管吸吮；有刻度的杯子可帮助照护人员估算一天水分的摄入量。

6.将患者的手轻轻放在盛装器皿上，或予以指导让其慢慢取食或抓食。

7.耐心示范如何进食。耐心尝试指导老年痴呆症患者自己用手或餐具进食，可以将餐具放在老年痴呆症患者的手中，照护人员或家属的手放在旁边，协助老年痴呆症患者将餐具移至嘴边，并说"嘴张开，吃一口"，让其咬一口。

饮食行为喜好逐渐改变

1.**吃饭方式** 观察近日饮食行为是否有改变（如少量多餐、喜欢吃零食或点心等）。

2.**环境** 注意房间中是否存在有可能分散老年痴呆症患者吃饭注意力的气味，或者是太吵干扰其进食。

3.**食物品质** 食物是否具有诱人的色、香、味，可细心观察后针对色、香、味的来源及烹调方式加以改进。

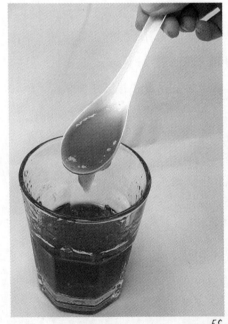

图8-1 以增稠剂改变果汁的质地，稠度如糖浆以利吞咽，避免呛到

4.**善用老年痴呆症患者对食物的喜好** 大部分老年痴呆症患者都具有长期的个人喜好，可尽量配合这些喜好，并避免不喜爱的食物。

5.**根据老年痴呆症患者的咀嚼、吞咽功能准备食物（表8-4）** 对有咀嚼、吞咽困难老年痴呆症患者，可调整食物质地或形态：

（1）调整食物质地形态：建议软质饮食，如布丁、优格、蒸蛋，并避免太黏的食物，如年糕。

（2）调整食物形态：不要一次给太大块或易碎的食物，每次只给一口的量；可选择质地柔软的鱼类或豆腐，容易咀嚼；可使用食物增稠剂

（图8-1），让混合食物的质地变得比较顺滑。

表8-4　咀嚼及吞咽困难患者的饮食选择

	浓流质	细泥饮食	细碎饮食	可能造成呛咳的食物
质地	蜂蜜状，可加入不同品牌增稠剂	糊状／布丁状，可加入不同品牌的增稠剂	细碎	稀薄液体
主食类	用果汁机搅打的粥、各式不含颗粒的浓汤	软糊饭、麦片粥、小米粥、马铃薯泥、山药泥、南瓜泥、萝卜糕（蒸）	白稀饭、麦片粥、小米粥、萝卜糕（蒸）	干饭、咸粥、红豆（绿豆）汤、面包、饼干、各式酥松的糕点
肉类	—	猪肉泥、鸡肉泥等各式肉泥	各式肉泥、各类不干涩的绞肉（鸡、猪、牛）、清蒸的鱼肉	肉干、干涩的绞肉、质地硬的肉
大豆、蛋类	添加增稠剂（或婴儿米粉、麦粉、糙米粉）的大豆饮品、蛋蜜汁	嫩豆腐、鸡蛋豆腐、蒸蛋、蛋黄加美乃滋调制成的蛋黄泥	豆腐、蒸蛋	豆干、油豆包、黄豆煎蛋、炒蛋、水煮蛋、淡水老蛋
奶类	酸奶（不含颗粒）	原味优格、牛奶加麦粉所成的奶麦糊	酸奶、牛奶	—
水果类	加增稠剂的果汁，稠度如糖浆（或蜂蜜）的果汁	水果泥（不含颗粒、果粒、果皮）、婴儿用苹果泥、梨子泥、香蕉泥等，捣碎成泥状的水果，熟透的哈蜜瓜、木瓜	质地很软、去籽或去皮的水果（如香蕉、木瓜）	含果皮、果粒和籽的水果（含水量丰富的水果也可能造成呛咳，如西瓜）
蔬菜类	添加增稠剂的蔬菜汤、经搅打的什锦蔬菜浓汤或西红柿汤（去皮和籽）	萝卜泥、菠菜泥等各类去皮或籽的蔬菜泥、使用食物调理机后的蔬菜（剁碎后若食物水分很多，则应使用增稠剂）	切碎的叶类蔬菜、瓜类蔬菜	蔬菜沙拉（因西红柿含皮及籽，即使打碎仍不适合）

续表

	浓流质	细泥饮食	细碎饮食	可能造成呛咳的食物
油脂类	不含坚果的奶油、动物或植物性的油脂	美乃滋酱、不含坚果的奶油、动物或植物性的油脂	美乃滋酱、不含坚果或其他果干的奶油或油脂	坚果类
甜点	奶昔、香蕉等果汁牛奶（视需要添加增稠剂）	布丁、慕斯、果冻（内不含果粒）、盒状豆花	泡在豆浆或牛奶中质地较软的蛋糕、馒头	硬糖、含坚果的甜点
备注	1. 食物质地应该均质、不宜有大小不一的颗粒 2. 视需要使用增稠剂 3. 制备食物时应供应适当的油脂，避免热量不足，植物性油脂可能有油水分离的情况，制备后应该尽早食用	1. 食物质地应该均质、不宜有大小不一的颗粒（肉、籽、皮） 2. 建议用食物调理机取代果汁机 3. 视需要使用增稠剂 4. 制备食物时应供应适当的油脂，避免热量不足	1. 食物不宜太干涩 2. 菜肴可视需要淋汤汁 3. 制备食物时应供应适当的油脂，避免热量不足	—

注：常见的天然食物增稠剂有果冻粉、石花菜、太白粉、地瓜粉、玉米粉、面茶、五谷粉、麦粉、米粉等。

二、预防性饮食

老年痴呆症是一种疾病现象而非正常的老化，且随着年龄增加，患病率也在增加，老年痴呆症已成为重要的社会问题，因此通过饮食来预防老年痴呆症，是"忆不容迟"。然而，谈到老年痴呆症预防性饮食就必须先了解老年痴呆症的危险因子，包括心脏血管疾病、高血压、2型糖尿病、头部外伤、抽烟、肥胖等因素，还有如下相关因素：

1.**高胆固醇**　高胆固醇是阿尔茨海默症的危险因子之一。中年至晚年降低胆固醇值可以降低罹患阿尔茨海默症的风险。

2.脂肪　脂肪会影响胆固醇值，因而会增加大脑血管的危险性，间接增加阿尔茨海默症的机会；摄取反式脂肪酸比ω-6多元不饱和脂肪酸及单不饱和脂肪酸会增加3倍的发病风险，即高饱和脂肪酸与反式脂肪酸摄取会增加罹患阿尔茨海默症的风险。另外，ω-3脂肪酸（鱼油）摄取可降低发病风险。

3.高血压　中年男性未曾服用降压药物，且舒张压≥95mmHg者，罹患阿尔茨海默症的风险较高。

4.糖尿病　稳定控制血糖有助于降低阿尔茨海默症发生的风险。另外，糖尿病患者罹患阿尔茨海默症的相对风险较无糖尿病者高。

5.维生素D　饮食中摄取较高的维生素D，可降低阿尔茨海默症发生的风险。

6.同型半胱氨酸、叶酸及B族维生素　同型半胱氨酸的代谢需要叶酸和维生素B_6、B_{12}的协助。有研究指出，叶酸及B族维生素（如维生素B_6、B_{12}）摄取较少，会增加血中同型半胱氨酸（homocysteine）浓度，增加阿尔茨海默症发生的风险。

7.银杏　大型回顾性实验研究银杏（ginkgo biloba）对改善中度认知受损、阿尔茨海默症病程的疗效，因证据并不充分，在临床中应用上仍需谨慎评估。

三、地中海式饮食

许多研究报告显示，预防阿尔茨海默症的饮食是地中海式饮食，此饮食习惯对阿尔茨海默症的保护作用应视为整体饮食的效应，并不是单一营养素的效应。地中海式饮食的特点如下（图8-2）：

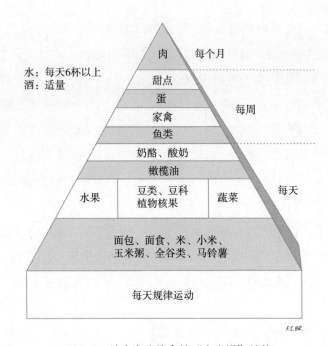

水：每天6杯以上
酒：适量

图8-2 地中海式饮食的"金字塔"结构

数据来源：Dementia Today (2012, October 24). Mediterranean diet helps preserve memory and thinking abilities. Retrieved from http://www.dementiatoday.com/i-hear-a-lot-about-the-mediterranean-diet-but-what-is-it/

多摄取蔬菜、水果，以全谷类为主食

蔬菜、水果含较多的抗氧化物质与植物生化素，如维生素C、E和胡萝卜素。有研究发现，阿尔茨海默症患者血液中的维生素C、E和胡萝卜素浓度偏低。另有研究发现，摄取较多蔬菜、水果，可减少老年痴呆症的发生。故目前对每天蔬果摄取量的建议为成年男性9份、女性7份、儿童5份。

全谷类富含B族维生素（如维生素B_6、B_{12}），例如紫米、糙米、全麦等。若非吃全素食者，一般饮食正常的成年人，不建议额外补充叶酸，宜从饮食中多摄取叶酸以减少老年痴呆症的发生。不管是维生素还是深海鱼油，目前都不建议长时间从饮食以外的来源进行大量补充，以免因过量造成其他不良反应。

选用好油，摄取较高比例的单不饱和脂肪酸

研究显示，摄取较高比例的单不饱和脂肪酸，对认知功能是有益的，而过量摄取饱和脂肪酸会增加罹患老年痴呆症的风险。饮食中富含单不饱和脂肪酸的油脂，如橄榄油、苦茶油、芥花油等。而饱和脂肪酸的油脂多数为动物油脂，如猪油、牛油；少数为植物油脂，如椰子油、棕榈油。建议烹调多选用富含单不饱和脂肪酸的油脂，并减少饱和脂肪酸的摄取。

肉类以鱼类为主，减少饱和脂肪酸的摄取

研究显示，鱼类摄取可降低老年痴呆症的风险，鱼类富含 ω−3 多不饱脂肪酸，尤其是二十碳五烯酸（eicosapentaeonic acid，EPA）与二十二碳六烯酸（docosahexaenoic acid，DHA）。一般来说，深海鱼（如秋刀鱼、鲭鱼、鲑鱼等）中所含的油脂较淡水鱼高，故其EPA与DHA的含量也会较高，每周摄取2~3次鱼肉来取代部分红肉（如牛肉、猪肉等），以减少饱和脂肪酸的摄取。

适量饮用红酒

实验发现，红酒含有抗氧化物，如多酚物质，可减少大脑中 β−淀粉样蛋白在神经细胞外沉积，降低淀粉样斑块的形成，可减少阿尔茨海默症患者认知能力持续下降。研究发现，65岁以上老年人，每天喝3小杯红酒（约140ml／杯），有助于降低老年痴呆症的风险，但也有研究显示过量饮酒则会造成认知能力的减退，所以若平常没有饮酒习惯，不建议饮酒。

血管性老年痴呆症患者的营养照护要点

　　血管性老年痴呆症顾名思义就是由于脑血管疾病后所导致的老年痴呆症。血管性老年痴呆症易有感染、再度中风、吞咽困难及呛咳（dysphagia）等合并症。对于血管性老年痴呆症可通过低油与低盐饮食、体重控制、适当运动及规律生活来预防脑中风、高血压的发生。要减少脑中风的风险，应记住一口诀，即"监控ABC"：

　　A（arterial pressure）→血压

　　B（blood sugar）→血糖

　　C（cholesterol）→胆固醇

复习与反思

一、问答题

1.老年痴呆症的危险因子有哪几项？

【参考本章第三节】

2.吞咽困难的老年痴呆症患者的饮食措施有哪些？

【参考本章第三节】

3.老年痴呆症患者的饮食行为转变有哪些？

【参考本章第一节】

4.老年痴呆症患者营养评估筛查的体重应如何取得？

【参考本章第二节】

二、思考题

请简述老年痴呆症患者的营养照护策略。

参考文献

[1]Anthony, P. S. (2008). Nutrition screening tools for hospitalized patients. Nutrition in Clinical Practice, 23(4), 373–382.

[2]Carrillo, M.C., Brashear, H. R., Logovinsky, V., Ryan, J. M., Feldman, H. H., Siemers, E. R. ... Sperling, R. A. (2013). Can we prevent AD? secondary "prevention" trials in Alzheimer's disease. Alzheimers Dement, 9, 123–131.

[3]Cole, D. (2012). Optimising nutrition for older people with dementia. Nursing Standard, 26(20), 41–48.

[4]Dementia Today (2012, October 24). Mediterranean diet helps preserve memory and thinking abilities. Retrieved from http://www.dementiatoday. com/i-hear-a-lot-about-the-mediterranean-diet-but-what-is-it/

[5]Engelhart, M. J., Geerlings, M. I., Ruitenberg, A., van Swieten, J. C., Hofman, A., Witteman, J. C., Breteler, M. M. (2002). Dietary intake of antioxidants and risk of Alzheimer disease. JAMA, 287(24), 3223–3229.

[6]Keller, H. H., & Goy, R. (2005). Validity and reliability of SCREEN II. European Journal of Clinical Nutrition, 59, 1149–1157.

[7]Luchsinger, J. A., & Miller, J. G. (2008). Higher folate intake is related to lower risk of Alzheimer's disease in the elderly. J Nutr Health Aging, 12(9), 648–650.

[8]Mazereeuw, G., Lanctot, K. L., Chau, S. A., Swardfager, W., & Herrmann, N. (2012). Effects of omega-3 fatty acids on cognitive performance: A meta-analysis. Neurobiol Aging, 33, 17–29.

[9]Rubenstein, L. Z., Harker, J. O., Salvà, A., Guigoz, Y., & Vellas, B. (2001). Screening for undernutrition in geriatric practice developing the short-form mini-nutritional assessment (MNA-SF). Journal Gerontol A Biology Medicine Science, 56(6), 366–372.

[10]Scarmeas, N., Stern, Y., Mayeux, R., Manly, J. J., Schupf, N., & Luchsinger, J. A. (2009). Mediterranean diet and mild cognitive impairment. Arch Neurol, 66(2), 216–225.

[11]Weiqian, M., Wijk, N., Cansev, M., Sijben, J. W., & Kamphuis, P. J. (2013). Nutritional approaches in the risk reduction and management of Alzheimer's disease. Nutrition, 29, 1080-1089.

第九章

与老年痴呆症患者的沟通技巧

学习目标

1. 认识老年痴呆症患者的沟通障碍与方式。
2. 学习如何与老年痴呆症患者建立关系。
3. 学习如何评估老年痴呆症患者尚存的沟通能力。
4. 学习与老年痴呆症患者沟通的技巧。

引 言

> 语言（verbal）沟通是人与人之间进行对话，进而维持人际关系的重要工具，人们可通过语言将自己内心的想法、观念、情感等表达出来，以满足各种基本需求。非语言行为（nonverbal behavior）是另一种沟通方式。有别于认知正常的人，老年痴呆症患者随着认知的退化，会渐渐丧失清楚的口语表达，因此他们在沟通形式方面，非语言行为所占的比例会渐渐大于语言沟通。因此，认识老年痴呆症患者的沟通模式并学习如何有效地与他们沟通是专业和非专业照护人员所必备的能力之一。

第一节　老年痴呆症患者的沟通障碍

一、老年痴呆症患者的沟通方式

老年痴呆症患者由于大脑受损部位及认知能力退化程度的差异，患病过程可能有复杂的症状，如听觉、视觉或语言等障碍，因此出现理解和表达的双重困难。因此老年痴呆症患者会应用与一般人不同的沟通方式来表达自己的需求，例如：老年痴呆症患者会因命名困难会使用自己造的句子来代替遗忘的句子；因视觉空间障碍与妄想或幻听而出现语无伦次（incoherent）的情况，或者语言流畅但毫无意义；词不达意，即无法顺利及适当地表达出感情及想法；无法了解或误解他人的话及建议；读写缓慢或只能描写或画出单一方向的景物；因无法分辨适宜场合而随意发言或有不适当行为表现而产生社交障碍等，这些都是常见的沟通障碍。更严重的是，老年痴呆症患者会出现许多问题行为或急躁行为（problem behaviors or aggressive behaviors），影响与照护人员之间的关系。

二、老年痴呆症各个阶段的沟通问题

老年痴呆症患者的语言沟通障碍持续存在于病程的各个阶段，且随着疾病进展愈来愈严重。不同阶段的沟通问题如下。

(一)老年痴呆症初期

近期记忆力减退、命名困难、语言表达不恰当、重复问同样的问题、对地点及时间混淆不清、面对事情变得难以决断，因此在日常生活中，老年痴呆症患者易产生负面的情绪与行为。很多时候老年痴呆症患者尚能有逻辑地表达信息，但照护人员或周边的人开始对其日常生活表现产生不理解，而老年痴呆症患者可能因周围人的不理解而出现退缩或生气。

老年痴呆症初期患者对语言辨识有轻度困难，且对理解复杂语言的中心思想有困难，会误解别人的意思或抓不到重点，因此有些老年痴呆症患者无法胜任正常工作。再者，因记忆衰退，许多事情无法记清楚、许多较难的词汇或成语也无法如正常人一般能脱口而出，对复杂的沟通对话普遍感到困难；有些老年痴呆症患者察觉到自己的语言能力逐渐减退，而无法将自己情绪、内在感受完全表达，为了掩饰语言沟通上的缺陷，会尝试进行补偿，如虚谈现象[注1]。此外，老年痴呆症患者注意力较难集中，经常分神而错失别人所述事情的来龙去脉。上述语言沟通障碍将有损老年痴呆症患者的尊严及破坏内心安适（well-being）的状态，也是引发轻

注1：虚谈为缺乏逻辑性也没有重点的谈话，也是一种因记忆力减退，老年痴呆症患者为了掩饰困窘而无意识地以虚假内容填补记忆力空缺的一种语言表现（American Psychiatric Association，2013）

度老年痴呆症患者抑郁与焦虑情绪的主因之一（Alzheimer Association，2013）。

(二)老年痴呆症中期

近期记忆力明显下降、语言表达缺乏逻辑、妄想严重，在沟通时老年痴呆症患者常说出重复或难以理解的话语，这可能是疾病症状表现或患者在表达其当时情绪及生理需求。中期老年痴呆症患者仍能说出话，甚至有的还能说出一些句子，有时初次接触老年痴呆症患者的人会误以为老年痴呆症患者属于正常人，不过因为所说的话逻辑性不强，很快便能辨识出此人为老年痴呆症患者。此期患者对名词记忆有严重退化，因此会使用代名词代替，如不会说"杯子"而说"装水的"；难以维持同一话题，会跳来跳去；难以理解并记住复杂或一次太多步骤的指令；阅读的理解力下降使老年痴呆症患者无法做自我阅读；比较特别的是老年痴呆症患者不但会用口语表达不真实的妄想，而且所编的故事有时也很长，且内容重复。Cohen-Mansfield与Libin（2005）综合文献发现，老年痴呆症患者的语言躁动行为，如不断抱怨、要求、重复句子、提问题及尖叫等常见的语言沟通问题，可能是老年痴呆症患者感受到与他人之间的负向人际互动、被社交隔离或感到孤单时为寻求注意的一种表现。

(三)老年痴呆症晚期

此阶段老年痴呆症患者的认知功能几乎完全丧失，有的会有终日不语、有的却是成天不断重复单词、单字或喃喃自语，此时会常发出重复声音（如丫丫或叫爸爸！爸爸！），患者多只能用身体的行为与情绪来表达需求，如口渴时因为不会说出来便可能以玩水或到处洒水的方式来表达；用暴力攻击行为来表达对周围环境的不满或心情不佳；用游走来表达想要去某个地点的欲望；用收集东西来反映自己对某一物品的珍惜；用不当饮食行为来表达不想吃或对照护人员的不满；用当众脱裤子来表示想要上厕所，甚至常用一些怪异行为来表达自我实现的欲望，如有一位患者以前是裁缝，只要拿到剪刀便常将家里的窗帘剪破。

三、照护人员与老年痴呆症患者沟通的困境

过去针对照护人员与老年痴呆症患者沟通困境的相关研究不多。其中，韩国学者Yi和Yih（2006）曾对机构照护人员与老年痴呆症患者进行对话分析，发现照护人员与老年痴呆症患者沟通时，照护人员经常扮演具有权威性的教育者角色、易有情绪化感受、会与老年痴呆症患者争辩、过度使用"只能""只有"、有时会出现逃避的想法等。近期研究发现，"鸡同鸭讲"与"难入内心"是照护人员与老年痴呆症患者沟通的两大障碍。"鸡同鸭讲"指的是双方无法进行有效对话，如照护人员对必须重复地回应老年痴呆症患者感到无奈，且互不理解；"难入内心"指的是照护人员无法了解老年痴呆症患者到底内心需要什么，如感到无法打开老年痴呆症患者的心扉、无法了解其语言与非语言行为想要表达的，甚至遇到老年痴呆症患者不开心时不知如何安慰。

第二节 如何与老年痴呆症患者建立关系

学者Algase（1996）所提出的老年痴呆症患者以需求为导向的妥协行为（need-driven dementia-compromised behavior，NDB）这一概念，可用来解释为何老年痴呆症患者通过行为来表达其需求。老年痴呆症患者以需求为导向的妥协行为（NDB）包含背景因素（background factors），如老年痴呆症患者的神经功能、认知能力、生活能力及病前性格等特征；身心因素（proximal factors），如老年痴呆症患者的生理需求、心理需求及生理社会环境等。背景因素与身心因素交互作用而导致老年痴呆症患者出现精神行为症状。因此，第三章所介绍的老年痴呆症患者常有的精神行为症状（BPSD）是他们为了达到目标及表达需要的一种有意义及有目的的

沟通方式，亦即BPSD可视为是老年痴呆症患者的一种特定沟通方式，其目的可能是吸引他人注意、表达情绪、生理需求未得到满足或抗议等。这些精神行为症状，如精神症状、日夜颠倒、大小便失禁、游走、攻击行为等，除了会造成生活作息紊乱，更会影响照护人员的情绪（如抑郁）及对老年痴呆症患者所提供的照护质量。

认识其行为背后表达的需求

1.四处游走　可能是因为老年痴呆症患者对环境不熟悉，想找出口或逃离环境；也可能是患者记忆力减退，忘记要去哪里；还可能是运动神经被过度活化，需要走路运动以宣泄体力等。

2.躁动行为　可能是老年痴呆症患者在进行日常生活活动时感受到压力和挫折的一种情绪宣泄或欲寻求他人的注意力。

3.愤怒情绪　可能是老年痴呆症患者无能力表达其需求的一种反弹表现。

4.重复动作、发出奇怪声音或表现出反对行为时　可能是对照护人员过度语言刺激的一种反抗；当老年痴呆症患者囤积物品时，则表示欲保护自己的所有物或对环境持有戒心，自认为应藏起有价值的物品等。

照护人员若未能了解这些问题行为背后的意义，在照护老年痴呆症患者时可能面临较多的难题，而且照护人员和老年痴呆症患者双方不易获得来自于照护所获得的成就感与满足感。因此，与老年痴呆症患者建立关系则容易辨识其问题行为所代表的意义，满足老年痴呆症患者的各类需求，提升老年痴呆症患者照护质量。

运用"怀旧"开启沟通之门

怀旧（reminiscence）强调回忆的过程是一个愉快的经历，将怀旧运用于老年痴呆症患者是一种以"情绪导向"为基础的照护措施，重视怀旧过程中的"情感功能"更胜于"认知功能"。在患病初期与中期老年痴呆症患者的长期记忆通常仍是完整且深刻的，临床上可以运用老年痴呆症患者熟悉的事物做为主题进行引导，通过与老年痴呆症患者回忆过往故事点滴，唤起过去深刻的生命历程，来开启与他们内心的对话沟通。有句话可以概括老年痴呆症患者的说话特性："一说即忘、怎么说都是过去"，这提示我们当不知道如何与老年痴呆症患者开始对话时，直接与之谈过去，就能很快搭起沟通的桥梁。

第三节　与老年痴呆症患者的沟通技巧

一、如何评估老年痴呆症患者尚存的沟通能力

照护人员尤其是初次接触老年痴呆症患者的专业人员在实施照护工作前了解患者到底尚存多少沟通能力，是实现有效照护的关键，可参考表9-1，修改自Miller（2008）所提出的评估老年痴呆症患者对他人的语言理解能力与语言表达能力两个方面来进行。表中前五题是评估老年痴呆症患者的理解能力，由难到易，也就是说老年痴呆症患者若能完成第1题和第2题，表示其理解能力尚佳，若仅能完成第5题则其理解能力就比较差了；而后五题是评估老年痴呆症患者的表达能力，也是由难到易，也就是说老年痴呆症患者若能完成第6题和第7题，表示其表达能力尚佳，若仅能完成第10题则其表达能力就非常有限了。

表9-1　评估老年痴呆症患者对他人的语言理解能力与语言表达能力

题号	项目
语言理解能力	
1	老年痴呆症患者是否了解"对或错"，"可以或不可以"等抽象对应选择
2	老年痴呆症患者是否了解您给的两个选项或二选一的指示，如：要吃饭或吃粥
3	老年痴呆症患者是否了解简单的口语指示，如：去上厕所
4	老年痴呆症患者是否了解简单的图表或文字指示，如：厕所马桶图、自己房间图示
5	老年痴呆症患者是否了解肢体指示的含义，如：用手比划吃饭
语言表达能力	
6	老年痴呆症患者能否有逻辑地表达一项事物，如：天这么冷，我不想洗澡，会感冒
7	老年痴呆症患者能否讲出一个完整句子，如：我的手不能倒水
8	老年痴呆症患者是否会使用简单的语句来表达需求，如：不要洗澡
9	老年痴呆症患者是否会用攻击性的语言或肢体表达涵意
10	老年痴呆症患者是否会发出声音或用喃喃自语来表达需求

数据来源：Miller, C. (2008). Communication difficulties in hospitalized older adults with dementia. American Journal of Nursing, 108(3), 58-67.

二、与老年痴呆症患者有效沟通的策略与方法

国外已有许多学者针对与老年痴呆症患者的沟通，提出一些策略与模式，如Ripich等人（1995）所提出的FOCUSED沟通策略；Feil和Klerk（2002）根据与老年痴呆症患者接触多年的经验提出与老年痴呆症患者的确认性沟通疗法要点，共14项；Small等人（2003）则通过焦点团体及问卷调查找出10项对照护人员与老年痴呆症患者沟通相当有效的沟通策略；英国学者Crawford等人（2006）提出的BOE沟通策略，包含简要（brief）、生活化（ordinary）及有效（effective）或实证（evidence-based）的沟通技巧。

与老年痴呆症患者沟通的技巧

综合以上国内外老年痴呆症沟通专家学者的理念、学说及临床实践经

验，现整理出下列老年痴呆症患者沟通的技巧：

1.首先要注意减少环境干扰。老年痴呆症患者因认知障碍而不易专心，嘈杂的环境易让患者误解对话，故需要详和安静的环境，以保证有良好的沟通效果。

2.开始接触时要缓慢地从前面接近并有眼神上的接触，以吸引老年痴呆症患者的注意力，点头、微笑、轻触（尤其是对重度老年痴呆症患者）等是很好的起始技巧。

3.称呼老年痴呆症患者熟悉、喜欢、能让其有反应的名字或称谓，如吴老师、老板娘等。

4.使用愉悦和日常化的主题来开始交谈，友善或幽默地唠家常会让老年痴呆症患者打开心扉，如看到老年痴呆症患者在折纸，便与之谈论纸相关的事物。

5.适当的提词，给予老年痴呆症患者定向感，避免一直"挖掘"老年痴呆症患者的近期记忆。若为中重度老年痴呆症患者，更应避免一直"拷问"，即使是简单的提问，如"我叫什么？"不过对轻度老年痴呆症患者，则可以视状况提问以刺激其记忆。

6.一次问一个问题，并给予足够的时间回答。同时问太多问题易使老年痴呆症患者混乱而不知如何回答，如："你早上想吃稀饭吗？吃完后想回床上或是去散步？"这里有2句问话，应等老年痴呆症患者回答第一个再问第二个，或等老年痴呆症患者完成第一项活动后再问第二项。

7.一次给一个指令或选择。很多照护人员会给予太多指示，造成老年痴呆症患者无所适从，如："快去洗澡，洗完要吃早餐，之后要带你去看儿子"，这里有3个指令，应等一项活动完成再提醒老年痴呆症患者下一项。

8.语句要简短、使用的词汇要简单明确。要依据老年痴呆症患者的能力控制句子的长短，原则上不论患者的认知障碍严重程度如何都应该尽量简洁，以避免患者产生挫折感。

9.需老年痴呆症患者进行的动作，用肯定句呈现，避免过多项选择，如想让老年痴呆症患者洗澡则用"来！我们去洗澡"，而不要说"要洗澡吗？"

10.直接用具体的字词告诉老年痴呆症患者，而不用代名词，如："穿上那件衣服"，而不要说"把它穿起来"。

11.若不懂老年痴呆症患者的意思，则试着猜测他／她要表达什么。老年痴呆症患者经常会用简单的单字或肢体表达需求，如果不懂先别急着说"听不懂"，要有耐心地去猜并用选择题让他／她选出。

12.鼓励老年痴呆症患者用她／他自己的方式或肢体表达他／她想表达的，允许他／她使用自己的语言或肢体表达方式，不要禁止其说此话或做此动作，时间长了，照护人员就能明白老年痴呆症患者的意思。

13.给老年痴呆症患者足够时间以理解照护人员说的话。一般来说，正常老年人需要至少6秒的时间才能反应与回答问题，更何况是老年痴呆症患者。这考验着照护人员的耐心！

14.以肢体动作或辅助工具来协助沟通，如手势、身体语言或图表。此方法特别适用于与重度老年痴呆症患者沟通，边说边做动作或用老年痴呆症患者熟悉的图做辅助都是很有效的方法。如：为老年痴呆症患者装上假牙时要让老年痴呆症患者张开口，此时照护人员可以一边说"啊……"一边自己大大张口。

与老年痴呆症患者沟通应避免的言谈举止

与老年痴呆症患者沟通应避免的言谈举止，分述如下：

1.不要因为老年痴呆症患者重听而提高音量，避免被老年痴呆症患者误以为是一种侵略或威胁，应靠近老年痴呆症患者耳边说话或让其戴上助听器后再开始说话。

2.不要将老年痴呆症患者当成小孩子而使用太亲昵的"儿语"，如："我的小宝贝……"。

3.避免说听起来是要老年痴呆症患者领情的话，如："我为你牺牲这么多……"。

4.不要忽略听起来似乎没有意义的话语，而只倾听满意的表述。

5.避免批判式的评论或质问患者的过错，因为老年痴呆症患者的逻辑判断能力有障碍，是无法理解的。

6.避免突然或是令人讶异的对话，如："天啊！这里发生了什么事？"

根据老年痴呆症患者状况作适宜的沟通

当遇到老年痴呆症患者有下列情境时，建议尝试下列方法：

1.老年痴呆症患者没有反应时：可用同样的语句重复您的话。有些时候，特别是环境吵杂或身体不太舒服时，老年痴呆症患者无法一次就听懂照护人员的话，应有耐心地重复同样的话，甚至加上肢体语言。

2.老年痴呆症患者出现妄想时：顺着他的话附和之，绝对不与其争辩事实，避免向其灌注现实感，另外可转移到其他让老年痴呆症患者会感兴趣的话题。

3.老年痴呆症患者健忘及反复询问同一件事时：不要直接阻止他/她，因为这只会让他/她更想要一直问下去，宜用转移方式响应他/她，让他/她忘记刚刚一直要问的问题。

4.老年痴呆症患者情绪低落时：会出现一些负向情绪，应避免"火上加油"，建议从正面引导或从环境周围寻找可对话的素材作话题，转移其负面情绪。

5.如欲与老年痴呆症患者聊天时：可运用怀旧来开启谈话，谈论老年痴呆症患者熟悉的过去事物。但必须先了解其过去的生活经验、偏好与喜爱。另外，父母、儿女也是很好的话题。

以上是与老年痴呆患者相处经常会使用到的沟通技巧，但必须注意的是，在使用这些沟通技巧前一定要先对老年痴呆患者尚存的理解与表达能力有所了解，才能选择合适的沟通技巧，也就是说，假设老年痴呆患者已经有重度认知障碍了，仍可以对着老年痴呆症患者说简单的话或唱首歌让他／她听，但不能期待他／她会对答或有反应，此时非语言沟通，如肢体按摩是传达您对他／她关心的方式。

第四节　沟通技巧的实践演练

沟通实境

实境一： 与严重妄想的老年痴呆症患者沟通
主　题： 我爸爸要带我去公园散步

不良　沟通情境

（照护人员进来时，患者穿着运动服及球鞋，坐在床沿）

N：李奶奶，嗨！散步时间到了，我们去中庭散步吧！

P：我爸爸今天要带我去公园散步。（愉悦的表情）

N：李奶奶，有吗？你应该知道，你爸爸已经去世十年了！

　　（一边坐下）

P：不，乱说，他没有死！（不高兴表情）

N：我们昨天不是才谈论过这个话题，还记得吗？你爸爸永远不会来了！

P：不，他会来的，他有答应我！（生气的表情）

N：好……好……不要那么生气！我只是说事实嘛。

P：你打乱了我的心情，我相信我爸爸一定会来！

　　你走！你自己去散步！我要跟我爸爸去散步！

　　（很生气的表情）

N：（惊愕，无言以对）

　　读完这个沟通情境，想一想您有否遇过类似情境？您觉得这位照护人员犯了哪些错误或禁忌？如果您是这位照护人员会做如何反应？运用以上沟通策略技巧，想一想自己会如何沟通？想完了再阅读下面"良好沟通"情境范例。

沟通实境

　　实境一：与严重妄想的老年痴呆症患者沟通
　　主　题：我爸爸要带我去公园散步

良好 沟通情境

（照护人员进来时，患者穿着运动服及球鞋，坐在床沿）

N：李奶奶，嗨！散步的时间到啰！我们去中庭散步吧！

P：我爸爸今天要带我去公园散步。（愉悦的表情）

N：喔！这样啊！喔，我记得你告诉过我你爸爸是船长。
　　（一边坐下）

P：是啊！他是大油轮船长。

N：那你能不能边走边告诉我关于你爸爸的事情呢？他有没有让你搭过大油轮？

P：喔！有啊！他会让我们玩船舵！（自我满足的表情）

N：喔！好棒喔！边走边说如何呢？嗯，我想要听更多关于你爸爸的事。

P：嗯，但是他过几分钟就来了。（不安的表情）

N：是啊！但是……所有访客都必须先到柜台登记，所以柜台会通知我们你爸爸来了喔，趁他还没有到，先一起聊他的事，好吗？

P：喔！好啊！

N：对！对！来吧！我们走！（一边起身拉患者走）多告诉我一点关于你爸爸的事情，他一定是一个很棒的爸爸。

P：是啊！他是很棒很棒的爸爸。（自傲的表情）

沟通实境

实境二：与被偷妄想的老年痴呆症患者沟通
主　题：有人偷了我的项链

不良 沟通情境

（护理人员正在写病历，患者走到护士站）

P：我的项链不见了！一定有人到我房间偷走了！（生气）

N：喔！张奶奶，你的项链一定还在你的房间里，不用担心！
　　（持续低头，未抬头看患者）

P：没有！没有在我的房间里，有人拿走了！

N：张奶奶，放轻松点，我可以帮你到你的房间找。（未抬头看患者）

P：我才不要你的帮忙，你们这些人总是偷东西，你们怎么可以偷
　　走我的重要东西呢？（更生气）

N：张奶奶，不要乱诬赖我们啦！（抬头）

P：不，你们有偷！

N：不，我们没有偷！

P：我讨厌住这里！你们都不在乎！（生气并提高音调）

N：张奶奶，别这样嘛！

P：离我远一点！

N：张奶奶，冷静一点！

P：我不要！我的项链不见了！它是我很重要的东西啊！

N：（惊愕，无言以对）

　　读完这个沟通情境，想一想您是否遇过类似情况？您觉得这位护理人员犯了哪些错误或禁忌？如果您是这位护理人员会做如何反应？运用以上沟通策略技巧，想一想自己会如何沟通？想完了再阅读下面的"良好沟

通"情境范例。

沟通实境

实境二：与被偷妄想的老年痴呆症患者沟通

主　题：有人偷了我的项链

良好 沟通情境

（护理人员正在写病历，患者走到护士站）

P：我的项链不见了！一定有人到我房间偷走了！（生气）

N：喔！张奶奶，你在找什么呢？我能帮忙吗？（抬头看患者）

P：我的项链不见了，我找不到！（生气）

N：这样喔，难怪你那么生气，我们去你的房间找找看吧！

P：不在我的房间里！你们这些人全是小偷！

N：我们先到你房间找找看，再来找出小偷，我帮你，来！
（出到护理站外）

P：没有用的！（稍微放松）

N：来啦！我们去你房间找找看。（拉着患者的手臂）

P：不在那里啊！

N：我们一起去找找看啦！好吗？喔！对了，你拼的那块美丽的拼
布怎么样了？

P：喔！还不错！

N：上次我看到时就很漂亮了喔！你可以再给我看一次吗？

P：喔！没问题的。（有点微笑）

N：你是不是有告诉过我那是要给你孙女的？

P：喔！对，那是要给我孙女小庭的！她……她喜欢粉色系。
（露出相当愉悦表情）

N：我也是耶！我喜欢粉色系，你一定花很多时间了哦？

P：喔！对呀，从我十二岁就开始玩拼布……（满足的成就感）

N：喔！你真厉害……

护患沟通的概念是照护人员协助患者追求健康过程的语言及非语言的沟通。对一般人来说，通过非语言与身体语言沟通所表达出的信息比说出的话对个体及他人更具影响力，因此患者的非语言沟通信息是照护人员了解患者需求的重要来源之一。随病情的进展，老年痴呆症患者会有日趋严重的语言障碍，沟通更加困难，与照护人员在语言上的互动上也会越来越少，此时照护人员若不知如何用其他方式与老年痴呆症患者做沟通，照护将可能局限于身体上的照护，老年痴呆症患者语言的反应多被忽略。因此，照护人员学习如何辨识老年痴呆症患者语言与非语言行为的意义，便成为成功沟通的关键。也就是说，当照护人员了解老年痴呆症患者的语言及非语言表达的信息时，除了多一份理解体恤之外，更能依据这些信息提供有效沟通以满足老年痴呆症患者的需求，让老年痴呆症患者与照护人员双方均能获得满意的互动关系与内心舒适的感受。

复习与反思

一、问答题

1.您在照护老年痴呆症患者时曾遇到哪些沟通方面的问题？

【参考本章第一节】

2.如何评估老年痴呆症患者尚存的表达能力？

【参考本章第三节】

3.与中度老年痴呆症患者进行沟通哪些技巧？

【参考本章第三节】

4.当老年痴呆症患者出现严重妄想时，可运用哪些沟通技巧？

【参考本章第三节】

5.当老年痴呆症患者不想吃药时，应该如何与之沟通？

【参考本章第三节】

二、思考题

针对"被害妄想"的老年痴呆症患者，运用所学的沟通技巧，试着分组练习与其沟通。

参考文献

[1]王静枝（2011）·以失智患者为中心的爱思实证研究：促进护理学生、护理人员与失智患者有效沟通能力·台北市：科技部。

[2]王静枝、胡嘉容、张文芸（2011）·与老年痴呆患者之有效沟通策略及方法·护理杂志，58（1），85-90。

[3]Miller, C. A., （2013）·老年痴呆症临床照护指引（庄琬筌译）·台北市：华都。

[4]Algase, D., Beck, C., Kolanowski, A., Whall, A., Berent, S., Richards, K., & Beattie, E. (1996). Need-Driven dementia-compromised behavior：An alternative view of disruptive behavior. American Journal of Alzheimer's Disease, 11(6), 10-19.

[5]Alzheimer's Association. (2013). 2013 Alzheimer's disease facts and figures. Alzheimer's Association, 9(2), 1-71.

[6]American Psychiatric Association (2013). Diagnosis and Statistical Manual of Mental Disorder (5th ed.). Arlington：American Psychiatric Association.

[7]Cherry, K. (2010). Everything psychology book：Explore the human psycho and understanding why we do the things we do. (2nd ed). MA：Adams Media.

[8]Cohen-Mansfield, J., & Mintzer, J. E. (2005). Time for change：The role of nonpharmacological interventions in treating behavior problems in nursing home residents with dementia. Alzheimer Disease & Associated Disorders, 19(1), 37-40.

[9]Crawford, P., Bonham, P., & Brown, B. (2006). Brief, ordinary and effective (BOE)：A new model for health care communication. In L. Wigens (Ed.), Communication in Clinical Settings. Cheltenham, UK：Nelson Thornes.

[10]Finnema, E., Droes, R. M., Ribble, M., & Van-Tilburg, W. (2000). The effects of emotion-oriented approaches in the care for persons suffering from dementia：A review of the literature. International Journal of Geriatric

Psychiatry, 15(2), 141−161.

[11]Miller, C. (2008). Communication difficulties in hospitalized older adults with dementia. American Journal of Nursing, 108(3), 58−67.

[12]Naylor, E., & Clare, L. (2008). Awareness of memory functioning, autobiographical memory and identity in early−stage dementia. Neuropsychological Rehabilitation, 18(5−6), 590−606.

[13]Nordby, H. (2007). Meaning and normativity in nurse−patient interaction. Nursing Philosophy, 8(1), 16−27.

[14]Ripich, D., Wykle, M., & Niles, S. (1995). Alzheimer's disease caregivers: The FOCUSED program A communication skills training program helps nursing assistants to give better care to patients with Alzheimer's disease. Geriatric Nursing, 16(1), 15−19.

[15]Small, J., Gutman, G., Makela, S., & Hillhouse, B. (2003). Effectiveness of communication strategies used by caregivers of persons with Alzheimer's disease during activities of daily living. Journal of Speech, Language, and Hearing Research, 46(2), 353.

[16]Wang, J., Feldt, K., & Cheng, W. (2012). Characteristics and underlying meaning of hoarding behavior in elders with Alzheimer's dementia: Caregivers' perspective. Journal of Nursing Research, 20(3), 189−196.

[17]Wang, J., Hsieh, P., & Wang, C. (2013). Long−term care nurses' communication difficulties with people living with dementia in Taiwan. Asian Nursing Research, 7(3), 99−103.

[18]Woods, B., Spector, A. E., Jones, C. A., Orrell, M., & Davies, S. P. (2009). Reminiscence therapy for dementia. International Journal of Geriatric Psychiatry, 13, 1−34.

[19]Yi, M., & Yih, B. S. (2006). A conversation analysis of communication between patients with dementia and their professional nurses. Taehan Kanho Hakhoe Chi in Korea, 36(7), 1253−1264.

第十章

老年痴呆症患者家庭
照护者的压力调适

简淑媛　编著

学习目标

1. 了解老年痴呆症家庭照护者的压力。
2. 了解主要照护者压力调适的类型。
3. 了解减轻照护者压力的方法。

引 言

我太太在其父母相继罹患老年痴呆症后，在她67岁那年也被医师诊断罹患了老年痴呆症，当时我觉得被法院判了"无期徒刑"。看着与我同床共枕数十年，陪我走过人生无数次低潮的伴侣，我决定陪在她身边，亲自照顾她。

初期症状并不明显，不难照料。十多年下来，太太并发抑郁症，不时有轻生的意念及举动，我必须24小时戒备，以防万一。随着疾病的进展，抑郁症和自杀倾向逐渐淡化，但随之而来的是方向感的丧失，常常是全家总动员，找到心力交瘁、人仰马翻，依然不知她人在何方，当时心情的焦虑与煎熬，实在是难以用笔墨形容。

随着病情的进展，太太的认知能力、语言沟通能力、日常生活能力也逐渐退化，她的表达我们不理解，我们跟她说的她听不懂；太太原本是一个有洁癖的人，现在连要她换个衣服、擦个脸、洗个澡这种生活小事，都得厮杀半天，喊到声嘶力竭，不知情的外人听了，还以为我这个老公又在虐待生病的妻子了。

老年痴呆症是不可逆且又非常复杂的老年性疾病之一，随着世界人口老龄化的趋势，老年痴呆症的罹病人数也在增加。

老年痴呆症的发病期约8～10年不等，甚至十几年，整个过程都需要他人的协助与照护。一名老年痴呆症患者可能影响22.7人的生活，其中包括亲属及朋友，约有75%的家庭照护工作是由家庭成员和朋友直接提供。在中国传统文化中，照护患者是家属的责任。但是从老龄化发展和少子化的家庭结构看，医疗和家庭照护问题对家庭主要照护者无疑是一项沉重的压力与负担。

第一节 老年痴呆症家庭照护者的照护负荷

没有一种疾病可以像老年痴呆症一样带给家庭照护者如此沉重的负担。一般的慢性疾病，只要用心照护，患者的身体功能及健康或许可以恢复或减缓退化，照护者也能从患者身体状况的改善中，得到些许的成就感或欣慰感，但老年痴呆症患者的认知功能持续退化，逐渐丧失正常的语言及情感表达或沟通能力，甚至无法认出亲人；此外，他的情绪反应及失常的行为问题，也常使照护者不知所措。相比之下，老年痴呆症照护者要比其他疾病的家庭照护者承受更多的压力、更多的挫折感及更少的幸福感。长时间的压力累积，超出照护者身心所能承受及处理的负荷[注]，会使照护者感到身心疲惫。

一、照护负荷的定义

"照护负荷"是一个涵盖多方面内容的概念，国内外的专家与学者对此概念进行不少的探讨，例如：

1.Hoenig和Hamilton（1966）将照护负荷分为"主观负荷"和"客观负荷"，主观负荷是指照护者于照护工作时的主观情绪反应；客观负荷

注：负荷（burden）在英文字典中的解释是一个责任或沉重的负担（a responsibility, a heavy load）、烦恼的原因（a cause of worry）（Wiktionary, 2014）；在中文字典的意思为负担、负荷、责任、苦恼（难以承受的情绪困扰或及大的压力来源）、重担（简明英汉辞典, 1996）

是照护者生活及家庭中可观察到的不同方面受到影响的情况。

2.Poulshock和Deimling（1984）认为照护负荷是指因照护工作而对个人生活产生的限制，它足以对整个家庭造成冲击。

3.Oberst等（1989）认为照护负荷是提供持续性照护的家庭照护者所遇到的一种困境，或身体、心理、社会、经济及情绪上的痛苦和反应。

4.Kasberg等（1990）认为照护负荷应包含有生理、心理、情绪、社会、经济等不同方面的意义。

5.马先芝（2003）定义照护负荷为照护者在照护过程中所呈现的生理、心理、社会、经济等方面的认知过程与问题。

6.杨佳玲和孙惠玲（2003）定义照护负荷为照护者因提供照护工作，伴随生理、心理、社会等各方面的改变而所感受到的压力。

统合上述众多的定义，照护负荷应是指照护者在照护患者期间因无法满足患者的需要或解决患者的问题时所呈现的负面反应，这些反应表现在生理、心理、情绪、社会和经济等多方面。

二、家庭照护者的照护负荷

对老年痴呆症患者漫无止尽的照护工作，对家庭照护者而言也是一项沉重的负荷。以下将以案例分享及文献查证的方式，呈现家庭照护者所面临的照护负荷，这些负荷表现在生理、心理与情绪、经济、社会等多个方面。

(一)生理方面的负荷

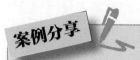

> **案例一**：自从儿子们搬回家里一起住，太太就认为他们不是家里的人。最初是白天趁他们上班，会把他们的东西丢到外面去，我就得到大街上去捡；现在，她会在晚上，看大家都睡着了，偷偷把东西丢到外面，即使儿子用锁把东西锁起来，她也会拿东西去撬锁。我每天晚上都得像防小偷一样防着她，只要她翻个身，我就得赶快醒来，白天还要去收拾善后。很可能她没倒，而我先倒下了。
>
> **案例二**：今天我们的健康检查报告寄来了，我太太的报告检验数值几乎正常，而我超过一半的都是红字，真的不知谁才是病人！

"很可能她没倒，而我先倒下了"、"真不知谁才是病人"，这是许多老年痴呆症家庭照护者的心声，老年痴呆症有别于一般慢性疾病，在性质、症状与病程上都有其特殊性，所以家庭照护者会因长期疲于应付老年痴呆症患者层出不穷的问题，而感到身体不适，包括睡眠不足（障碍）、体力变差、食欲不振、疲惫，其中最常出现是睡眠障碍，有2/3的家庭照护者主诉有此问题，甚至有13.3%的家庭照护者表示已影响到日常生活。另外，也有一部分家庭照护者甚至出现了生理上的问题，如肠胃病、头痛、腰酸背痛、高血压、免疫系统功能下降等。研究显示，老年痴呆症家庭照护者中有25.9%～55%会出现抑郁症状，与中风患者的照护者相比，发现多有抑郁的情形及较差的健康状态，且除了抑郁症的比例较高之外，老年痴呆症家庭照护者在长期的压力下，也会出现免疫系统功能紊乱和传染病的风险增加。

(二)心理与情绪方面的负荷

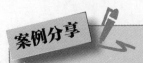

案例一：婆婆由我先生他们三兄弟轮流照护。婆婆发病初期我们都不知道，但她常常抱怨妯娌没给她东西吃，她很饿。直到有一天，她吃到吐出来，我才发现很多食物不是我给她吃的，妯娌间私下彼此的猜忌和误会才明朗。

案例二：冤枉啊！我是去帮爸爸打扫房间，后来他找到了，钱就放在那里啊。可是他还是对我很生气，现在每天都跑到我的房门口大便，还到处跟邻居说我偷他的钱，我真不知要去向谁喊冤。

案例三：有时对于太太的举动，我会气到对她破口大骂，但看到她用听不懂又无辜的眼神看着我时，我的心就好痛，她是生病了，又不是故意的。

以上三个案例都是照护老年痴呆症患者会遇到的问题，是照护工作中最难处理、负担最大的部分。有7至9成老年痴呆症患者会有一种以上的问题行为或是精神症状，包括咒骂或攻击等。面对老年痴呆症患者这些不可理喻的抱怨与怀疑，家庭照护者容易产生情绪上的困扰，如愤怒、悲伤、挫折、失落、无助及内疚等交错的情绪，久而久之家庭照护者就容易出现心理上的健康问题，如焦虑、抑郁，严重者可能出现照护疏失或自我照护疏失，甚至自杀。研究也发现，老年痴呆症家庭照护者中有30%～45%会抑郁，且其发生率比其他慢性患者的照护者更高。

(三)经济方面的负荷

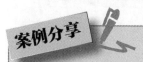

> 　　家里本来是靠先生开出租车来维持，后来他常忘记路名，搞不清楚方向，所以不敢开车了。现在家里就靠我帮人打扫，能借钱的亲戚都借了，以后不知道该怎么办?

　　罹患老年痴呆症后相应的支出是无法避免，如照护的直接花费、照护设备或辅具的费用、家屋重新装修的费用、交通往返的费用；还有因照护而损失的工作收入，如请假、减薪、绩效不佳、提早退休等。对一般家庭而言，日益增加的经济负担更使得家庭整体照护负荷更重，加上每况愈下的老年痴呆症病情，也使得家庭财务规划更加紧张。

(四)社会性的负荷

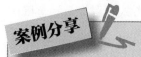

> 　　太太生病至今，她已不太记得我以外的人，她很黏我，一看不到我就很紧张，也很怕见到家里以外的人，即使是过去很熟的亲戚朋友，也不知道是不是太紧张，只要他们一离开后，她就一直呕吐，最后我只好请他们都不要来看她，可是大家都认为我在骗他们，对我很不谅解，弄得我没有办法出门，也没办法和过去的朋友来往了。再者，根本没有办法带她出门，吵着要出去，真的带她出去，没几分钟就吵着要回家；有时带她出去，她的行为很难控制，弄得我都快抓狂了，不知道的人也会用很奇怪的眼光看我们。

> 我现在出门买东西都要把她锁在家里，不然她会自己偷偷跑出去。但是我把她锁在家里，心里也会很害怕，担心她会不会出事，生活是很紧张的。有一次她就是自己跑出去，被抓到警察局，警察通报村长，还好村长知道我们的情况，才通知我。

老年痴呆症的这种特性，使得家庭照护者必须花费更多的照护时间，而没有属于自己的时间，也影响到正常的社交、休闲生活及其他活动的参与。这让家庭照护者在人际交往需求得不到满足，逐渐与社会脱节，长此以往甚至有被"绑架"或与社会隔绝的感觉。研究也发现，家庭照护者的生活负荷以人际关系和社交生活负荷最为严重。

第二节　老年痴呆症家庭照护者的压力调适

Li等将Carver（1997）提出的人类在面对压力时调适行为的方式："问题导向"、"情绪导向"、"功能失调"引伸为以下三项：

1.**以解决问题为重点的应对**　是一种积极面对的方式，照护者针对目前的处境，努力想出解决策略或步骤，试图让情况变得更好。

2.**接受事实并寻求情绪支持的应对**　是一种运用情绪支持的方式，照护者接受已经发生的事实，学习与之相处，并寻求从他人或其他方法，让事情更正面或从中学习得到成长。

3.**无效性的应对**　是一种否认真实情况的应对方式，家庭照护者拒绝去相信已经发生的事情，放弃解决或因应对，并将注意力转移至工作或其他方面的活动，或作一些负面情绪的表达。

老年痴呆症家庭照护者若以"无效性的应对"来调适压力，无论是短期或长期都会有较高的焦虑与抑郁症状；以"接受事实并寻求情绪支持的应对"来调适，其焦虑和抑郁的症状会较少；"以解决问题为重点的应对"者，虽然抑郁和焦虑症状不是那么明显，但随时间的推移，家庭照护者的焦虑和抑郁还是会增加。另外，这也和老年痴呆症无法治愈有关，随着病情的变化和进展，家庭照护者已无法单纯以"问题解决"来缓解压力，致使焦虑和抑郁随着时间的推移而更加严重。有鉴于此，专业人员在协助家庭照护者时，除了提供必要的照护知识及技巧的健康宣教外，也必须指导其寻求情绪支持及舒解。

第三节　协助老年痴呆症家庭照护者减轻压力的方法

一、获得照护相关信息

很多研究结果显示，老年痴呆症家庭照护者的主要压力来源都是与老年痴呆症患者的状况和照护问题有关，包括对疾病本身的不了解、日常生活照护的相关问题等。因此，若能及时向家庭照护者提供照护过程中所需要的各种知识及技巧，对家庭照护者释放压力和负荷的减轻都会有很大的帮助。

(一)家庭照护者方面

请教老年痴呆症患者就医的医院

由于老年痴呆症患者就医的医院有患者所有就医资料，能够很快地了解并掌握老年痴呆症患者的状况，迅速提供给家庭照护者正确的照护策略和技巧。另外，医院有各方面的专业人员，必要时能提供相关信息及转介。家庭照护者可利用带老年痴呆症患者复诊的同时，向专业人员询问照护问题及技巧。

主动参与各种正规的教育活动

由于老年痴呆症患者与日俱增，医院及社会上有不少相关团体，定期或不定期地举办各种健康教育活动、座谈会、家属照护培训班、病友团体、支持团体（如老年痴呆症家属救生圈团体）等活动。家庭照护者可通过这些疾病知识的健康教育、照护技巧的指导及情感分享，学习到许多正确的知识及技巧，提高解决照护问题的能力，并减轻他们自己的负担。

(二)专业人员／团体方面

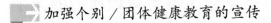 加强个别／团体健康教育的宣传

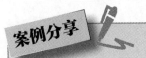

　　我带太太来这家医院看病10年了，从来不知道他们举办老年痴呆症照护的培训？还有家属团体？

　　这是一个常听到老年痴呆症家庭照护者所反映的问题。其实针对老年痴呆症照护的个别咨询或团体健康教育活动不胜枚举，但往往参与的人数不多，而且多半是熟悉的面孔。研究发现，老年痴呆症家庭照护者多为老年伴侣、教育程度或经济条件较差者，他们的信息搜寻能力通常较弱；如果只是在网络上宣传或医疗院所／机构内的布告栏张贴，活动信息可能很难被他们发现。因此，专业团体应改变宣传的方法，将信息传递到真正需要的人。

　　另外，护理人员在提供健康教育前，应先评估家庭照护者的问题处理能力及影响因素，也需考虑家庭照护者的教育程度，这样才能设计适宜的健康教育内容，满足家庭照护者的需求，以确保指导的效率与效益。

▶ 影带教学结合电话咨询

老年痴呆症家庭照护者经常是个全职的照护者，在面对照护问题与压力时很难离开老年痴呆症患者而自行出来寻求资源与支持。对于此类问题，教学光盘、电话咨询是两种很好的解决方法。通过这些方式，家庭照护者可在家里自由安排时间学习，必要时还能通过电话在第一时间向专业人员咨询。研究也证实，通过此方法家庭照护者不但能获得照护技巧，而且压力及负荷也得以缓解。医疗院所及老年痴呆症照护专业团体可将老年痴呆症照护的知识、技巧及照护者纾解压力的方法制作成光盘，并提供咨询电话，发送给老年痴呆症的家庭照护者，这有助于缓解家庭照护者的负荷。

▶ 远程照护支持系统

在国外程距照护支持系统应用于老年痴呆症照护已有多年（Alzheimer's Caregiver Support Online，2014）。在台湾周歆凯等人也尝试将其运用在老年痴呆症患者的家庭照护上，经过6个月的测试，该系统不但能自动侦测老年痴呆症患者的安全、稳定老年痴呆症患者的病情，还能给家庭照护者提供照护上的辅助。先进信息科技的应用，可以让医疗照护无处不在，也能让家庭照护者感到不再是一人孤军奋战。相关单位应加快研发并将其普及应用，以造福更多老年痴呆症患者及其家庭照护者。

二、寻求情绪的缓解及支持

老年痴呆症患者的照护是一段相当漫长的过程，家庭照护者在照护过程中需要维系人际关系，以及心理与情绪上的支持、鼓励、分享。

(一)家庭照护者方面

▶ 接纳自己的情绪

情绪是正常的心理反应，每个人都会有情绪，只是表现的方式不同，面对情绪，给情绪一个出口，才是正确的处理方式。另外，从目前探讨老年痴呆症的电影中，如《明日的记忆》《被遗忘的时光》《我想念我自己》等，都可以看到老年痴呆症患者常见的问题及家庭照护者所面临的压力、抑郁与挫败，以及如何从这些负面情绪中找到应对方法，所以家庭照护者可以尝试观看影片，并告诉自己在面对这样的情境时大家的反应与自己类似，不需要有罪恶感，重要的是给老年痴呆症患者和自己找到问题解决的方法。

▶ 注意自己的身心变化

留意自己的身心状况，是否出现了下列现象：身体不适、食欲变差、体重明显改变、失眠、易怒、爱哭、注意力无法集中、有轻生念头等。这些都有可能是身心承受压力的征兆，不可忽视，应寻求支持。

▶ 主动寻求帮助

不论是照护上遇到的瓶颈，或是自己身心状态出了问题，家庭照护者都必须勇于寻求帮助。每个人都有无限的潜能，遇到困难能独立解决固然很好，但是处理不好，不是你的错。每个人都有其专门的能力，也都有其极限，如果你倒下了，患者就会再多增加一人，受影响的人就会更多。家庭照护者需要知道如果躲在暗处，没有人会知道你的需要，对问题的解决并无帮助；勇于告诉别人你的需要，让其他家人和专业人员可以帮助你，一起解决你或家人的问题，相信一定比自己孤军奋战更能事半功倍。

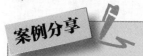 经常赞美自己

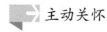

> 我太太还好有我照护，如果把她放在养护机构，一定不会像现在这样。昨天我太太睡觉时，突然转身过来，对我微笑，那是一种充满感激的笑，她好久没这样了，她一定是有感觉到我对她的好，当时我好感动，我也觉得好欣慰、好快乐喔!
>
> 自照护太太之后，我就没办法出门，怕她看不到我会紧张，后来我就利用太太睡着之后，把我这辈子的人生经历写下来，这是我以前想做没时间做的事，没想到不知不觉中，我已经写了五六本书了，这是一种意外收获。现在我也把岳父及其照护太太的过程和心得写了下来，不仅出书还去投稿，我想应该也会对别人有帮忙吧。

照护工作本来就很辛苦，做得好未必有人欣赏，做不好不需旁人谴责，经常就自责不已。家庭照护者应从日常生活小事中去肯定自己（包括对老年痴呆症患者照护工作的价值）、赞美自己、欣赏自己，适时地奖赏自己，甚至做自己喜欢做的事，让自己随时充满能量。

(二)专业人员／团体方面

主动关怀

家庭照护者通常认为照护老年痴呆症患者是自己家的事，除了羞于启齿外，有时也不知道哪些问题可以说、可以问，更不知道自己已经濒临崩溃的边缘。能直接与家庭照护者互动的专业人员，应有敏锐的观察力，利用各种互动机会（家庭照护者陪同老年痴呆症患者就医时、为老年痴呆症

患者取药时、参与活动时），观察或主动关心家庭照护者的近况，在面对家庭照护者的情绪诉说时，有时只要持倾听、接纳、同理、不批评的态度即可，因为诉说的过程中，家庭照护者会重新审视照护过程，从而获得不同的意义和产生新的力量。

专业评估

专业人员除了提供情绪关怀外，仍需从专业角度评估家庭照护者的健康状况，特别是主要照护者所承受的压力源、应对的方式和身心健康状况，必要时传授其解决问题的策略或转介给相关专业人员一同协助，以维护主要照护者整体性的健康质量。

情绪支持性服务

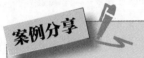

案例分享

　　我还以为自己是天底下最不幸的人，没想到原来大家都跟我一样。你的方法真管用，现在我不必为了帮他洗澡满屋子追着他跑、累个半死。

这是参与病友座谈会后家庭照护者时常给予的反馈。对家庭照护者而言，情绪的宣泄固然重要，但是错误的方法或缺乏事后的处理，情绪仅仅是找到了暂时的出口，问题并未被解决，甚至会导致更负向的情绪或更糟的后果。医院或社会相关公益组织应多组织相关的病友团体、座谈会，在专业人员的协助下，家庭照护者通过分享与互动交换信息及心声，从中得到足够的情感支持，并学习正确的照护知识与技巧。

日积月累的照护经验，不管是对临床照护还是教育传承都是不可多得的宝贵知识。专业人员可以鼓励家庭照护者在时间或能力的许可下，以口述录音或书写方式，记录照护老年痴呆症患者过程的点点滴滴，这不但是一种情绪的排解，也能从过程中去发现自己和患者的改变，看到自己的成就，并通过经验分享或汇集成书，将之公开，除了让家庭照护者感受并欣赏自己的照护成就，也能给同样处境的人提供必要的帮助。

建立家属 / 社区的支持网络

由于一般民众对老年痴呆症并不了解，且对老年痴呆症患者的精神行为症状缺乏正确的认识，以致于其他家属或周围的人常误解老年痴呆症患者的行为，以及家庭照护者与老年痴呆症患者之间的互动，久而久之家庭照护者就不愿带老年痴呆症患者出门，而离群独居。

建议以"社区关怀点"成熟的架构，在社区中成立老年痴呆症家属的自助 / 互助性支持团体，以居住地的资源结合专业协助，让老年痴呆症的相关知识能在社区普及，让老年痴呆症患者的非主要照护家属及周围的人能正确认识老年痴呆症。这不仅可以让家庭照护者带着老年痴呆症患者在小区活动，不会遭受异样的眼光，适应小区周围的环境，也让家庭照护者能有正常的人际互动，精神上能得到支持，以疏解照护的压力。此外，家庭照护者有照护上的临时支持需求时，除了家中非主要照护者外，也能就近在自己熟悉且信任的人、事、地中获得支持。

三、维持自身的身体健康

人的生活难免都会有压力，只要适当处理压力事件，都能平安地度过危机。但是，如果没有一个健康的身体，哪怕是最微不足道的"稻草"，都有可能让你倒下。因此，平时就应该培养良好的生活习惯，让自己有充足的精力以应付各种紧急情况或困难。因此，家庭照护者平时应做到：

1.**睡眠充足** 如果没有优质的睡眠，会出现情绪浮躁不安、注意力不集中及精神涣散等。照护者要先能照护好自己，保持规律作息，保证足够的休息时间，才能满足基本的生理需求、维持正常的生理功能和良好的生活质量。

2.**营养均衡**　均衡的营养可提高面对压力的反应能力。应保持良好且规律的饮食习惯，避免太饿或过饱。

3.**规律运动**　长期处于精神紧绷状态，容易出现自律神经失调的问题，影响到情绪、工作及生活，甚至吃不下、睡不着，进而引发各种疾病。适当且持续的运动能解除焦虑，带来安适感，甚至可以改善体质，同时诱导脑部分泌内啡肽（endorphin）使情绪稳定。

4.**适当的休闲活动**　除了经常运动，也应注意休闲生活的安排。休闲生活与工作不同，是不具目标导向的，休闲往往是灵感的重要来源。

5.**学习放松技巧**　通过深呼吸、腹式呼吸，并学习诸如瑜珈、太极拳等舒缓、放松身心的活动，让情绪沉淀、大脑放空，减轻压力所引发的身心症状。

6.**定期健康检查**　人的身体会因生活环境、饮食、生活起居、情绪起伏等随时改变。定期健康检查可以发现潜在的致病因子，当发现潜在的致病因子时，就可以早期做预防性的生活、饮食习惯调整或做早期矫正治疗。

四、必要时寻求社会资源的协助

社会上有许多的正式、非正式的服务资源，都应该要相互衔接，且有效地被运用，如居家服务、居家护理服务、紧急救援系统等。但最重要的是，有用的资源如何被有需要的照护者利用。因此专业人员／社会团体方面可着重于：

1.**与家庭照护者建立良好的合作关系**　专业人员应将家庭照护者视为共事者，并获得家庭照护者的信任，共同担任患者管理的角色，让家庭照护者成为社会资源与患者之间的桥梁。

2.**协助主要照护者寻求社会资源**　社会资源应是家庭照护的后盾，它可以为家庭照护者争取喘息与休息的空间与时间，也能提供必要的支持。专业人员应熟知各种可利用的资源，当家庭照护者有需求时，便能及时提供协助或转介，使其在照护老年痴呆症患者时能得到最好支持，也能让医疗及其他资源被有效利用。

3.发展合适社区老年痴呆症照护方案 虽然医疗机构或相关社会团体都提供了老年痴呆症的照护教导或支持，但很多老年痴呆症患者和家庭照护者都是生活在社区，甚至走不出家庭。因此专业人员应多发展社区的照护方案，让家庭照护者和老年痴呆症者都能就近获得适宜的照护服务。

家庭照护是一条漫长而艰辛的路，这些家庭照护者让患者得以在社区中生活，减少了医疗相关资源的耗费，是一项重要且不可多得的重要资源。为了使家庭照护成为有意义且健康的照护生力军，我们期待通过对家庭照护者压力及需求的了解，提供必要的支持，维护家庭照护者的健康。

复习与反思

一、问答题

1.老年痴呆症家庭照护者可能面临的照护负荷有哪些?

【参考本章第二节】

2.为什么老年痴呆症家庭照护者自己也会面临身体健康的危机?

【参考本章第二节】

3.当老年痴呆症家庭照护者出现无效性的压力应对时，您认为能提供或应提供哪些支持给这些老年痴呆症家庭照护者?

【参考本章第三、四节】

二、思考题

老年痴呆症家庭照护者最常见的问题就是心理放不下患者、走不出家庭，请运用头脑风暴法提出改变这一状况的方案。

参考文献

[1] 巫莹慧（2009）·老年痴呆症照护者罹病率高自我关照很重要·健康世界，411，85-86。

[2] 李蜚鸿（2012）·独居老年痴呆症老人成为全球难题·健康世界，318，73。

[3] 周桂如（1998）·照护者负荷—以结构公式模式探讨·护理研究，6（5），358-371。

[4] 林淑锦、白明奇（2006）·老年痴呆病患主要照护者的压力-以家庭生态观点论之·长期照护期刊，10（4），412-425。

[5] 社团法人老年痴呆症协会（2012）·台湾失智人口惊人成长·https://tw.news.yahoo.com/全球每4秒1人失智-台湾增速超前-062647513.html

[6] 邱逸榛、李怡浓、徐文俊、陈献宗、李佳琳、王鹏智（2010）·老年痴呆症家庭照护者睡眠障碍及其相关因素·护理杂志，57（4），29-39。

[7] 邱逸榛、黄舒萱、徐亚瑛（2004）·阿尔茨海默症患者家庭照护者之疲惫、负荷与抑郁之间的关系·长期照护杂志，7（4），338-351。

[8] 邱丽蓉、谢佳容、蔡欣玲（2007）·老年痴呆症病患主要照护者的压力源、评价和因应行为与健康之相关性探讨·精神卫生护理杂志，2（2），31-44。

[9] 马先芝（2003）·照护者负荷之概念分析·护理杂志，50（2），82-86。

[10] 张慈君、徐亚瑛、陈明岐、邱逸榛、黄惠玲（2012）·老年痴呆症家庭照护者问题处理能力预测因子之探讨·护理杂志，59（6），25-33。

[11] 陈玉婷、胡巧文、陆亮（2012）·照对5名老年痴呆症照护者进行灭轻照护负担的促进计划·澳门护理杂志，11（2），56-58。

[12] 陈昱名（2013）·老年老年痴呆症病患家庭照护者之照护负荷·崇仁学报，7，1-22。

[13] 陈燕祯（2006）·我国老人照护资源变迁之初探·小区发展季刊，114，239-248。

[14] 曾雪凤（2014）·老年痴呆症家庭照护者压力、负荷与生活质量之探讨·未发表之硕士论文，台北市：国立台北护理健康大学生死教育与辅导研所。

[15] 杨嘉玲、孙惠玲（2003）·"照护者负荷"概念分析·马偕学报，3，15-27。

[16] 刘秀枝（2001）·当父母变化—开心老年痴呆症·台北市：健康文化。

[17] 蔡佳容、蔡荣顺、李佩怡（2012）·老年痴呆症家庭照护者的内疚经验·亚洲高龄健康休闲及教育学刊，1（1），57-79。

[18] 卫生福利部（2013）·储备小区幸福能量·卫生福利报导，156，6-19。

[19] 郑秀容、当月霞（2008）·居家失智老人家属照护者照护需求及需求被满足情形之

研究 · 荣总护理, 25 (4), 386—392。

[20] 简忠义 (2007) · 漫谈老年痴呆症 · 台北市：青春。

[21] 罗显华, 周光亚, 魏素先, 何晓琪 (1996) · 英语拼读、用法、辨异、翻译疑难辞典 · 台北市：建宏。

[22]Alzheimer's Caregiver Support Online. (2014). Alzonline. Retrieved from http://www.alzonline.phhp.ufl.edu/

[23]Antonovsky, A., & Kats, R. (1967). The life crisis history as a tool in epidemiologic research. Journal of Health and Social Behavior, 8, 15—20.

[24]Carver, C. S. (1997). You want to measure coping but your protocol's too long: consider the brief COPE. Int J Behav Med,4(1), 92—100.

[25]Chou, H. K., Yan, S. H., Lin, I. C., Tsai, M. T., Chen, C. C., & Woung, L. C. (2012). A pilot study of the telecare medical support system as an intervention in dementia care: The views and experiences of primary caregivers. The Journal of Nursing Research, 20(3), 169—180.

[26]Cooper, C., Katona, C., Orrell, M., & Livingston, G., (2008). Coping strategies, anxiety and depression in caregivers of people with Alzheimer's disease. Int. J. Geriatr. Psychiatry, 23, 929—936.

[27]Haley, W. E., LaMonde, L. A., Han, B., Burton, A. M., & Schonwetter, R. (2003). Predictors of depression and life satisfaction among spousal caregivers in hospice application of a stress process model. Journal of Palliative Medicine, 6(2), 215—224.

[28]Huang, C. Y., Sousa, V. D., Perng, S. J., Hwang, M. Y., Tsai, C. C., Huang, M. H., & Yao, S. Y. (2009). Stressors, social support, depressive symptoms and general health status of Taiwanese caregivers of persons with stroke or Alzheimer's disease. Journal of Clinical Nursing, 18(4), 502—511.

[29]Huang, S. S., Liao, Y. C., Wang, W. F., & Lai, T. J. (2012). The factors associated with burden of caring patients with dementia: a memory clinic based study. Taiwanese Journal of Psychiatry (Taipei), 26(2), 96—104.

[30]Kang, H. S., Myung, W., Na, D. L., Kim, S.Y., Lee, J. H., Han, S. H., ..., Kim, D. K. (2014). Factors associated with caregiver burden in patients with Alzheimer's disease. Psychiatry Investig, 11(2), 152—9. doi: 10.4306/pi.2014.11.2.152.

[31]Kosberg, J. L., Caril, R., & Keller, D. M. (1990). Components of burden: Interventive implication. Gerontologist, 30(2), 236 – 242.

[32]Kwok, T., Wong, B., Ip. I., Chui, K., Young, D., & Ho, F. (2013). Telephone-delivered psychoeducational intervention for Hong Kong Chinese

dementia caregivers: A single—blinded randomized controlled trial. Clin Interv Aging, 8, 1191—1197. doi: 10.2147/CIA.S48264.

[33]Li, R., Cooper, C., & Livingston, G. (2014). Relationship of coping style to mood and anxiety disorders in dementia carers. Curr Opin Psychiatry, 27(1), 52—6.

[34]Li, R., Cooper, C., Bradley, J., Shulman, A., & Livingston, G. (2012). Coping strategies and psychological morbidity in family carers of people with dementia: A systematic review and meta—analysis. Journal of Affective Disorders, 139(1), 1—11. doi: 10.1016/j.jad.2011.05.055

[35]Martin—Carrasco, Martin, M. F., Valero, C. P., Millan, P. R., García, C. I., Montalbán, S. R., & Vilanova, M.B. (2009). Effectiveness of a psychoeducational intervention program in the reduction of caregiver burden in Alzheimer's disease patients' caregivers. International Journal of Geriatric Psychiatry, 24, 489—499. Retrieved from http://www.ncbi.nlm. nih.gov/pubmed/18949763

[36]Oberst, M. T., Thomas, S. E., Gass, K. A., & Ward, S. E. (1989). Caregiving demands and appriaisal of stress among family caregivers. Cancer Nursing, 12, 209—215.

[37]Pablavanzadeh, S., Heidari, F. G., Maghsudi, J. , Gbazavi, Z., & Samlandari, S. (2010). The effects of family education program on the caregiver burden of families of elder with dementia disorders. lranian Journal of Nursing and Midwife Research. 15 (3), 102—108. Retrieved from http:// www.ncbi.nlm.nib.gov/pmc/articlesl PMC3093163/

[38]Poulshock, S.W. & Deimling, G. (1984). Families caring for elders in residence: Issues in the measurement of burden. Journal of Gerontology, 39, 230—239.

[39]Schulz, R., & Martire, L. M. (2004). Family caregiving of persons with dementia prevalence, health effects, and support strategies. American Journal of Geriatric Psychiatry, 12(3), 240—249.

[40]Schulz, R., O'Brien, A. T., Bookwala, J., & Fleissner, K. (1995). Psychiatric and physical morbidity effects of dementia caregiving: prevalence, correlates, and causes. Gerontologist, 35(6), 771—791.

[41]Tremont, G., Davis, J., Papandonatos, G. D., Grover, C., Ott, B. R., Fortinsky, R. H., Gozalo, P., & Bishop, D. S. (2013). A telephone intervention for dementia caregivers: background, design, and baseline characteristics. Contemp Clin Trials, 36(2), 338—347. doi: 10.1016/

j.cct.2013.07.011.

[42]Wiktionary (2014). Burden in Wiki-based open content dictionary. Retrieved from http://en.wiktionary.org/wiki/burden

[43]Williams, V. P., Bishop-Fitzpatrick, L., Lane, J. D., Gwyther, L. P., Ballard, E. L., Vendittelli, A. P., Hutchins, T. C., & Williams, R. B. (2010). Video-based coping skills to reduce health risk and improve psychological and physical well-being in Alzheimer's disease family caregivers. Psychosom Med, 72(9), 897-904. doi: 10.1097/PSY.0b013e3181fc2d09.

[44]Zarit, S., & Femia, E. (2008). Behavioral and psychosocial interventions for family caregivers. American Journal of Nursing, 108(9), 47-53.

第十一章

老年痴呆症治疗性环境设计

学习目标

1. 学习老年痴呆症治疗性环境发展理念。

2. 学习老年痴呆症治疗性环境规划设计概念。

3. 学习老年痴呆症治疗性环境规划设计基本要点。

4. 学习老年痴呆症治疗性环境使用评估。

5. 学习老年痴呆症治疗性环境未来发展趋势。

前 言

> 　　随着老龄化社会的到来、医学诊疗方式的进步，及人口寿命的延长，老年痴呆症患者日益增多。由于老年痴呆症患者认知能力逐渐衰退与无法治愈的特性，医疗照护给予的协助是有局限性的。因此协助老年痴呆症患者能延续原有的生活，并获得照护服务的支持，已成为当今照护服务急需积极探讨的重要课题。
> 　　在老年痴呆症患者生活照护协助方面，并非只需要提供照护服务，也需要构建良好的实体环境，方能使老年痴呆症患者获得最大自立生活的契机，也是如今倡导老年痴呆症患者治疗性环境的重要原因。

第一节　老年痴呆症治疗性环境的理念

　　近年老年痴呆症患者治疗性环境日渐受到重视。这种以提供老年痴呆症患者生活照护为主，搭配医疗、照护、康复与营养等服务，使老年痴呆症患者能持续发挥目前尚存的生活能力，并延续以往的生活习惯与社交网络，减缓认知功能的丧失，进而获得安全、安心与安定的生活目标，即为老年痴呆症治疗性环境发展的理念，其发展趋势及内容如下。

一、老年痴呆症治疗性环境发展趋势

(一)老年痴呆症患者日渐增加

　　我国65岁以上的老年人口数已达到1.5亿，占全国人口总数的10.92%，

老年痴呆症患者人数不断增加已成为必然的趋势。因此，在老龄社会到来的同时，老年痴呆症患者也不断增加，并已成为长期照护服务不可忽视的对象，而如何提供适当的生活照护环境，更成为整个社会必须要面对的重要课题。

(二)老年痴呆症患者生活需求

老年痴呆症患者日益增多已成为人口发展的必然趋势，且大多数老年痴呆症患者随着病程的进展在认知功能方面会逐渐下降。由于老年痴呆症患者罹患老年痴呆症的成因不同，以及个人成长背景与生活经历的差异性，使得每个老年痴呆症患者在生活照护与服务的需求上均呈现相当不同的差异性，也因此在生活照护环境的设计上，既要考虑老年痴呆症患者共同的基本生活需求，又要兼顾提供部分弹性调整空间以便满足个别老年痴呆症患者实际生活的需求，减缓病程的进展与减少问题行为的发生。这种针对老年痴呆症患者个性化、多样化生活照护需求的环境，是协助老年痴呆症患者延续以往生活与促进其发挥残存能力的重要要件，也是规划设计者必须考虑的重点因素。

(三)减轻照护者负担的需求

老年痴呆症患者的生活上往往需要有专职固定的照护者提供协助与支持，方能继续在家庭与社区环境中生活，但是无论此种专职照护者是家中的亲友或是照护服务人员，在提供老年痴呆症患者长期生活照护与服务的过程中总会遇到老年痴呆症患者可能发生的各种问题行为，进而产生照护的压力与负担。因此，如何使老年痴呆症患者的生活照护环境能提升其认知与辨识能力，进而促进自立行为，减少问题行为的发生，是治疗性环境设计需要关注的重点。在设计友好的治疗性环境中，照护者应能借助环境设计，轻易察觉并掌握老年痴呆症患者的生活行为，并在必要时能适时予以提供协助，将有效减轻照护服务者的压力，提升老年痴呆症患者的生活质量。对于长期陪伴与提供老年痴呆症患者生活协助的照护者而言，这种环境设计需求是非常迫切的。

(四)专业环境设计的要求

以往长期照护机构环境往往是由接受常规建筑教育训练的建筑设计师设计的，这种传统的长期照护环境在推动长期照护的历程中具有相当大的作用。然而近年来随着人口老龄化且具有经济消费能力的人口不断增加，且长期照护服务强调居家化、社区化与个体化的生活照护需求，使得长期照护环境的设计逐渐向社区内小型化与多样化发展，如社区日间照护中心。另一方面，建筑设计师设计老年痴呆症患者的生活照护环境时须针对老年痴呆症患者的认知与生活行为有更细致的考虑，并对团体之家或老年痴呆症照护专区等老年痴呆症患者生活照护环境的设置规范与要点有所了解，方能保证所提供的环境设计能让老年痴呆症患者获得生活的帮助与支持。此种针对老年痴呆症患者环境规划设计的专业教育，已成为设计师未来从事长期照护环境规划的必要条件，是有别于以往一般建筑规划设计师所能提供的专业服务。

(五)重视社区参与

在以往对老年痴呆症患者生活环境的安排方面，由于对病症成因的了解不足，并不支持回归家庭与小区，更不用说维系正常的社区互动网络。近年来随着对老年痴呆症成因的了解，老年痴呆症患者生活照护服务理念发生了改变，已明确支持老年痴呆症患者能留在原有熟悉的家庭与社区环境中得到照护及协助，并要尽量延续原有的居家与社区生活。此种理念的改变意味着老年痴呆症患者的生活照护环境已不再局限于居家或机构的照护环境，更必须考虑老年痴呆症患者所在的社区环境与可利用资源，使老年痴呆症患者及其照护者能持续获得来自社区居民与专业照护服务人员协助，同时开始强调如何协助使老年痴呆症患者在友善的社区环境内回归正常生活，维系原有的社会互动网络，以满足老年痴呆症患者多样的生活需求。

(六)强调居家养老

能让老年人在自己所熟悉的社区与居家环境中终老，已是近年来各国推动长期照护服务的共同目标，同样的目标也适用于老年痴呆症患者的照护服务提供，这不仅是由于老年痴呆症患者大多数是老年人，同时也是希望协助老年痴呆症患者在人生的最后阶段能持续获得互动、陪伴与支持，给人生划上一个完美的句号。因此，能否在老年痴呆症患者生活所在的社区建构起完整的连续性照护服务网络，让老年痴呆症患者在不同病程进展中不间断地接受照护与服务，营造老年痴呆症患者居家养老的生活条件，成为老年痴呆症患者生活照护环境建构的重点。另一方面，如何在提供照护服务外，使老年痴呆症患者能被居住地的社区居民所接受，并乐于提供照护服务与互动支持，使老年痴呆症患者能获得丰富的生活体验，亦是能否居家养老的重要关键。

基于前述对老年痴呆症患者长期照护服务的发展趋势与成因的分析，老年痴呆症治疗性环境建构的主要目标是通过特定的环境设计，缓解病症给老年痴呆症患者带来的不便或困扰，并通过这种环境设计使老年痴呆症患者能恢复或继续正常生活，进而获得治疗或减轻老年痴呆症所带来的精神行为问题。

二、老年痴呆症治疗性环境的目的及功能

治疗性环境强调以适当的环境来照护患者，使患者能减轻病症以恢复或继续正常生活，进而达到治疗病症的目的。对老年痴呆症患者而言，治疗性环境必须能协助老年痴呆症患者克服或减轻认知障碍所造成的症状。老年痴呆症患者的症状区分为核心症状与周边症状。核心症状主要表现的问题为：①记忆障碍；②辨识障碍；③失语、失认与失用；④理解力与判断力低下等；再由核心症状所延伸出周边症状则包括：①不

安、焦躁；②攻击的言语或行动；③徘徊、想回家、找小孩；④自主性降低、抑郁；⑤幻觉、妄想；⑥不眠、夜间不睡觉；⑦心事重重；⑧异食、过食、拒食；⑨过度兴奋；⑩忘记关火、收集癖好；⑪大小便失禁、随处便溺等。在核心症状与周边症状的作用下，老年痴呆症患者在生活上也开始出现种种问题，如健康状况恶化、人际互动困难、生活无法自理等，而照护者的身体与心理负担也会增大等。因此，治疗性环境的规划设计上必须考虑如何协助老年痴呆症患者减轻上述症状，减少生活的问题产生，达到治疗性环境的目的与功能。

若照护服务者想通过环境来达到治疗性目的，往往需要通过物理环境、社会环境（人）与管理环境（规范）等三方面共同努力促成（图11-1）：

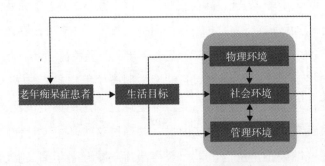

图11-1 老年痴呆症患者生活环境理论

数据来源：Cohen，U.，& Weisman，G. D. (1991). Holding on to home：Designing environments for people with dementia. Baltimore：Johns Hopkins University Press.

1.**物理环境方面** 包括建筑物形态、室内设备、家具与装饰、实际眼睛可见的场所等实际生活空间的架构。

2.**社会环境方面** 包括家属与朋友的互动网络、照护服务提供模式。

3.**管理环境方面** 包括照护服务的理念与内容、管理模式与相关法令规范。

此三者彼此之间相互影响，相辅相成，且必须根据老年痴呆症患者个人的背景属性来进行调整与搭配，方能使治疗性环境进一步形成适合老年痴呆症患者的良好的生活照护与支持环境。

　　由于前述老年痴呆症环境理论的引入，近年来老年痴呆症患者的生活照护不再只局限在照护服务方面，已开始重视老年痴呆症患者生活的实际环境，并考虑如何协助老年痴呆症患者减轻病症的影响，而继续正常的生活。同时，在照护设施的经营管理与照护服务人员的教育培训上，也开始重视运用实体环境搭配照护服务的实施，使老年痴呆症患者能获得适当的生活照护。

第二节　老年痴呆症治疗性环境规划设计的概念

　　近年来老年痴呆症患者的照护服务不仅仅在原则上开始重视环境的作用，在环境的规划设计上也提出几个重要的概念。

一、社区化与居家化

　　由于存在问题行为，老年痴呆症患者除了居住在自有住宅外，经常会被送至精神病院接受医疗照护，或到长期照护机构接受长期照护，但这些照护场所往往与老年痴呆症患者原来生活所在的社区完全没有关连。然而近年来老年痴呆症患者照护服务观念发生了转变，开始强调应让老年痴呆症患者回归到自己的家庭与原来熟悉的社区接受照护服务，使老年痴呆症患者能获得在原有生活情境中继续生活的机会。即使是提供老年痴呆症患者生活照护服务的设施，亦必须考虑设置所在地是否属于老年痴呆症患者生活所在的社区范围，以及如何运用社区的建筑元素进行规划设计，使提供照护的场所能考虑老年痴呆症患者原来的生活情境，呼应老年痴呆症患者生活所在地的文化（图11-2）。

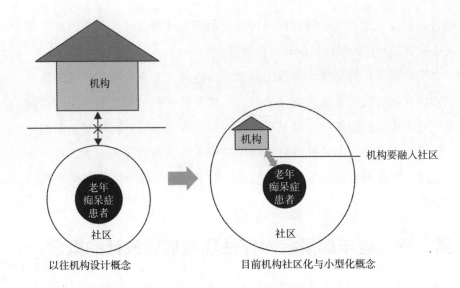

图11-2 社区化概念图

另一方面，规划设计过程中也需考虑未来经营管理与照护服务的提供，如何能结合居住地的资源，如社区内商超、市场、公园，甚至是老年痴呆症患者以往经常光顾的理发店、杂货店等（图11-3），使得老年痴呆症患者的生活不会被局限在生活照护提供设施所在的范围内，而是能拓展至社区内的生活服务点，丰富老年痴呆症患者的居家生活，进而减少问题行为的发生与影响。

除了社区资源的规划，在社区照护环境的长期规划与发展上，也要通过社区内不同层级照护设施的建构，如日间照护中心、团体之家、长期照护机构等，逐步在社区内建立起连续性照护服务体系，使老年痴呆症患者无论是轻度、中度及重度，还是临终，都能持续在社区内获得足够的照护与服务，满足其居家终老的心愿，实践社区化与居家化的生活概念（图11-4）。

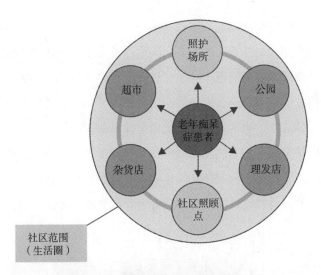

图11-3　融入居住地社区环境概念图

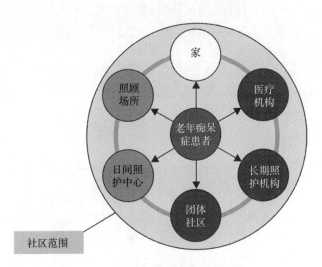

图11-4　社区连续性照护环境示意图

二、单元照护

以往提供老年人或是老年痴呆症患者照护服务的场所设计，多遵循传统一般医疗院所病房空间的规划组合方式，居室分区规划常常是容纳30~50人等较多人数的空间和3~6人间的方式，同时以长廊来连接独立的居室空间。太多人数的集居方式，容易使老年痴呆症患者受到过多刺激与干扰，进而产生焦躁与不安情绪；以长廊串连居室空间的组合模式，不仅容易使老年痴呆症患者难以辨识自己的居室，也容易造成走出居室却无法获得与他人进行正常互动的机会，甚至出现徘徊、游走的问题行为；另外，多人间的居室设计，无法保护老年痴呆症患者的隐私，室友彼此间也容易互相影响与干扰，造成生活上的压力与不安。因此，此种设计模式并不适合老年痴呆症患者生活居住及提供照护服务（图11-5）。

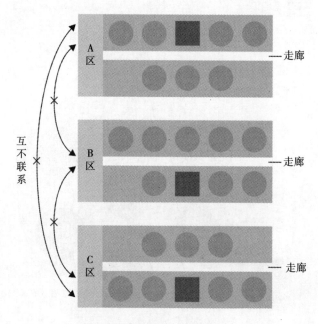

● 老年痴呆症患者住所（多人间）
■ 提供照护者的场所（护理站）

图11-5 传统医疗照护环境分区模式

数据来源：参考自陈政雄（2009）·高龄社会老年痴呆症老人新居住型态——团体之家·台湾老人保健学刊，5（1），17-35。

　　近年来受到北欧与日本针对老年痴呆症患者提供团体之家对应照护需求的影响，设施分区与空间组合模式已开始采用单元照护的模式。单元照护主要强调为应对老年痴呆症患者认知能力与对环境适应能力日渐低落的状况，必须采用小规模的单元模式，每个单元以9～12人来进行分组及分区，使老年痴呆症患者彼此间能有基本熟识与互动的机会；同时减少以走廊来串连居室，改以居家情境作为单元基本设计理念，以家庭中常见的生活空间来衔接独立居室，即提供客厅、餐厅、开放式厨房与独立居室等居家空间场所，使老年痴呆症患者能在熟悉的居家情境中稳定生活，并发挥居家生活应有的互动与促进自理行为。另外，当需要提供24小时入住的居室时，老年痴呆症患者以单人间为主，以保护老年痴呆症患者的隐私，保证稳定的基本生活（图11-6）。

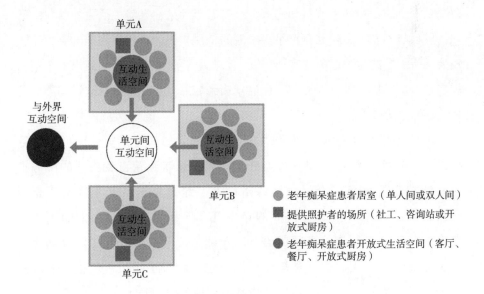

图11-6　单元照护空间模式示意图

数据来源：参考自陈政雄（2009）·高龄社会老年痴呆症老人新居住型态——团体之家·台湾老人保健学刊，5（1），17-35。

单元照护是以促进老年痴呆症患者居家生活为主的空间规划与组合模式，近五年来已被广泛运用在日间照护中心与团体之家的规划设计中，甚至是老年人长期照护机构也开始采用单元照护方式，以提升入住老年人的生活质量。未来老年痴呆症患者照护服务设施的规划，仍应以单元照护为基础，维持老年痴呆症患者基本的居家生活形态，稳定生活节奏，并进一步提升生活质量。

三、个别化照护

个别化照护主要是在改善以往机构照护的缺失。以往老年痴呆症患者在医院或机构内接受的是均等服务，不仅容易忽视老年痴呆症患者本身仍有部分可以自理的生活行为与能力，也容易因老年痴呆症患者问题行为的发生，而遭受不当的药物约束或行动约束，造成老年痴呆症患者生活更加混乱、孤立、焦躁与不安。由于老年痴呆症患者的个性、生活背景与病程进展的差异较大，所需要的照护服务也有所不同，因此需要针对老年痴呆症患者个别的需求来拟定照护计划，同时积极使老年痴呆症患者能在生活营造过程中，发挥残存的生活自理能力。

个别化照护的引入，使得过去强调照护者如何有效提供照护的服务模式逐渐转换成为强调如何协助老年痴呆症患者经营自我生活的服务模式，照护者的角色转变为生活的陪伴者，这也意味着老年痴呆症患者在生活照护环境中能享有更大的自由度，可以自己经营个人的生活与节奏，而照护者扮演着必要时给予老年痴呆症患者协助的生活辅助者与守护者的角色。因此，在环境设计上，也需考虑使照护者能借助开放式空间（如厨房）结合餐厅与客厅的室内环境设计（图11-7），在同时处理炊煮或家事的同时，亦能同时兼顾到老年痴呆症患者的活动安全，并在必要时提供协助，避免老年痴呆症患者被不当约束，同时减轻照护者的压力。

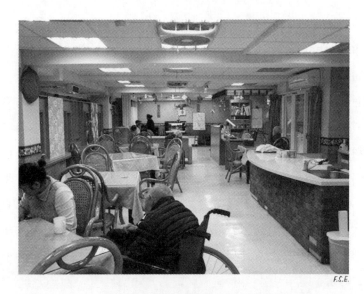

图11-7　开放式厨房结合餐厅与客厅的室内环境设计

强调个别化照护的另一原因为隐私的保护。为使老年痴呆症患者能在较为安静与舒适的居室环境下维持原有的生活，减少躁动不安与彼此间的干扰，提供独立的寝室空间是必要的。同时采用老年痴呆症患者原来熟悉的家具布置与装修风格，也能获得老年痴呆症患者对居住所在场所的认同。独立寝室空间更好地体现了个别化照护的理念，从而可以根据老年痴呆症患者在自己居室内的个别的需求而提供对应的照护服务。

第三节　老年痴呆症治疗性环境规划设计的基本要点

为使老年痴呆症患者能够最大程度地自理生活，降低老年痴呆症问题行为发生的机会，环境的规划设计除遵循前述的规划设计理念，还需要遵循下列的设计原则，以营造适合老年痴呆症患者的舒适的生活环境。

(一)建造易于辨识的建筑物外观

由于老年痴呆症患者的认知能力会随着病程进展而逐渐减退，甚至辨识长期居住的家也有困难，经常无法顺利回家，甚至过门而不入；另一方面，即使是轻度的老年痴呆症患者也会因家属担心其在邻里活动时回不了家，进而造成老年痴呆症患者的生活被家属或照护者局限在家中，使老年痴呆症患者缺少延续以往小区生活互动的机会。

对于老年痴呆症患者自己的家或者是提供给老年痴呆症患者居住的团体之家与照护机构，外观上要有能被老年痴呆症患者轻易辨识的物体或形态，如门口有不同形态、易于辨识的树木或招牌、建筑物外观有明显不同于周围环境的颜色或造型等（图11-8），均有助于老年痴呆症患者发挥自己对形状、颜色的辨识能力，顺利回到自己的家，也有助于邻近社区的居民在遇到老年痴呆症患者独自外出无法顺利回家时，协助老年痴呆症患者回到自己的家。

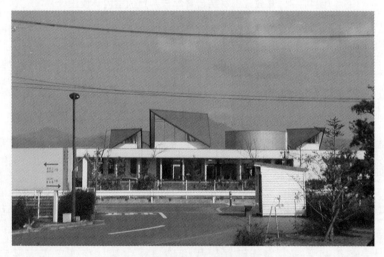

图11-8　明显、易辨识的外观

(二)提供简化与可视的居家空间结构

老年痴呆症患者本身对空间结构较难有抽象性的思考。正常人很容易了解的空间中前后左右关系，对于老年痴呆症患者来说是难以理解的，特别是需要解决基本生理需要的相关空间，当老年痴呆症患者使用的需要非常迫切时，更难要求老年痴呆症患者能对空间设计有清晰的思考与辨识，更不用说进行我们所认为合理的行为。许多老年痴呆症患者常会在客厅或卧室内发生大小便失禁的行为问题，其中一部分的原因在于传统的住宅空间设计常会将厕所隐蔽在家中最不容易发现的角落，总认为在客厅或卧室等较为正式的居室空间不宜面对厕所，甚至会经常习惯性地将厕所门关上。然而对于老年痴呆症患者而言，隐蔽的厕所或关上的门无法让老年痴呆症患者很快找到厕所，因此常会在无人看顾、情急之下发生大小便失禁的状况。类似此种行为的发生，可以通过空间设计的改造加以避免或改善。

　　空间组织设计的另一重点在于提供简化与集中式的公共空间。在传统的居家环境中客厅、餐厅与厨房常常是被分隔开的；特别是厨房的设计，常因为油烟问题而与其他空间分隔开。然而此种过度将空间分隔的结果，不仅会让老年痴呆症患者不易辨识各空间彼此之间的相对关系，而且照护者也不容易掌握老年痴呆症患者的状况。

　　以照护者最常使用的厨房空间为例，当照护者在厨房内忙着准备餐食的过程中，往往无法直接看到老年痴呆症患者在客厅或餐厅的行为，无法及时掌握老年痴呆症患者的如厕需求或跌倒的状况，因此造成老年痴呆症患者的问题行为或意外发生。因此，若是老年痴呆症患者生活空间简化为可视性较好的空间结构，如客厅、餐厅与开放式厨房的整体设计，以及老年痴呆症患者视线可及的浴厕空间，将有助于促进老年痴呆症患者的自理行为，更有助于照护者能通过视线监控，及时给老年痴呆症患者提供协助，进而减少意外与问题行为的发生（图11-9）。

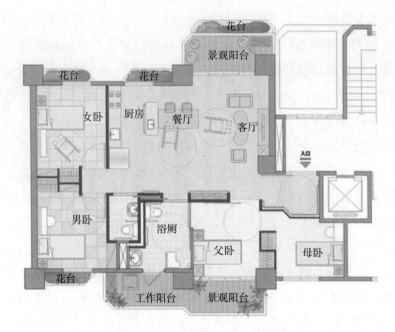

图11-9　易于辨识的居家空间结构

(三)提供安全与宁适的生活环境

老年痴呆症患者对环境的认知能力逐渐下降，因此必须要有更为安全的居住环境，以避免发生意外及造成伤害。在居住环境安全方面，必须要对进出的大门或上下楼层的电梯与楼梯进行适当的管控，以防老年痴呆症患者不告而别或不当的操作使用。此外，必须增强居室的照明以强化老年痴呆症患者对空间大小与空间功能的辨识与掌握能力。另一方面，对于经常使用的浴厕，也必须加设扶手以避免老年痴呆症患者因空间辨识的混乱而发生跌倒意外（图11-10）。

老年痴呆症患者的空间辨识能力逐渐减弱，对不良环境因子的忍受能力也在降低，特别是对于噪音的忍受能力。一般人尚能忍受居住环境的不便或嘈杂，然而老年痴呆症患者认知能力日益衰退，容忍能力也明显下降，环境过于嘈杂与喧闹，往往会造成老年痴呆症患者莫名的紧张，进而吵闹不停，甚至想回家等问题行为。因此，在老年痴呆症患者居住的场所，必须要控制好外部环境的噪音与居室内的声音及音量。可以通过提供自然悦耳的声音，如清晨的鸟叫、夜晚的虫鸣，同时配合舒适的室内环境与家具，使老年痴呆症患者能有基本稳定的生活（图11-11）。

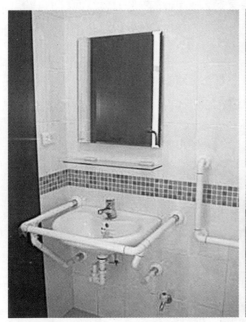
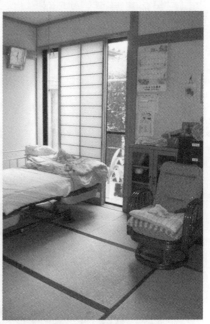

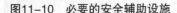

图11-10　必要的安全辅助设施　　　图11-11　安适的居住环境

(四)提供可融合过往生活经验的空间布置

对老年痴呆症患者而言，过于新颖且与以往经历无关的场所较难引发共鸣，反而是与老年痴呆症患者人生经历相关的场景与布置，容易让老年痴呆症患者辨识与认知，进而产生认同感与舒适感。因此，针对老年痴呆症患者的环境设计必须适度导入怀旧元素，以营造老年痴呆症患者熟悉的，并能加以辨识与认知的空间场景。一般怀旧空间的设计可分为三类：

1.与老年痴呆症患者年轻时所属时代相关的空间营造与元素运用，如患者群体年轻时期的街道、商店等生活场景的重现，都有助于稳定老年痴呆症患者的情绪。

2.原来居住生活的社区的文化与地景等相关空间与事物的运用，如对老年痴呆症患者原来熟悉的农村居家空间装饰、农业机具、渔村渔具等，均有助于使老年痴呆症患者能藉由熟悉的场所与物品，进而达到安适的目的（图11-12）。

3.与老年痴呆症患者个人特殊生活经历有关的环境布置，如个人以往生活照片的展示、日常所喜好饰品玩偶的运用，都能使老年痴呆症患者想起以往的生活经历，减少不安与焦躁的情绪反应。

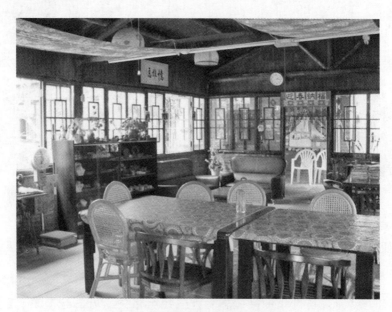

图11-12 传统农村居家环境布置

(五)善用以往生活的家具设施

为使老年痴呆症患者能延续以往日常的生活，减少生活中的焦虑与不安，进而使其能在稳定的生活中发挥既有的自理能力，必须进一步思考如何能借助老年痴呆症患者以往生活中经常接触或使用的家具与设施，使老年痴呆症患者能通过熟悉的家具与物品的陪伴，建立起与以往生活习惯或技能的联系，从而得到心理的安适与生活的稳定，甚至仍然愿意继续使用这些家具或物品，使老年痴呆症患者自理生活能力可伴随着家具或设施而继续维持（日本建筑学会，2009）。老年痴呆症患者以往生活的家具或设施，可以是老年痴呆症患者以往经常弹奏的钢琴、每日习惯坐的座椅、早年结婚时陪嫁且天天使用的旧衣柜，也可以是老年痴呆症患者每日使用习惯的床铺等。以上这些老年痴呆症患者在居家生活中最常接触的家具或设施，且在老年痴呆症患者生命历程中具有重要意义的物品，应在规划设计时妥善运用及安排，使老年痴呆症患者因为熟悉物品而愿意使用，并通过接触与使用这些物品，使老年痴呆症患者感到安适（图11-13）。

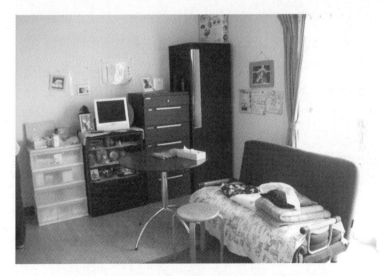

图11-13　团体之家内老年痴呆症患者自有家具的摆设

(六)营造老年痴呆症患者可参与互动的生活空间

在生活中老年痴呆症患者要参与活动或是与他人进行互动,通常是由照护者安排的,因此在规划设计生活空间时要考虑提供相应的活动空间,以促成多种活动与互动。因为老年痴呆症患者认知功能日益丧失,规划设计者必须首先考虑方便老年痴呆症患者在最熟悉的居家环境中进行活动和互动,下一步再考虑小区环境中的互动。

当规划设计者以维系老年痴呆症患者居家生活互动为前提而进行设计时,应融入像家一样的空间元素,进而促成像家人间一样的互动,即使参与互动者并不是老年痴呆症患者有血缘关系的家人,可能是同住在照护单元内的伙伴或照护人员,但仍要以此为前提进行设计。

典型的"家"的空间元素有客厅、餐厅、厨房、卧室等。有了客厅,老年痴呆症患者就有机会感受到与访客或家人一起坐在沙发共享生活的情境,进而能产生互动并自然表现出合宜的行为,减少问题行为的产生。有了餐厅,老年痴呆症患者就可以与家人共同用餐和互动,并使家人与照护者有机会每天与老年痴呆症患者碰面,进而达到生活陪伴的目的。有了开放式的厨房,老年痴呆症患者有机会参与炊煮等家务,进而维系和发挥仍保有的自理能力,并能在与照护者共同在炊煮过程中体验到互动的乐趣。因此,规划设计者必须要考虑为老年痴呆症患者提供多个与他人进行互动的场所,使老年痴呆症患者在参与互动过程中获得稳定支持和生活的力量(图11-14)。

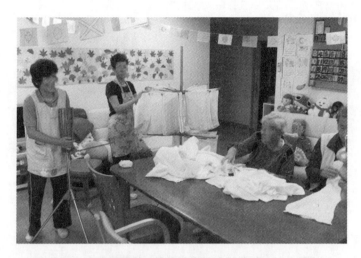

图11-14　老年痴呆症患者可参与家务活动的生活互动空间

(七)营造可促进老年痴呆症患者发挥自理能力的空间

由于老年痴呆症患者认知能力并不是在短时间内完全丧失，而是在病程进展的过程中仍保有许多自理能力，特别是老年痴呆症患者仍在轻度与轻中度阶段时。所以，规划设计者必须要提供适当的场所设施让老年痴呆症患者有机会发挥他仍保有的自理能力，甚至通过良好的空间设计与气氛营造激发老年痴呆症患者发挥自理能力的意愿，减少照护者的负担，并使老年痴呆症患者在参与活动的过程中获得基本的尊严与成就感。

如前面所提到的开放式厨房，其本意并非只是单纯供照护者备餐或配膳，而是希望能使老年痴呆症患者有意愿参与简单炊煮的工作，发挥原有的厨艺，让老年痴呆症患者获得成就感及产生更为积极的参与意愿，维持残存的自理能力（图11-15）。另外，厕所的设计也要考虑能使老年痴呆症患者很容易看到厕所马桶的形状，自己如厕，进而减少大小便失禁的情形发生，减轻照护人员过大的负担或困扰。

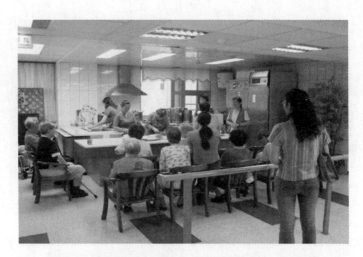

图11-15 提供老年痴呆症患者发挥既有能力的空间

(八)提供老年痴呆症患者私密与独处的空间

虽然老年痴呆症患者认知能力随着病程进展逐渐丧失，但内心对人的互动关系与环境良好与否的感觉仍然存在。为维护老年痴呆症患者的自尊，并确保其生活的尊严，规划设计者与照护者应考虑提供私密较好的场所。因此老年痴呆症患者居住的场所应以提供单人间为主，除了可保护老年痴呆症患者隐私，同时也可以让老年痴呆症患者尝试自己布置房间，并置入与生活经历有关的物品、家具，以维持原来的生活习惯。另一方面，也可以减少老年痴呆症患者发生问题行为时对他人的干扰，进而诱发更多问题行为的产生。即使是双人间，也应有适当的分隔，以确保个人的隐私不受到侵犯。

除了提供隐私空间，还需要提供可让老年痴呆症患者独处的空间，使其能在生活过程当中，或者受到过多外界刺激的状况下，仍能有使其安静并释放压力的机会。老年痴呆症患者因生活背景及病程进展不同，其对外在环境刺激的承受能力与活动参与能力也各不相同，对老年痴呆症患者而言，未必每个人都喜欢直接参与互动频繁的活动，部分老年痴呆症患者有时也喜欢旁观，因此提供的座位或场所，也是规划设计者所必须要考虑的问题（图11-16）。

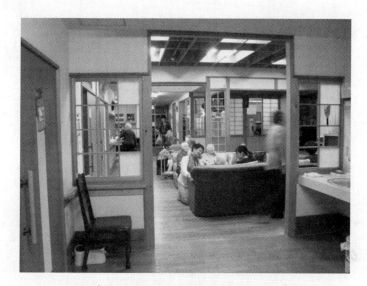

图11-16　提供老年痴呆症患者独处的空间

(九)提供老年痴呆症患者与宠物互动的生活空间

在许多老年痴呆症患者的记忆中，宠物往往是陪伴左右的重要成员。宠物的生命力与互动的特质，不仅有助于唤起老年痴呆症患者记忆中与宠物互动的体验，也能在现实生活中给老年痴呆症患者提供良好的陪伴与乐趣。如一般人家中最常豢养的狗，其不仅能与老年痴呆症患者进行互动，也是老年痴呆症患者人际关系的"融合剂"和"催化剂"，特别是老年痴呆症患者在照护者陪同下出门散步或购物时，宠物狗的陪伴有时能协助老年痴呆症患者与社区的居民更好地相互交流。因此，如何在有限的居住环境中提供老年痴呆症患者能与宠物进行互动的场所，也是规划设计者必须要考虑的问题，但在提供宠物陪伴老人或与老人互动的同时，要确保老年痴呆症患者的安全，避免老年痴呆症患者在互动过程中受到伤害或惊吓

（图11-17）。

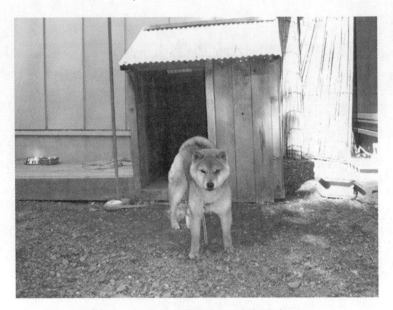

图11-17　可与老年痴呆症患者互动的宠物

(十)提供适合老年痴呆症患者进行户外活动的庭院

为确保老年痴呆症患者能有正常生活，避免因长期待在封闭的居室而导致问题行为的产生，照护者与规划设计者要善于利用周边环境，让老年痴呆症患者能有机会外出从事散步或休憩等户外活动，并接触自然的阳光或植物，这些都有助于稳定老年痴呆症患者的生活节奏，减缓老年痴呆症患者照护者的压力。

在居住环境的规划设计中，户外空间的运用要结合当地的特色，让老年痴呆症患者能和以往生活经历联系起来，如植物的绿意与花香、鸟语虫鸣的陪伴、庭院景色的欣赏等。良好庭院的设计不仅有助于老年痴呆症患者获得健康的户外活动，也有机会通过舒适的环境达到安适疗愈的效果（图11-18）。

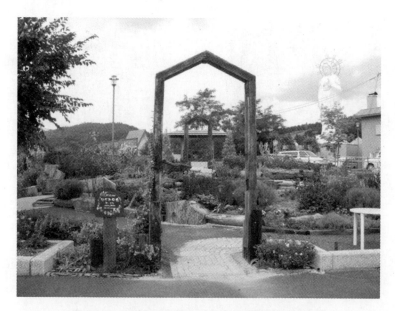

图11-18　可提供老年痴呆症患者活动的户外场所

(十一)避免老年痴呆症患者接触到危险物品或危险因子

老年痴呆症患者对事物的判断能力逐渐减弱，甚至出现错误判断，且可能发生各种问题行为，有时甚至会危害老年痴呆症患者生命或健康，让照护者疲于奔命。为确保老年痴呆症患者的安全，规划设计者与照护者应对生活上可能会给老年痴呆症患者带来危险的物品或因子严加管理（图11-19），如漂白粉或洁厕灵等不宜让老年痴呆症患者接触的物品需要藏起来及上锁，避免老年痴呆症患者取到而误食或误用；在楼层以上部分需要有防止意外坠落的设施，以避免意外发生。

对危险因子的控管并不仅限于一般的设施器具，也包括造景用的植物。由于老年痴呆症患者认知能力逐渐衰退，也可能发生误食植物的状况，因此需要尽量避免使用有毒性植物，避免意外的发生。

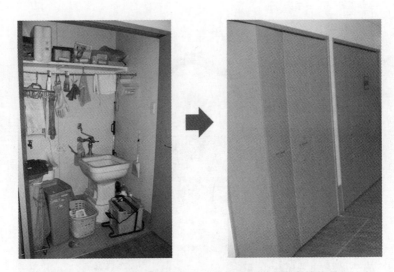

图11-19 隔绝可能对老年痴呆症患者造成伤害的物品

(十二)确保老年痴呆症患者平日安全与基本生命安全

为确保老年痴呆症患者在接受照护期间的安全，避免老年痴呆症患者受到意外伤害，必须加强老年痴呆症患者基本生活安全措施，如通道或活动场所应有足够的光线并防止眩光，老年痴呆症患者通过出入口时有通知照护者的感知器或门铃、防止滑倒的地板、防止跌倒的扶手或其他措施等。通过适当的环境或设施的设置，确保老年痴呆症患者在平时居住环境内活动的安全，避免发生意外而带来伤害，是规划设计者与照护者所需共同努力的方向。

虽然近年来一直主张让老年痴呆症患者在家接受照护，即使是必须离开家也应该在社区内的团体之家接受24小时的照护，并提供像家一样的环境以支持与延续其原有的生活。然而当老年痴呆症患者进入轻中度或中度老年痴呆症时，很可能由于问题行为的发生，引起火灾，对自身或他人生命造成危害，特别是老年痴呆症患者面对灾害与慌乱时，并不具有自救的能力，一旦发生灾害而照护者无法兼顾每个人，很容易危及老年痴呆症患者的生命。在日本，社区内给老年痴呆症患者提供服务的团体之家，近年来数次发生火灾，造成了老年痴呆症患者无法逃生的悲剧。因此日本的团体之家开始强化了安全防范措施，如配置建筑物逃生避难设施与自动消防洒水设备，以确保老年痴呆症患者基本的人身安全（图11-20）。

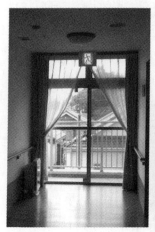 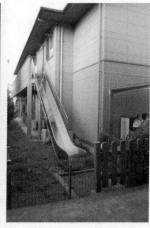 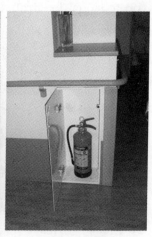

（A）逃生标志　　　　　（B）逃生溜滑梯　　　　　（C）灭火器

图11-20　确保老年痴呆症患者安全的消防设备

我国刚刚开始初步建构老年痴呆症患者居住环境，规划设计者与照护者不仅要遵循建筑物公共安全与消防设施设备的相关规定和技术标准，更要依法定期进行公共安全与消防检查，以确保硬件设施的安全无虞，同时也需要加强照护者的防灾与救灾演练，以确保老年痴呆症患者的生命安全。

第四节　老年痴呆症治疗性环境使用评估
——以 PEAP 为例

老年痴呆症患者的治疗性环境并非只关注实体环境的建构，更需要配合后续照护服务的实施，其中包括更为细致的环境影响因子，如室内家具、装饰、摆设等实体内容，同时配合适当的声音、光线、温度与气流等，使老年痴呆患者在真实生活中感受到全面性的生活照护。

2000年日本照护及环境研究协会的儿玉桂子教授等参考、翻译美国Weisman等于1996年开发的老年痴呆症照护单元环境评估量表（professional environmental assessment protocol, PEAP），并结合日本对老年痴呆症照护的相关研究进行修订，于2002年研发出《日本认知症环境支持指南（第3版）》，供日本一线照护工作人员评估及改善老年痴呆症照护环境。其中主要立论基础与第一节所叙述的治疗性环境相同，即从物理环境、社会环境与管理环境等三方面考虑老年痴呆治疗性环境，并进一步提出8大类别31项环境支持的重点，其重要内容分述如下。

(一)辨识能力的支持

主要是通过物理环境的改善，增加老年痴呆症患者对环境的辨识能力，减缓认知功能的丧失。因此环境支持重点在于借助易于辨识的物品或图案信息，搭配家具的摆设与设施设备的布置，结合容易辨识了解的单元空间与动线规划，提高老年痴呆患者对生活环境的辨识能力。

(二)生活功能与自理能力的支持

主要强调以安全、无障碍、容易辨识与便利的环境为基础，并通过一线照护人员的协助，使老年痴呆症患者不仅能维持自己的日常生活，并最大程度地发挥残存的自理能力。因此环境支持重点在于提供可让老年痴呆症患者安全、便利使用的日常活动空间，如厨房、厕所、卫浴、洗衣房或庭院等场所，使老年痴呆症患者能自行用餐、如厕、洗衣或洗澡，以提升基本的生活自理能力。

(三)环境刺激的质量与调整

环境刺激可区分为环境刺激的质量与调整环境刺激等两大项，前者关注物理环境，通过向老年痴呆症患者提供多种感官功能的综合刺激与质量控制，协助维持感官功能与保有日常生活的基本能力；后者关注控制环境刺激的强度，避免不足或者由于过多的环境刺激导致老年痴呆症患者问题行为的发生。因此环境支持重点在于探讨如何提供给老年痴呆症患者有意义或愉悦舒适的声音、视觉环境、气味与触觉的质感等；调整环境刺激则是较为消极的减少或消除令老年痴呆症患者不适的噪音、混杂的视觉环境、不舒服的臭味，甚至是明显的环境变化（如地板材质完全换新所引起的老年痴呆症患者的不适）。通过环境刺激的质量的控制与调整，使老年痴呆症患者获得身心的安定，可减少行为问题的发生。

(四)安全与安心的支持

强调无障碍与便利的物理环境，确保老年痴呆症患者与照护者生活安全，进而共同营造安心的生活；同时也需配合服务的营运管理，使照护者能成为老年痴呆症患者的生活陪伴者，并能在老年痴呆症患者有需要时能及时提供所需要的帮助，使老年痴呆症患者获得安心与稳定的生活。因此环境支持的重点在于控制居室格局与光线，使照护者可以很容易给老年痴呆症患者提供及时的支持与协助，并且考虑增设扶手、防滑且有一定弹性的地板、防撞碰的家具桌角，减少老年痴呆症患者容易发生危险或意外的环境因子等。

(五)生活延续性的支援

强调如何使老年痴呆症患者在照护环境中的生活能力与原有的生活有所延续。通过管理环境方面的介入，使照护提供者能深入了解老年痴呆症患者以往所熟悉的人、事、物与习惯的生活方式，利用照护环境与单位所能运用的资源，以及原有家庭的协助，使老年痴呆症患者仍保有自己熟悉的珍贵物品，并能延续原有的生活习惯，进而增强对环境的认同感与适应。因此环境支持的重点除了考虑如何维持老年痴呆症患者习惯的活动，并延续以往所熟悉的生活方式外，更应考虑如何在现有环境内创造居家的生活情境与氛围，以确保老年痴呆症患者过上稳定的生活。

(六)自我选择的支持

强调管理环境方面的照护提供，使照护者以弹性的对应方式来提供老年痴呆症患者生活照护，尊重老年痴呆症患者的选择，寻找并满足老年痴呆症患者的真正需求，除使其能感受到尊重以外，并减少问题行为的发生，同时增进老年痴呆症患者与照护者的信任感与互动关系。因此环境支持的重点在于如何以弹性的对应方式来满足老年痴呆症患者日常生活的需求，包含就寝、用餐与入浴的时间，或者是日常用餐的菜单、入住的房型等，同时让老年痴呆症患者自由选择进出的场所或不同的聚会空间等，甚至让老年痴呆症患者保有自己的家具，参与自己房间的布置，调整自己房间的光线、空气与亮度等。通过老年痴呆症患者对自己生活环境的选择，使其有机会营造自己的生活空间，进而获得稳定的生活。

(七)私密性的保障

主要强调管理环境，通照护服务人员的教育与管理制度的建立，保护老年痴呆症患者的隐私，使老年痴呆症患者获得尊重，并使老年痴呆症患者与照护者能建立起信任关系，共同安排好生活。此外，也需考虑在物理环境中构建老年痴呆症患者的不同生活空间，从公共到私密都有不同空间的保障，使老年痴呆症患者能对所处的空间具有选择性，并确保应有的私密性。因此环境支持的重点不仅强调在照护服务提供过程中确保老年痴呆症患者的私密性，在空间功能和分割上也应更重视单人间或隐私空间，并强调需提供各种不同功能的空间使老年痴呆症患者能与家人、朋友或照护者互动时，能有所选择与保护隐私，营造老年痴呆症患者稳定与舒适的生活环境。

(八)入住者交流互动的促进

主要强调社会环境的营造。通过给老年痴呆症患者提供各种功能的空间，配合生活照护服务与多种生活活动，使老年痴呆症患者能有与他人进行互动的机会，并建立起密切的人际关系，进而在生活上彼此协助与支持，降低认知功能逐渐丧失的负面影响。因此环境支持的重点在于给老年痴呆症患者提供不同规模的小团体互动空间，并提供可促进互动的设施，以及可促进怀旧交流的生活道具；另外，也可协助老年痴呆症患者在照护环境中彼此间的互动，同时让老年痴呆症患者有机会离开机构走入社区，增加与他人正常互动的机会。此种交流互动的促进有助于丰富老年痴呆症患者的生活，并与家人、社区的朋友及共同生活的其他患者共同维系良好的互动关系，更有助于老年痴呆症患者安心生活。

通过老年痴呆症照护单元环境评估量表（PEAP）中八大类别的内容可以了解到日本对于老年痴呆症患者的照护服务，并不是局限于照护服务本身，也非只强调物理环境的建设，而是以老年痴呆症患者为中心，提供生活照护所需要的物理环境与设施，并结合管理环境来使照护服务的提供能有效对应物理环境的设施，进一步强调社会化互动，协助老年痴呆症患者获得稳定的生活，降低认知能力逐渐丧失所造成的负面影响。老年痴呆症照护单元环境评估量表（PEAP）的推广，已使日本一线的照护服务人员能有效掌握老年痴呆症患者照护服务的精神与实施重点，值得国内未来发展老年痴呆症照护服务作为参考。

第五节　老年痴呆症治疗性环境未来的发展趋势

随着老龄化社会的到来，老年痴呆症患者的增加已成为必然的趋势，而居住安排与生活照护的问题更成为整个社会所必须共同面对的课题。因此老年痴呆症治疗性环境如何能在为老年痴呆症患者提供的不同的照护设施内来加以落实与建构，已成为未来努力的方向。

　　通过前述章节的介绍，可以了解到为老年痴呆症患者所提供的治疗性环境已经逐渐回归到正常化、家庭化与社区化的生活环境的提供。此种实体环境的规划设计配合生活照护服务的提供，除了会影响老年痴呆症患者居家环境的改善方式，也已开始在提供给老年痴呆症患者的社区式日间照护中心的规划设计中实施，同时也会影响一般养老机构内所设立的老年痴呆症照护专区的规划与设置。此种设计理念与服务模式，有助于老年痴呆症患者有效发挥自理能力，减缓认知功能的下降，更重要的是可使老年痴呆症患者获得生活的延续与生命的尊严。

复习与反思

一、问答题

　　1.老年痴呆症治疗性环境规划设计重要概念是什么？请分述之。

【参考本章第二节】

　　2.为什么老年痴呆症患者的治疗性环境需与居住地社区相结合？

【参考本章第二节】

　　3.老年痴呆症治疗性环境规划设计基本要点有哪些？请简要分述其内容。

【参考本章第三节】

　　4.在老年痴呆症治疗性环境规划设计要点中，如何延续老年痴呆症患者以往的生活？如何营造老年痴呆症患者可参与互动的生活空间？如何激发老年痴呆症患者发挥自理能力的意愿？

【参考本章第三节】

　　5.日本发展老年痴呆症照护单元环境评估量表（PEAP）中八大类别的内容分别是什么？

【参考本章第四节】

二、思考题

我国如果要制订老年痴呆症患者治疗性环境规划设计标准，应由哪一单位负责？又如何落实在老年痴呆症患者实际的生活照护环境中？

参考文献

[1] 内政部统计处（2018）·最新统计指标·取自 https://www.moi.gov.tw/stat/chart.aspx

[2] 吴玉琴（2013）·给老年痴呆症老人安心的"家"·台北市：老人福利推动联盟。

[3] 李光廷（2004）·老年痴呆症老人照护模式与日本机构照护革命·台湾社会福利学刊，5，119-172。

[4] 邱铭章、汤丽玉（2006）·老年痴呆症照护指南·台北市：原水文化。

[5] 国家发展委员会（2014，8月29日）·中华民国人口推计（103至150年）·取自 http://www.ndc.gov.tw/m1.aspx?sNo=0000455#.VXEIlNKqqkp

[6] 庄秀美（2008）·长期照护机构服务变迁发展之研究—单元照护、团体之家的实践理念及前瞻趋势之分析·台北市：松慧。

[7] 陈政雄（2009）·高龄社会老年痴呆症老人新居住型态——团体之家·台湾老人保健学刊，5（1），17-35。

[8] 陈柏宗（2012）·日间照护中心空间规划设计手册·台北市：老人福利推动联盟。

[9] 曾思瑜（2011）·老年人居住空间规划与设计·台北市：华都。

[10] 三好春树（2012）·新しい 认知症ケア·日本：讲谈社。

[11] 日本建筑学会（2009）·认知症ケア环境事典·日本：ワールドプランニング。

[12] 苛原实（2012）·认知症サポートハンドブック 认知症の世界へようこそ－家族、医师、看护师、介护士などサポートチームづくりのために·日本：ヒポ·サイエンス。

[13] 児玉桂子、古贺誉章、沼田恭子、下垣光（2010）·PEAP にもとづく认知症ケアのための施设环境づくり实践マニュアル·日本：彰国社。

[14] 児玉桂子、足立启、下垣光、潮谷有（2009）·认知症高龄者が安心できるケア环境づくり－实践に役立つ环境评价と整备手法·日本：彰国社。

[15] Brawley, E. C. (1997). Designing for Alzheimer's disease：Strategies for creating better care environment. New York：Wiley.

[16] Brawley, E. C. (2006). Design innovations for aging and Alzheimer's：Creating caring environments. New York：Wiley.

[17] Chalfont, G. (2007). Design for nature in dementia care. London：Jessica

Kingsley.

[18]Cohen, U., & Day, K. (1993). Contemporary environments for people with dementia. Baltimore: Johns Hopkins University Press.

[19]Cohen, U., & Weisman, G. D. (1991). Holding on to home: Designing environments for people with dementia. Baltimore: Johns Hopkins University Press.

[20]Grealy, J., McMullen, H., & Grealy, J. (2008). Dementia care: A practical photographic guide. New York: Wiley.

[21]Hughes, D., & Judd, S. (2012). Design for aging: international case studies of building and program. New York: Wiley.

[22]Regnier, V. (1994). Assisted living housing for the elderly: Design innovations from the United States and Europe. New York: Van Nostrand Reinhold.

第十二章

老年痴呆症照护的
社会资源利用

学习目标

1. 社会资源的分类及福利身份的认定。
2. 现行老人福利资源及身心障碍福利资源。
3. 针对老年痴呆症照护的相关资源。
4. 使用（转介）资源的注意事项。

引 言

> 　　一位60岁的郭阿姨，到老人服务中心寻求社工人员的协助，原因是这3个月轮到自己照护92岁的婆婆，目前才过2个月，郭阿姨表示自己再也受不了了，并把自己左耳上的头发掀起，社工人员发现其靠近左耳上方，有直径约2cm的圆形秃。郭阿姨讲述了这2个月发生的事情。因为婆婆对她的种种怀疑，常在先生面前数落她的不是，诸如媳妇买了吃的东西，都藏在房间不让婆婆吃等等，导致她和先生发生严重的冲突，郭阿姨自觉委屈，连自己的先生都不信任自己，感到压力非常大，常以双手抓着自己双耳上的头发发泄怒气，短短2个月，抓成了圆形秃。

　　随着老年痴呆症患者的增加，更多的家庭需要承担起老年痴呆症患者长期照护的任务，有别于其他疾病患者诸如中风者的长期照护，老年痴呆症患者的长期照护家庭可能因为对老年痴呆症疾病的不了解、照护技巧的缺乏、社会资源利用不够等因素，导致极高比例的主要照护者不堪长期照护的压力，成为"隐形"的患者，身心疲惫，更有甚者出现抑郁状况出现；更因为对老年痴呆症疾病的不理解，导致老年痴呆症照护家庭冲突不断、家庭破裂，付出了极高的社会成本。

　　因人口结构的变化，每个家庭生养的子女数逐渐减少，"三明治"一代上有长辈要照护、下有子女要抚养，对长期照护"有心无力"的状况非常突出，"养儿防老"的观念不断受到挑战和冲击。在家庭人力、照护有限的状况下，面对老年痴呆症的长期照护，许多家庭常问的问题是：

　　1.现在长辈确定诊断是老年痴呆症了，这样的照护工作到底要持续多久?

2.有没有人可以教我们该如何照护?

3.有没有人可以协助我们做些事情,减轻我们的照护压力?

4.家里自己照护好,还是有偿照护好?

这样一连串的疑问,常常浮现在老年痴呆症长期照护的家庭中,使得家庭中成员不知所措。事实上,老年痴呆症患者的长期照护是一条漫长且充满挑战的路,随着老年痴呆症患者病情的变化、行为问题的产生,照护家庭及主要照护者在每个阶段都需要不同的资源介入协助,以维持家庭生活的正常进行。因此需要政府、社会、家庭共同合作,确保老年痴呆症患者与家人拥有较好的生活质量。

本章重点在于介绍目前社会现有的各项社会资源,最后说明在利用资源前需要注意的事项,供读者参考。在此首先需要说明的是,随着老年痴呆症长期照护的需求不断出现,新的服务模式也不断产生,各项福利资源的申请条件也可能随时空不同而变化,因而必须留意最新的资源状况及申请条件,才能确保协助家庭及时联系与利用合适的社会资源。

第一节 社会资源

一、什么是社会资源?

(一)社会资源的定义

许多学者对社会资源的定义有不同的想法。社会资源是指社会或民间所拥有的潜在资产与力量,不论是属于物质的或非物质的,只要能善加利用,增强其效能,对于个人及家庭均会有所帮助。另外按《社会工作辞典》的定义,社会资源是指对社会环境不能适应的那些人,提供人力、物力、财力、社会制度或福利设施及个别服务人员等,使其能过上正常社会生活的事与物。综上所述,社会资源是社会服务工作过程中可动员的一切力量，以完成助人策略、目标及任务。

(二)社会资源的分类

学者对社会资源的分类不完全相同。一般而言，社会资源包含有形的物质资源与无形的精神资源。潘淑满认为社会资源常被运用于个别服务过程中，若以受助者为主体（本书以老年痴呆症患者为主体），主要有两大分类方式，整理如表12-1。

表12-1　社会资源的分类

内在资源	系指个人潜力、性格特征及家庭中的某些有助于解决问题或满足需要的特性，包括知识、能力或态度等	
	个人	有些是天生的，如智力、体力等；有些则是后天发展出来的，如了解自我需要并能对人表达、有效倾听、在信息不清时要求澄清等
	家庭	家庭成员间的忠诚度、互相理解、情绪支持、互动与沟通方式
外在资源	系指具体的物质或服务，通常是提供有关的物资、服务的人或机构	
	正式资源（formal）	● 可分为政府与民间机构。前者由税收支持，受到法律的规范，一般受助者无须直接付费；后者则多由募款捐助，也可能收费，并有正式的政策与程序 ● 工作者在提供服务过程，往往依据机构经费来源、受助者申请条件及所提供的服务内容与种类而定
	非正式资源（informal）	● 分为自然助人者或助人者。前者与受助者的关系通常并不以问题的出现为前提，他们都是受助者的亲友、邻人；后者多半对受助者很陌生的，是在问题出现而需要协助时，才被引介来照护受助者；当任务达成后，助人关系也就结束 ● 因所提供的服务范围广、限制少，故比正式资源更能满足受助者的个别需求

二、社会福利身份的认定及取得

在社会福利工作中，协助个人判断是否可申请正式的社会福利资源前，需要先了解个人的"社会福利身份"。

政府的各项福利措施或部分民间的急难救助、福利服务方案等，会依个人是否取得社会福利身份而有所不同。以下说明影响老年痴呆症患者取得正式资源的几种社会福利身份。

(一) "老人"的定义

我国一般将满60岁以上的人定义为老年人。因而，若要协助痴呆症患者申请相关的老人福利资源，需确认患者已年满60岁。

(二)社会福利资源申请条件根据福利身份区分

社会福利资源的申请条件根据福利身份来区分，还需了解申请个人是否有居民身份、残疾证明、重大伤病证明。现将残疾证明及重大伤病证明的相关申请流程分别说明如下。

◤ 身心障碍证明申请流程

1.申请流程：需先办理身心障碍者鉴定程序，向户籍所在地的乡级、镇级、市级残联提出申请，发给心身残疾鉴定表。

2.依一般流程或视同办理流程鉴定。

3.植物人或瘫痪在床无法自行至医疗机构办理鉴定者，由卫生主管机关请鉴定医疗机构指派医师前往办理住处鉴定。

◤ 重大伤病证明申请流程

申请流程　经特约医疗院所医师诊断确定所罹患的伤病属于目录中的重大伤病，可向医保部门申请重大伤病证明。

第二节　老年痴呆症照护的正式资源

依据上一节社会资源的分类，老年痴呆症患者可利用的外在资源分为正式资源及非正式资源。本节将介绍政府及民间提供的老年痴呆症照护相关资源项目，整理如表12-2。

表12-2　老年痴呆症照护相关资源项目

类别	项目	
咨询资源	老年痴呆症咨询专线及相关网站	
	法律咨询	
就医资源	老年痴呆症相关门诊资源	
预防走失资源	申请爱心手环、卫星定位	
家属支持服务	家属教育课程、支持团体、喘息服务（请参考第十章内容）	
其他社区资源	互助家庭、长照乐智小区服务点	
照护资源（长照十年计划）	居家式	居家服务、居家护理、居家康复、辅具购买租借及居家无障碍环境改善服务、营养餐饮服务、居家喘息服务
	社区式	日间照护、家庭托管、社区康复、交通接送服务、机构喘息服务、团体之家
	机构式	长期照护机构（长期照护或赡养型）、赡养机构、护理机构、身心障碍福利机构
其他依福利身份可取得的福利资源	老人福利资源	低收入补助及丧葬补助、中低收入生活补助及临时看护补助、急难救助、中低收入老人特别照护津贴
	残疾福利资源	辅具服务、身心障碍自付保费补助、租赁房屋租金补助

一、咨询资源

(一)老年痴呆症咨询专线及相关网站

许多老年痴呆症服务单位均有提供相关的咨询服务或网站资源共享，有关老年痴呆症的照护原则及资源等均可从网站上找到。

(二)法律咨询与扶助

老年痴呆症患者在病程发展过程中会逐渐丧失对金钱、财产及生活上的基本行为的辨识与处理能力。若家庭遇到法律事件或牵涉到自身权利义务相关问题时，建议可多利用政府所提供的网络资源和民间协会所提供的法律咨询服务，以保障老年痴呆症患者的权益。

二、就医资源

老年痴呆症相关门诊资源以神经内科或精神科为主，这两科的医师基本上都拥有诊断老年痴呆症的临床能力，但并不是所有神经科、精神科医师的专长都是老年痴呆症的诊疗。由于没有任何单独一种检查能够诊断出属于哪一种类型的老年痴呆症，为了要找出原因，医师会询问、评估及安排检查。

1.**询问病史** 了解求诊者病史、发病过程。

2.**进行认知功能评估** 通常由心理师使用量表进行评估，是诊断老年痴呆症的重要依据。

3.**进行神经和实验室检查** 安排脑部CT或磁共振成像来检查脑部是否有病变，以及抽血检验一般血液生化值、维生素B_{12}和叶酸血中浓度与甲状腺功能等。

老年痴呆症患者除了记忆力和认知能力退化外，也会有情绪及行为上的改变，且大多会出现一种以上的精神行为问题，给照护者造成困扰。当精神行为症状严重，经医师评估有必要住院时，将建议安排入住老年精神科病房。通过医院的详细检查，找出造成严重精神行为症状的可能原因，并加以治疗或调整药物，待精神行为症状缓解后，再返回社区由家属照护。

三、预防走失资源

(一)爱心手环

老年痴呆症患者会因疾病失去定向感，常常发生走失的事件。为预防老年痴呆症患者走失，红十字协会为老年痴呆症患者免费发放"爱心手环"，上面标示有痴呆症患者的信息和家属联系方式。若有发现走失的老年痴呆症患者，可以通过电话及编号，联系老年痴呆症患者家属，让走失的老年痴呆症患者可以尽快找到回家的路。

(二)卫星定位

为预防老年痴呆症患者走失，当老年痴呆症患者自行外出时，佩戴具有卫星定位器的爱心手环可协助追踪、了解老年痴呆症患者所在的位置，同时也有紧急求援的功能。

四、居家式服务

 居家护理

居家护理师到住所提供指导及照护，协助行动不便或就医不便的患者在家获得适当的医疗照护，减少疾病合并症及再住院率。其服务内容为：

1.身体健康评估、更换或拔除鼻胃管、更换气切内外管、留置导尿管及尿袋、各种尿管、鼻胃管、气切套管护理、鼻胃管灌食及技术、膀胱灌洗、膀胱训练、伤口护理、灌肠、身体检查、简易康复指导、其他有关的护理指导。

2.居家营养指导。

3.视患者状况制订服务计划，并联系相关的医疗专业人员到家中提供服务，如家庭医生、物理或职能治疗师、呼吸治疗师、营养师及药师等。

居家护理注意事项

1.有些县市并无呼吸治疗师、营养师，需以各县市所提供的医疗专业人员为主。

2.年度补助的次数有限制。

▶ 居家康复

把握行动不便的老年痴呆症患者的康复黄金期，可请康复师到家诊断评估，协助老年痴呆症患者在家中进行简易康复，以增强身体功能及提高日常生活自理能力。服务内容如下：

1.视老年痴呆症患者的需要提供物理或职能治疗。

2.经专业人员访视后，视老年痴呆症患者状况进行辅具需求评估。

3.经专业人员访视后，视老年痴呆症患者状况进行居家环境改善评估。

4.轮椅、助行器或其他辅具训练及指导。

5.指导主要照护者协助老年痴呆症患者康复。

▶ 辅具购买、租借及住宅无障碍环境改善服务

物理或职能治疗师前往老年痴呆症患者的家中，视其情况提供居家环境评估与专业咨询服务，利用对物理环境的改善，增强老年痴呆症患者的生活自理功能，或使其日常活动可以更加安全。服务内容如下：

1.日常生活照护（沐浴、排泄、饮食等）及功能训练辅具（图12-1），以辅具补助的方式提供。

2.未与身体直接接触的器材类（如轮椅、特殊卧床等），采辅具租借的方式提供。

3.居家环境改善，以支付住宅修缮为主（加装扶手、消除高低差、防滑、改门为拉门、改坐便器、更换能顺利移动的床铺及更换防滑的地板材料等）（图12-2）。

老年痴呆症患者辅具设计原则为：不需要特别学习使用、为老年痴呆症患者所熟悉、容易操控的辅具；而非削弱老年痴呆症患者的自主性。

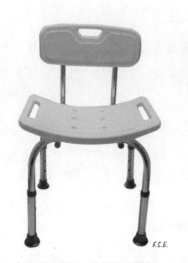

（A）沐浴辅具：有靠背洗澡椅

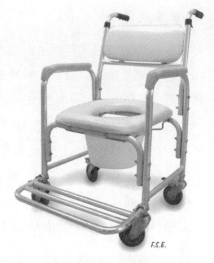

（B）排泄辅具：带轮式便盆椅

图12-1　日常生活照护辅具

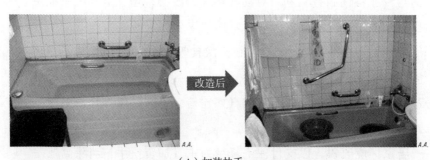

改造后

（A）加装扶手

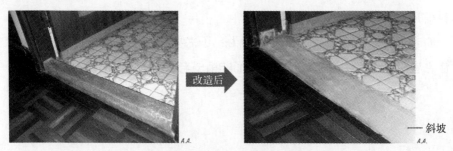

改造后

——斜坡

（B）消除高低差

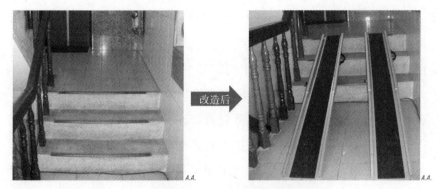

（C）楼梯改造，使轮椅可以顺利地移动

图12-2　居家环境改善

第三节　老年痴呆症照护的非正式资源

一、非正式资源的重要性

对于老年痴呆症患者而言，熟悉的人、事、物及环境，对情绪稳定及病情控制有着积极的影响。因此将老年痴呆症患者留在所熟悉的家中，由家属亲自照护，是较为理想的照护模式。所有在照护过程中能动员到的家人、朋友、邻居等，均属于老年痴呆症患者的非正式资源。非正式资源因所提供的服务范围广、限制少，故比正式资源的更好地满足老年痴呆症患者的个别化需求。

二、使用非正式资源介入老年痴呆症照护

(一)家属照护

若家中有长辈确诊为老年痴呆症，家庭第一个面临的问题是："谁来照护这位罹患老年痴呆症的长辈"？受传统孝道文化的影响，许多家庭一开始都不会考虑有偿照护，多是在自己家庭中协调出一位家人成为

主要照护者，开始了老年痴呆症患者长期照护的漫长过程。从就医、居家环境的改善，日常生活的起居照护与安排，到随时处理老年痴呆症患者的问题行为等，每一件事对家中的主要照护者而言都是一项挑战；加上一天24小时、一年365天照护需求都存在，照护压力可想而知。

在老年痴呆症照护的服务中，我们看到许多家庭缺乏对老年痴呆症疾病及行为问题的了解，导致主要照护者与家庭成员间严重的冲突或误解，甚至是主要照护家庭和其他亲人间产生冲突及误解，造成许多第二代的兄弟姐妹间感情破裂，甚为可惜。很多的主要照护者都有体会，除了长期照护老年痴呆症患者导致的身心疲惫外，有些压力其实是来自于其他不同住的亲人，常因为其他非同住的亲人有心或无心的一句话，导致主要照护者备感委屈及压力；主要照护者常戏称这些不同住、平日没有担负照护责任的其他亲人为"最高指导员"，意即只会口头指导该如何照护老年痴呆症患者，但都没有实际协助照护工作。

那么，非主要照护者的其他亲人，在整个照护过程中，到底可以扮演什么样的角色？提供何种协助呢？在与主要照护者进行的访谈中，家中主要照护者提出需要其他亲友提供以下协助项目：

1.协办相关事务：协助就医挂号、日常用品采买等。

2.陪伴、照护交替：当主要照护者疲惫时，可以有人来接手陪伴或照护工作。

3.收集信息且帮忙申请：不要只告诉主要照护者有什么资源可以使用，他们更期待有人可以协助完成资源申请程序。

4.家人间的肯定：能够理解主要照护者长期照护下来的身心疲惫，给予肯定与支持，而不是责问（如为什么家中没有收拾干净？为什么长辈脚有些水肿？）。先肯定再来看问题，共同讨论如何解决，是较为可行的方式。整个照护工作必须共同分担，不能完全落在一位主要照护者身上。

5.经济（物资）协助：主要照护者担负起长期照护的工作，势必是已经退休，经济收入有限，而长期照护的各项花费必不可省，故主要照护者期待其他亲人可以在经济（物资）上提供支持。

6.家务协助：一整天的照护工作极为繁琐，若老年痴呆症患者又有日夜颠倒的状况，主要照护者连夜间都无法好好休息，因而在照护工作以外的家务处理上，往往已力不从心，故期待其他亲人可以协助家务，如洗衣服、环境打扫等。

复习与反思

一、问答题

1.老年痴呆症患者欲申请残疾证明，请问申请程序是什么？

【参考本章第一节】

二、思考题

1.在协助患者或家庭联系资源时，若您本身对部分资源不熟悉或不确定，即向患者家庭说明，极有可能增加其在资源使用上不愉快的体验，那么如何让自己成为"好"的资源提供者呢？

2.有些患者家属想了解有哪些资源可以利用，也表示非常需要别人协助，但经过您再三联系与催促，还是没有去利用相关资源，您认为可能的原因是什么？

参考文献

[1]中央健康保险署（2016，7月13日）·重大伤病专区·取自 http://www.nhi.gov.tw/webdata/webdata.aspx?menu=18&menu_id=683&webdata_id=3471

[2]中华民国老人福利推动联盟（2015）·爱的手炼·取自 http://www.oldpeople.org.tw/ugC_Love.asp

[3]中华民国家庭照护者关怀总会（2013）·全国家庭照护者资源手册·台北市：中华

民国家庭照护者关怀总会。

[4] 台湾老年痴呆症协会（2016，6月）·全国长照乐智小区服务据点·取自 http:// www.tada2002.org.tw/tada_event_detail.aspx?pk=412

[5] 台湾老年痴呆症协会（2014）·照护资源·取自 http://www.tada2002.org. tw/Support.Tada2002.org.tw/support_resources01.html

[6] 台湾老年痴呆症协会（2009）·爱的备忘录·台北市：台湾老年痴呆症协会。

[7] 老年痴呆症社会支持中心（无日期）·外籍监护工申请·取自 http://www. tada2002.org.tw/support.tada2002.org.tw/support_welfare06.html

[8] 财团法人天主教失智老人社会福利基金会（2015）·居家服务·取自 http:// www.cfad.org.tw/news.php?view=222

[9] 莫藜藜、黄韵如、许临高、顾美俐、曾丽娟、徐锦锋、张宏哲（2013）·社会个案工作——理论与实务·台北市：五南。

[10] 台北市政府社会局（2014）·身心障碍新旧制对应表·取自 http://www.dosw. tcg.gov.tw/i/i0200.asp?l1_code=05&l2_code=20

[11] 潘淑满（2000）·社会个案工作·新北市：心理。

[12] 卫生福利部社会及家庭署（2015，12月23日）·老年痴呆症资源·取自 http:// www.sfaa.gov.tw/SFAA/Pages/Detail.aspx?nodeid=149&pid=698

[13] 卫生福利部社会救助及社工司（2018）·107年度低收入户资格审核标准·取自 https://dep.mohw.gov.tw/DOSAASW/lp-566-103.html

[14] Ballew, J.（1998）·个案管理（王玠、陈雪真译）·新北市：心理。

第十三章

老年痴呆症的姑息照护

学习目标

1. 了解老年痴呆症姑息照护需求与癌症和其他非癌症末期疾病间的差异。
2. 认识老年痴呆症非姑息照护处置对老年痴呆症者生命质量的影响。
3. 了解老年痴呆症姑息照护的实施策略。

引 言

在医药与照护技能发达的状况下，老年痴呆症病程发展至重度或末期老年痴呆症患者的人数必然会随之增加。以美国为例，2018年全美约有570万人罹患阿尔茨海默症，重度老年痴呆症患者占41%，预估至2050年将会有1400万人罹患老年痴呆症，重度老年痴呆症主要者将增至48%。老年痴呆症也成为发达国家老人死亡的主要原因之一，在美国65岁以上老人死因中排第六位，是各种死因中增加最快的疾病（Alzheimer's Association, 2018）。

老年痴呆症病程长，且患者平均约有40%的病程是在重度老年痴呆症阶段。老年痴呆症已被认为是一种无法治愈的末期疾病，照护专业人员建议老年痴呆症患者应尽早接受安宁姑息照护。过去安宁姑息照护大多以癌症患者为服务对象，然而随着老年痴呆症患者增加，无论是在社区、长期照护机构或发生急重症，照护专业人员都有大量的机会直接或间接照护老年痴呆症患者，因此将姑息照护概念运用于照护老年痴呆症患者必将成为重要的课题。

第一节　老年痴呆症安宁姑息照护的特殊需求

美国国家安宁及姑息照护组织（National Hospice and Palliative Care Organization, NHPCO）将安宁及姑息照护定义为是一种针对患有有限寿命的疾病的患者，提供高质量及慈悲照护的模式，并依据患者的需求及希望以团队方式提供专业医疗照护、疼痛处理及情绪与精神支持。安宁照护（hospice care）是以照护（caring）而非治愈（curing）为重点，针对无法治愈的疾病的最后阶段提供支持与照护，使患者尽可能获得舒适的生活；姑息照护（palliative care）是将上述理念用于疾病进程的更早期，适用于更广的群体，且没有限制特定的治疗，强调个人的治疗选择应依据个人价值观及症状等加以评估。换言之，安宁照护是将姑息照护运用于生命末期的照护，照护实践中或健康保险多是以生命余年少于6个月的患者为服务或给付对象；而姑息照护则没有时间或病程进展上的限制，适用于任何严重疾病，也可以提供延长生命或积极的治疗。

由于老年痴呆症与癌症或其他末期疾病不同，老年痴呆症患者姑息照护的需求很高，但实际安宁照护的接受率较低。老年痴呆症患者延迟或减少使用安宁姑息照护的原因有病程长、疾病变化轨迹不明确、缺乏有效的预后预测、决策困境等，详细内容分述如下。

一、病程长、疾病变化轨迹不明确

老年痴呆症与癌症的病程并不相同，癌症患者通常在生命最后几个月或几周会有明显的功能退化，疾病病程也相对清楚及容易预测。虽然老年痴呆症患者也会有渐进性的功能退化，但是其变化却是细微的，呈现失能过程延长的轨迹。老年痴呆症病程从2～15年不等，即使到疾病末期，有时仍可存活2～3年，不易被分辨出疾病与死亡的关系，因而延迟使用安宁照护。

二、缺乏有效的预后预测

预后（prognostication）是临床决策及使用安宁照护重要的依据。目前安宁照护使用条件必须是预估存活时间只有6个月或更短的人。但很不幸的，死亡危险的预测模式用于预测重度老年痴呆症患者却受到质疑，即使是专为老年痴呆症患者发展的预测工具——重度老年痴呆症进展工具（the advanced dementia prognostic tool，ADEPT），对重度老年痴呆症患者6个月内死亡的预测敏感性还是相当低的（27%）。因此照护专业人员认为不应该以疾病进展作为老年痴呆症患者使用安宁照护的依据，而应将照护重点放在尽量让患者感到舒适及提升其生活质量。

三、决策困境

患者的愿望是姑息照护决策的核心。通常癌症或其他疾病末期患者可以表达他们对治疗及照护的愿望，但重度老年痴呆症患者却很少能表达他们对治疗及照护的想法，除非老年痴呆症患者能于老年痴呆症发生早期时先预立指示（advanced directives）。然而目前预立指示并不普遍，即使在美国，也只有18%~36%的老年人有预立指示；虽然护理机构老年痴呆症患者预立指示的比例较高（36%~60%），但许多老年痴呆症患者在入住时，认知已经严重受损，而无法完成预立指示（U.S. Department of Health and Human Services，2008）。

有研究指出，缺乏特定指示限制无效或繁复的治疗（如不施行心肺复苏术、不送医）与导管灌喂食率高、末期住院率高、健康照护费用支出高、家属满意度低、家属心理健康水平低及安宁照护使用率低有关。重度老年痴呆症患者有严重的认知障碍，因此健康照护决策会成为代理人的责任，通常代理人做出不给予或撤除治疗的决策时面对的压力较大，因而常进行不必要的治疗与处置。

老年痴呆症病程有别于其他末期疾病，治疗决策常需同时考虑其他共病因素，照护专业人员除需处理末期症状外，还需要有能力处理老年痴呆症特有的认知与行为问题，因为认知问题使得老年痴呆症患者的相关决策更为复杂，因此与老年痴呆症患者及家属沟通也需要特别的技能。

随着老年痴呆症的程度加重，家属需承担起更多代理决策的角色、处理照护的高负荷及面对患者病情持续恶化所带来的慢性哀伤，家属的支持需求极高，所以需要有针对老年痴呆症的姑息照护。欧洲姑息照护协会（European Association for Palliative Care，EAPC）建议应根据老年痴呆症的进程而设定不同的照护目标。在认知功能完整时应着重健康促进、疾病预防、减少健康危害及延长寿命；当丧失认知功能时，照护目标应包括延长寿命、维持功能及最大程度地让患者感到舒适。但会因病情严重程度不同，侧重的目标也会有所不同。以中度老年痴呆症为例，可能同时会有几个照护目标，但维持功能与舒适照护的优先级高于延长寿命；老年痴呆症患者死亡后，照护目标则是对家属的哀伤支持（图13-1）。该协会也考虑到目前姑息照护虽然有一般性定义及适用条件，但并无专为老年痴呆症患者而设立的姑息照护，故通过专家会议讨论提出了老年痴呆症姑息照护与治疗建议（表13-1）。

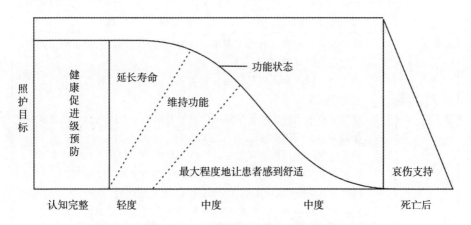

图13-1 依据老年痴呆症不同进程建议的优先照护目标

数据来源：

1. Van der Steen, J. T., Radbruch, L., Hertogh, C. M. P. M., de Boer, M. E., Hughes, J. C., Larkin, P., . . . Volicer, L. (2014). White paper defining optimal palliative care in older people with dementia: A Delphi study and recommendations from the European Association for Palliative Care. Palliative Medicine, 28(3), 197-209. doi: 10.1177/0269216313493685

2. Volicer, L. (2013). Palliative care in dementia. Progress in Palliative Care, 21(3), 146-150. doi: 10.1179/1743291x12y.0000000036

表13-1　老年痴呆症姑息照护范畴及治疗建议

范畴	老年痴呆症姑息照护及治疗建议
范畴1： 姑息照护 的适用性	1.1：老年痴呆症应被当作是一种末期状况，它具有慢性疾病的特征及特殊的方面，也是老年的问题。但老年痴呆症被当成末期主要是基于对预期未来可能出现的问题及促进适当姑息照护的考虑 1.2：姑息照护的目标包括提升生活质量、维持功能及最大程度地让患者感到舒适，照护目标必须配合老年痴呆症的疾病进程，且随着时间做调整 1.3：姑息照护应包含两个方面，即基本姑息照护及老年痴呆症患者复杂问题的特殊姑息照护 1.4：所有老年痴呆症的治疗、照护及姑息照护，均应包括适当治疗老年痴呆症相关的行为及心理症状、共病及健康等问题
范畴2： 以人为中 心的照护 沟通及共 享决策	2.1：照护老年痴呆症患者必须遵循以人为中心的理念，从老年痴呆症患者的角度看问题 2.2：建立照护模式时，老年痴呆症患者及家庭照护者应被当作伙伴，共享治疗决策 2.3：健康照护小组应预测老年痴呆症患者及家属对疾病进程、姑息照护及相关照护的信息需求 2.4：响应老年痴呆症患者及家属在疾病进程中特定的及不同的需求 2.5：现在或过去患者所表达的对照护地点的选择或喜好应被当作原则，但最佳利益、安全及家庭照护负担等问题，也需在照护地点决策时予以考虑 2.6：在多专业的小组中，老年痴呆症患者及家属的问题应定期进行讨论
范畴3： 设定照护 目标及预 立照护计 划	3.1：整体照护目标的优先级排列有助于引导照护及评价 3.2：于疾病预期进展前预立照护计划，意即应尽早于诊断确立后，趁着老年痴呆症患者尚可主动表达其选择喜好、价值、需求及信念时就开始准备 3.3：预立照护计划的形式可依喜好、内容详细程度及个人拥有照护资源的情况等而有所不同 3.4：轻度老年痴呆症患者应载明未来所需的支持于计划当中 3.5：老年痴呆症患者在重度阶段及濒死前，应以最大程度地让患者感到舒适为主要照护目标，才符合最佳利益 3.6：预立照护计划是过程，应该定期及在健康状况有重大改变时，重新询问老年痴呆症患者及家属的看法，并调整计划 3.7：照护计划应该有文字记载，并存放于允许所有参与照护的专业小组成员在任何阶段及转介时都可取得之处

续表

范畴	老年痴呆症姑息照护及治疗建议
范畴4： 持续性照护	4.1：照护应有持续性，即使转介也不应中断 4.2：持续照护由整合性专业团队提供 4.3：所有老年痴呆症患者都应该要尽早安排照护小组的主要负责人 4.4：机构间转介时，新旧照护专业人员、老年痴呆症患者和家属对照护计划应充分沟通
范畴5： 濒死进展及时间的确认	5.1：适时讨论疾病末期可能出现的状况，有助于家属及老年痴呆症患者对未来有所准备 5.2：老年痴呆症疾病进展的预测仍是一个难题，死亡率尚无法准确预测，但是临床判断及死亡预测工具可为预后分析提供参考
范畴6： 避免过于创伤性、复杂繁多及无效的治疗	6.1：确定照护目标时应慎重地考虑转院及其相关的危险与好处，同时结合老年痴呆症所处的阶段 6.2：慢性疾病及共病的治疗药物应该依照护目标、预期寿命及治疗的作用与不良反应等，定期进行审查 6.3：应尽量避免约束 6.4：出现感染时，若有给药的必要，建议使用皮下注射；但在濒死阶段，给水及皮下注射都是不合适的 6.5：长期的胃肠道灌食对老年痴呆症患者并没有好处，所以应避免，手喂是较好的选择 6.6：抗生素可适当地用于缓解感染症状，达到增加舒适度的目标；但若用抗生素达到延长寿命之目的则需慎重考虑，特别是针对肺炎治疗
范畴7： 理想的症状治疗及舒适提供	7.1：症状治疗应使用整体性干预介入，因为症状的发生通常是相互影响，或是用不同的方式表达（如疼痛，却以躁动表现） 7.2：整合不同照护者的观点，有利于找出造成重度老年痴呆症患者不舒服的原因（如疼痛或冷） 7.3：重度老年痴呆症患者的疼痛、不舒服及行为等评估工具，应被用于筛查、监测及评价干预介入的效果 7.4：综合运用非药物及药物治疗，改善行为或不舒适的身体症状 7.5：护理照护应确保濒死患者的舒适 7.6：姑息照护专家小组可支持长期照护机构的工作人员处理特殊的症状，给予持续照护；但在处理问题行为症状方面，姑息照护小组则需要老年痴呆症照护专业人员的协助

范畴	老年痴呆症姑息照护及治疗建议
范畴 8： 心理社会 及精神支 持	8.1：在轻度老年痴呆症或老年痴呆症稍晚期时，老年痴呆症患者仍能了解他们自己的状况，需要给予情绪支持 8.2：老年痴呆症的精神照护，应该包括精神健康及精神支持的来源等评估，也可转介给有经验的心理咨询人员 8.3：对于濒死老年痴呆症患者，应该提供舒适的环境
范畴 9： 家属照护 及参与	9.1：家属可能承担许多照护压力，他所扮演的其他角色可能会与照护产生冲突，需要给予社会支持 9.2：家属在疾病进程中需要支持，除了诊断外，处理行为问题、健康问题、机构安置、健康明显变差及濒死阶段等不同情况，都需要特别的支持 9.3：家属需要有关老年痴呆症疾病进展及治疗选择的教育，这应该是一个持续的过程，在不同阶段有不同的需要，需要视家属的接受能力而定 9.4：即使老年痴呆症患者入住长期照护机构，仍应鼓励家属参与照护 9.5：家属担任新角色时需予以支持，如（未来）决策代理人 9.6：专业照护人员应该要了解家庭在遭遇长期哀伤及病情恶化不同阶段的需求 9.7：提供哀伤辅导 9.8：患者死亡后，应给予家属适当的时间做调整
范畴 10： 健康照护 团队教育	10.1：完整的健康照护小组，包括相关的照护专业人员及志愿者，都需要有足够的技能，才能给老年痴呆症患者提供姑息照护 10.2：健康照护小组应该具备上述 9 个范畴的核心能力，所有工作人员都应该具备提供基本姑息照护的能力

续表

范畴	老年痴呆症姑息照护及治疗建议
范畴11: 社会及伦 理议题	11.1：无论老年痴呆症患者住在哪里，都要像其他无法治愈疾病的患者一样，可以得到姑息照护 11.2：确保家庭照护者兼顾照护老年痴呆症患者及其他职责都能得到足够的支持 11.3：老年痴呆症照护及姑息照护间的合作应该加强 11.4：医学院、护理学院、研究所的训练课程及专业继续教育课程，都应包含癌症以外其他疾病的姑息照护 11.5：激励专业照护人员从事老年痴呆症姑息照护的工作，且要有足够经费以配备充足的人力 11.6：以经济和制度鼓励推动优质老年痴呆症末期照护 11.7：提升社会对老年痴呆症姑息照护的认知 11.8：姑息照护、末期照护及长期照护等国家性策略应包含对老年痴呆症患者的姑息照护；同样地，姑息照护及长期照护机构的政策制定也要关注老年痴呆症议题

数据来源：摘自Van der Steen, J. T., Radbruch, L., Hertogh, C. M. P. M., de Boer, M. E., Hughes, J. C., Larkin, P., ... Volicer, L. (2014). White paper defining optimal palliative care in older people with dementia: A Delphi study and recommendations from the European Association for Palliative Care. Palliative Medicine, 28(3), 197-209. doi: 10.1177/0269216313493685

第二节　重度老年痴呆症患者常见的非姑息治疗与结果

由于身体各项功能减退，重度老年痴呆症患者会发生进食困难、营养不良及反复感染等问题，最终全身器官衰竭死亡。即使姑息照护应用于老年痴呆症患者的理念已被接受，但目前使用人工灌食、静脉输液补偿营养及给水，用抗生素治疗各种感染，以心肺复苏术治疗心脏衰竭，转至医院进行各项密集的检查与干预介入仍是重度老年痴呆症患者常见的治疗措施，而这些措施的实施结果却常常背离姑息照护以舒适为主的目标。以下逐项说明上述常见处置方法对重度老年痴呆症患者造成的不良影响。

一、人工灌食及静脉输液

进食问题出现及进展是重度老年痴呆症的重要特征。过去一直认为人工灌食能延长寿命、预防吸入、改善营养不良及合并症（如压疮）、减少饥饿或口渴症状。长期管灌喂食，在国外以放置经皮内镜胃造口管（percutaneous endoscopic gastrostomy，PEG tube）最为常见，国内则大多以鼻胃管灌食为主。但有研究显示，重度老年痴呆症患者使用胃肠管灌喂食物既无法改善营养状态或压疮，也不能预防重度老年痴呆症患者发生吸入性肺炎（仍可能因吸入唾液及胃逆流物而引发吸入性肺炎）。

目前已知经皮内镜胃造口管（PEG tube）对重度老年痴呆症患者仍有一定风险，包括不慎拔出、阻塞或渗漏等造成需送急诊室处理，以及为避免其管路被拔出而采取更多生理性的或化学性约束，反而影响老年痴呆症患者的舒适度与生活质量。

人工输液是给末期患者补充水分或营养的常用方法。有调查研究发现66.6%重度老年痴呆症患者临终前48小时仍接受静脉输液，然而也有学者指出减少人工给水可以让末期老年痴呆症患者更舒服，因为人工给水会延长濒死过程，造成疼痛、肿胀及其他与给水有关的症状，增加老年痴呆症患者临终前的痛苦。

二、抗生素治疗

反复感染与发烧是老年痴呆症患者第二大临床合并症，其中又以呼吸道及泌尿道感染居多。感染是造成重度老年痴呆症患者抗生素滥用的主因。53%～90%重度老年痴呆症患者临终前接受抗生素治疗，且使用率高于末期癌症患者，但是有80%以上使用抗生素治疗的重度老年痴呆症患者不符合使用抗生素的最低临床标准。

目前对使用抗生素治疗感染尚有许多争议，虽然抗生素可以治疗感染造成的不舒服，且使用者存活率较没使用者高，但却可能引发反复感染、恶心、呕吐等并发症而降低舒适性，且抗生素对反复感染的治疗效果相当有限。欧洲姑息照护协会（2014）建议，若以缓解感染症状、增加舒适为目标，抗生素可能适用于治疗感染，但若用抗生素达到延长寿命的目的则需慎重考虑使用抗生素的决定。因此，需有个别化考虑，治疗前应先确定疑似感染的最低条件，且必须与老年痴呆症患者和／或家属选择的照护目标一致。如果是以延长生命为目标，选择使用抗生素仍应避免使用非肠道性给药，因为研究显示重度老年痴呆患者使用静脉注射、肌肉注射及口服三种不同途径给予抗生素治疗肺炎，存活时间并无显著差异，因此尽可能给予口服抗生素，避免注射造成不舒服。如果老年痴呆患者和／或与家属决定使用姑息照护，使用解热剂、吗啡、给氧等方法处理发烧、呼吸过快及呼吸困难等肺炎的症状，仍可达到和给予抗生素治疗一样维持舒适的效果。

三、反复入院进行创伤性治疗

对多数的重度老年痴呆症患者而言，舒适是他们的首选。住院很少能让老年痴呆症患者感到舒适，但却有约70%的末期老年痴呆症患者于临终前6个月反复入院接受各种检查及治疗。Teno等人（2013）查阅美国2009年老年医疗保险（medicare）资料发现，有将近2/3的老年痴呆症患者在生命最后90天中被送到医院，约1/4的老年痴呆症患者在生命最后30天内被送到重症监护病房。但据估计，约75%的重度老年痴呆症患者住院是可以被避免的。将老年痴呆症患者由熟悉的护理机构或居家环境更换至陌生的医院，经常会引起不必要的伤害及增加死亡率，违背舒适照护的原则。

四、心肺复苏术与维持生命用药

Finuncane和Harper（1999）指出心肺复苏术对于衰弱或患有严重疾病的老人几乎无效，急救过程也容易造成生理上的伤害，包括肋骨断裂及肺脏破裂等。即使如此，心肺复苏术却仍被用于重度老年痴呆症患者，且约1/3的重度老年痴呆症患者死亡前还接受维持生命的药物治疗。

五、疼痛及其他末期症状处理

据统计，老年痴呆症患者生命最后两周约52%有疼痛、35%有呼吸困难、35%有躁动等不舒服症状，因此控制疼痛与缓解症状是姑息照护的必要条件，但却有1/3的机构内重度老年痴呆症患者在生命最后一年体验到疼痛，且未被发现及未得到足够的治疗。此外，重度老年痴呆症患者常有恶心、呕吐、便秘等末期症状，却鲜少受到关注；也常有抑郁、焦虑等症状，但其心理及精神层面的需求就更少受到重视。有11%～58%重度老年痴呆症患者临终前受到约束，70%以上都有压疮，显示很多老年痴呆症患者不能安然而逝。

第三节　老年痴呆症患者的舒适照护

舒适照护（comfort care）就是当一种疾病无法治愈时，以让最后的生命达到最高生活质量作为整体照护目标，即所谓的姑息照护。舒适照护由老年痴呆症照护专业人员及安宁姑息照护专家组成的照护团队提供。照护方向着重在：

1.根据应个人需求变化，尊重个人对末期照护的选择，照护目标需随个人状况变化而进行调整。

2.制订照护计划应考虑文化因素。

3.最大程度降低个人身体、情绪及精神的痛苦，使患者感到舒适（well-being）。

4.确保老年痴呆症患者、照护决策代理人或家属与健康照护小组成员能有开放及持续的沟通，每个人都需知道老年痴呆症患者的末期照护选择，并提供最好的照护。

5.支持家属参与调适老年痴呆症患者疾病过程、濒死及死亡后各阶段的需求。

舒适照护是将舒适作为最基本的照护目标，每一项操作及干预介入都要避免给患者造成痛苦与不适。以下分别就与老年痴呆患者及家属进行沟通、生理症状评估与处置、情绪与精神支持、家庭支持及照护参与等加以说明。

一、与老年痴呆症患者及家属进行沟通

照护团队与老年痴呆症患者、家属及／或照护决策代理人间良好的沟通，是落实尊重濒死患者个人及其选择的重要基础，其相关沟通原则内容如下。

▶ 与老年痴呆症患者沟通姑息照护的原则

1.对老年痴呆症患者要有清楚的认识，包括生命史、家属、朋友、兴趣、喜好、文化及对末期照护的看法与价值。

2.鉴于老年痴呆症患者语言及思考能力下降，采用适合的语速及方法与之沟通。

3.了解老年痴呆症患者非语言表达所传达出的信息。

4.使用语言及非语言的方法，促进沟通，减少挫折，增加安全感与信任感。

5.无论老年痴呆症患者处于老年痴呆症哪个阶段，使用尊重、个别化、温和的用语与眼神接触进行沟通都是不变的原则。

6.依老年痴呆症患者的特点，运用沟通的技巧与原则（详细内容请见第九章）。

7.老年痴呆症患者在轻中度时期仍有能力为自己的生命末期照护做决定，应尽早与之讨论预立照护计划，并建议签字确认预立计划及预立照护决策代理人。

8.末期照护决策的沟通需使用简单易懂的用词，清楚告知老年痴呆症的疾病进展，不仅是认知功能损伤，也会渐渐丧失基本的身体功能，特别是吞咽能力。

9.与老年痴呆症患者、家属及／或照护决策代理人讨论生命末期照护目标，对不同照护选择的好处及可能造成的负担或不良后果均需告知并充分讨论，内容含括心肺复苏术、呼吸器使用、住院、人工营养／给水、创伤性治疗（如血液透析抽血检查、外科手术等）、抗生素使用、其他预防性的筛查、日常用药及饮食限制等。

▶ 与老年痴呆症患者家属沟通姑息照护的原则

1.家属除了有照护的负担外，同时也要承担老年痴呆症患者逐渐丧失决策能力与需代理决策的压力，沟通过程应注意其情绪反应，并给予适当支持。

2.将家属纳入老年痴呆症患者的预立照护计划，定期讨论及修正照护计划，尤其是照护决策代理人。

3.当老年痴呆症患者的健康状况改变时，家属应被清楚告知变化及后续不同照护选择的好处及可能造成的负担或不良后果。

4.即使老年痴呆症患者已有预立指示或预立照护决策代理人，在照护决策过程仍有可能会出现许多伦理困境或决策不一致的状况。当多位家庭成员对老年痴呆症患者照护决策不一致时，需协助安排家庭会议与照护小组一起进行讨论。

5.告知安宁姑息照护的好处及适用条件。若老年痴呆症患者或／及家属决定使用姑息照护，宜尽早安排姑息照护。目前美国联邦医疗保险及台湾地区全民健康保险都有针对老年痴呆症及相关诊断使用安宁姑息照护服务的适用资格，见表13-2，可供照护机构参考。

表13-2　老年痴呆症及相关疾病诊断使用安宁照护服务的适用资格

美国联邦医疗保险	台湾地区全民健康保险
1. 功能评估分期量表（functional assessment staging scale，FAST）7c阶段或以上者（7c阶段是指患者所有日常生活均需依赖他人、有偶发性的大小便失禁、没有协助下无法移动、在日常生活中无法持续有意义的语言沟通） 2. 前一年至少出现1种以下合并症： 　◉ 吸入性肺炎 　◉ 肾盂肾炎或其他上泌尿道发炎 　◉ 败血症 　◉ 多处大于三级的褥疮 　◉ 使用抗生素后反复发烧 　◉ 无法维持足够的水分及热量摄取，且过去6个月的体重降低超过10%或血清白蛋白＜2.5 g/dl	1. 临床痴呆症评估量表为末期者（CDR = 5）、患者没有反应或毫无理解力、认不出人、需旁人喂食、可能需要鼻胃管、吞食困难、大小便完全失禁、长期躺在床上、不能坐也不能站、全身关节挛缩 2. 病情急剧变化造成患者极不适时，如： 　◉ 电解质失衡 　◉ 急性疼痛 　◉ 严重呼吸道困难 　◉ 急性肠梗阻 　◉ 严重呕吐 　◉ 发烧，疑似感染 　◉ 癫痫发作 　◉ 急性谵妄 　◉ 濒死状态

注：美国联邦医疗保险必须同时符合条件1及2才可适用；台湾地区全民健康保险需符合条件1即可适用

数据来源：

1. 中央健康保险署（2015，8月3日）·全民健康保险安宁共同照护试办方案·取自 http://www.nhi.gov.tw/webdata/webdata.aspx?menu=20&menu_id=712&webdata_id=3652

2. Mitchell, S. L., Morrison, R. S., DeKosky, S. T., & Eichler, A. F. (2014, June, 5). Palliative care of patients with advanced dementia. Retrieved from http://www.uptodate.com/contents/palliative-care-of-patients-with-advanced-dementia

二、生理症状评估与处置

良好的老年痴呆症姑息照护应该要治疗所有可能造成不舒服的疼痛及其他身体症状。重度老年痴呆症患者丧失语言沟通的能力，他们以行为作为沟通渠道，表达他们的需求及高兴或失落的情绪。因为无法说出他们的感觉，如果照护者无法觉察他们不舒服的表达，他们的痛苦就无法得到缓解。处理重度老年痴呆症患者生理症状需掌握以下原则：

1.定期评估老年痴呆患者的行为、身体症状及疼痛问题，并协助排除。

2.使用舒适状况核查表（表13-3），以发现老年痴呆症患者不舒服的感觉或行为症状。

3.运用预期照护模式（anticipatory care model）而不是老年痴呆症患者反应模式（reactive model），即在老年痴呆症患者还没有饿及渴前就提供食物及饮水；在疼痛还没失控前先做疼痛处理；在疲惫前先安排休息；在无聊及孤独时提供愉快的活动。

4.尽量安排同一个人照护，以熟悉及发现老年痴呆症患者的变化，并满足其需求。

表13-3　末期老年痴呆症患者舒适状况核查表

☐ 1. 行为改变，如变得退缩或躁动	☐ 11. 口干
☐ 2. 精神状态改变，如增加混乱或缺乏反应	☐ 12. 出汗
☐ 3. 叫喊	☐ 13. 排便改变或便秘
☐ 4. 不安动作	☐ 14. 皮肤状况改变，如抓伤、擦伤
☐ 5. 脸部表情痛苦或磨牙	或变色等
☐ 6. 身体姿势僵硬	☐ 15. 移动身体显得痛苦
☐ 7. 呼吸不顺畅或吃力	
☐ 8. 吞咽能力改变	
☐ 9. 不吃不喝	
☐ 10. 睡眠混乱或不安稳	

数据来源：Alzheimer's Association. (2009). Dementia care practice recommendations for professionals working in a home setting: phase 4. Retrieved from www.alz.org/national/.../phase_4_home_care_recs.pdf.

(一)行为症状评估与照护

老年痴呆症常见的神经精神症状（neuropsychiatric symptoms）包括躁动、攻击、妄想、幻想、游走、抑郁及睡眠混乱等，这些行为混乱不仅影响老年痴呆症患者的生活质量，也常造成抗精神病药物使用及生理约束，是造成照护者负担及机构安置的主要原因。因此，行为症状处理对老年痴呆症患者而言，如同癌症疼痛处理一样重要，是老年痴呆症姑息照护重要的方向。

　　基本需求若未得到满足则可能产生行为问题，如饥饿、口渴、尿片湿、太冷、太热、需要移动身体等。照护时最好能先预期老年痴呆症患者的需要，不要等行为问题出现才处理。当行为问题出现时应先评估基本需求是否得到满足，遵循舒适的原则，用灵活的方式、承诺及分散注意力等技巧适度地将老年痴呆症患者反应模式转成预期照护模式。当老年痴呆症患者再度获得舒适时，行为问题就会消失。如果这些行为未获改善，照护者必须找出造成行为的根本原因，消除可能导致不适的因素（详细内容请参考第三章）。目前美国食品药物管理局并未证实有任何药物可治疗这些躁动或问题行为，虽然有些抗精神病药物对某些人可能有效果，但是可能产生伤害性及安全问题（如中风或猝死），须慎用。因此，重度老年痴呆症患者的行为症状应被当成不舒服的反应，进行评估及处理；抗精神病用药只有在疼痛被排除及非药物策略使用后仍无法改善时才使用。

(二)疼痛控制

　　生理舒适是人类主要的需求之一，未被觉察及治疗的疼痛会对老年痴呆症患者心理、身体、情绪及精神造成不良影响。疼痛也是老年痴呆症患者引发行为问题常见的原因，但老年痴呆症患者常缺乏指认其身体疼痛部位或请求协助的能力，也渐渐失去回答疼痛与否等问题的能力，故表达不舒服的方式常是通过激烈或退缩的行为，如哭闹、尖叫或呻吟等，也可能以食欲不振、多睡、停止走动、不停讲话、容易跌倒等表现。因辨别困难，老年痴呆症患者的疼痛常被忽略，然而积极疼痛控制仍是姑息照护的主要价值之一。

　　要积极处理疼痛或不舒适必须首先发现老年痴呆症患者的疼痛问题。

重度老年痴呆症患者无法使用传统的疼痛强度量表评估，目前重度老年痴呆症疼痛评估量表（pain assessment in advanced dementia, PAINAD）（表13-4）在信效度及可行性方面都有不错的评价，故常被推荐使用。此量表是以观察老年痴呆症患者的行为取代陈述，从呼吸、语言（声音）、脸部表情、身体语言、可被安抚等项目评估重度老年痴呆症患者的痛苦情形。

表13-4　重度老年痴呆症疼痛评估量表

项目	0	1	2	分数
呼吸	正常	偶尔有呼吸声重且浊、短暂过度换气	呼吸声重且浊、长时间过度换气、Cheyne-Stokes呼吸	
语言（声音）	没有	偶尔有呻吟声、负面的语言	反复大叫，大声呻吟、哭泣	
脸部表情	微笑或无特殊表情	愁苦、惊恐、皱眉	痛苦表情	
身体语言	放松	紧绷、痛苦步态、烦躁不安	僵硬、拳头紧握、双膝上缩、推开、抓打	
可被安抚	无须安抚	可通过语言、抚摸分散注意力或承诺来改善	无法以安抚、分散注意力或承诺来改善	
总分				

注：0分为没有疼痛；1~3分为轻度疼痛；4~6分为中度疼痛；7~10分为严重疼痛

数据来源：摘自Warden, V., Hurley, A. C., & Volicer, L. (2003). Development and psychometric evaluation of the pain assessment in advanced dementia (PAINAD) scale. Journal of the American Medical Association, 4(1), 9-15.

非药物的疼痛缓解方式包括维持及更换舒适身体摆位、使用冰敷或热敷、提供喜欢的食物、按摩、祷告、听喜欢的歌曲等。但如果疼痛或不舒服仍然无法缓解的话，就必须进一步采取缓解疼痛的措施，联系医师或专科护理师开始规律使用止痛药（每3~6小时给药1次）或改变剂量与类型，直到疼痛缓解。

(三)舒适喂食

重度老年痴呆症患者会因咀嚼及吞咽反应延迟、咽喉无力等生理变化造成进食困难及营养不良。常见的情况有将食物或饮水含在口中或从口中溢出、鼻腔逆流、卡在喉咙、进入肺部造成呛咳、吸入性肺炎、窒息、甚至死亡。

营养支持及人工灌食是家属最常需要面对的治疗决定。人工营养使用决定前应有完整跨团队评估（含医师、语言治疗师、营养师、护理师及照护服务人员等），并考虑老年痴呆症患者、家属及或照护决策代理人的想法。最好的方法是在老年痴呆症患者尚能决定前，先清楚说明人工营养方式、目的、优点及危害，了解老年痴呆症患者对人工营养的想法或期望，鼓励预立照护计划。如果重度老年痴呆症患者没有预立照护计划，照护计划及决策应最大程度地保护其利益。

重度老年痴呆症患者开始出现进食问题时，应先排除急性与可逆性的医疗问题，如感染、药物不良反应、中风、便秘或牙齿问题等。如果老年痴呆症患者的吞咽问题可通过治疗急性状况而改善，且治疗目标明确，那么短期间内通过鼻胃管提供人工营养是可行的选项，但若干预介入时限内无法达成目标，且老年痴呆症患者的意愿是采用姑息照护，则建议移除喂食管。

确认老年痴呆症患者的吞咽问题无法改善，且患者及／或家属决定要使用姑息照护时，即需要采用舒适喂食（comfort feeding）。所谓舒适喂食即以手喂食，协助老年痴呆症患者由口进食，但当老年痴呆症患者出现不舒服或拒绝时就要停止。以手喂食的好处包括可以让老年痴呆症患者持续享受食物美味，且能维持与照护者之间的互动，增加老年痴呆症患者的舒适感。舒适喂食原则如下：

1.提供老年痴呆症患者喜欢、易食的食物，且能少量多餐、全天候地供应食物。

2.自由化饮食（liberalized diets）：美国饮食协会（American

Dietetic Association，ADA）认可给予重度老年痴呆症患者自由化饮食，即对本来患有糖尿病、心脏病、高血压而限制饮食的患者，在患有重度老年痴呆症时不再加以限制，可增加喜欢食物及液体的摄取量，促进其对食物的享受。

3.用餐环境单纯化：布置像家一般的用餐环境，消除电视噪音或其他的噪音，可配合轻柔音乐，也鼓励照护者与老年痴呆症患者一起用餐。

4.提供食物的目标以安全及可口为主，达到味觉及嗅觉的享受，而不是以提供均衡饮食或足够热量为目标，如可以每小时提供一茶匙的巧克力冰淇淋、香草布丁或饮水中滴几滴蜂蜜等老年痴呆症患者喜欢的味道，达到味觉的享受。

5.老年痴呆症患者末期很少会有饥饿感，如果有，也只需少量的食物就可满足。身体会通过降低代谢率及能量消耗维持代谢平衡，不需要额外的热量及水分，没有人工喂食不致饿死。

6.老年痴呆症末期口干时，可每半小时补充1~2ml水分或经常用水擦拭口腔及嘴唇，给予防干的溶液，如柠檬甘油棉棒及漱口水也可以维持舒适。

7.如需使用止痛药，可以改变剂型，如以水剂小滴滴到舌头下、皮肤贴片或直肠塞剂等，避免因吞咽问题而影响疼痛控制。

(四)停止复杂繁多而又无效的医疗处置

舒适照护通常包括了停止筛查工作及其他医疗检查，但若医疗处置对舒适有所帮助仍需执行。重度老年痴呆症患者通常会有吞咽问题，停止不必要的药物，可以改善生活质量，降低药物不良反应。专家共识认为药物对重度老年痴呆症患者已不再有显著的好处，应停止使用降血脂药、钙质补充剂等日常慢性病用药，以及停止治疗老年痴呆症的用药，如乙酰胆碱酯酶抑制剂（多奈哌齐、利伐斯的明、加兰他敏）或NMDA受体拮抗剂（美金刚）。

住院常是以治愈疾病为目标，难免进行复杂繁多的检查及治疗，对重度老年痴呆症患者而言，许多治疗不仅无效还可能造成创伤，降低生命末期生活质量，而许多姑息照护的策略或方法在居家或护理机构执行，也可达相同的效果，故应避免将末期老年痴呆症患者送到医院住院。

(五)濒死前症状与舒适护理

生命最后几天及几小时生理会发生许多变化，这些变化常伴随着功能减退及不同的症状，最常出现的是呼吸困难、谵妄、焦虑、湿啰音、疼痛加剧及恶心等。由于虚弱及神经功能减退，患者可能丧失吞咽能力，呕吐反射、反射性清除口咽分泌物的能力下降，支气管分泌物累积。唾液及口咽分泌可能会导致呼吸有嘎嘎声，即死前喉音（death rattle）。呼吸道分泌物增加会干扰患者睡眠，加重呼吸困难，造成不舒服的喷咳及感染。如果患者有过多唾液，抽吸清除过多的分泌物可能会有帮助，但深度抽吸仍应避免。

如果患者呼吸短促或呼吸困难时，给氧或使用风扇可让患者感觉舒适。给氧建议要从鼻导管给予，而非使用面罩。此外，末期时也无须再使用标准医疗照护，持续监测血中氧气浓度，必要时可使用阿片类药物缓和呼吸困难症状。抬高床头、适当摆位、加强口腔护理、保持口腔清洁及清新，也可改善呼吸困难及恶心症状。

听觉是濒死阶段最后消失的感觉功能，老年痴呆症患者末期仍可以听到说话的声音，鼓励家属陪伴及尽可能温柔地跟老年痴呆症患者说话、唱歌、朗读诗歌、演奏或播放轻柔的音乐等对减轻死亡前焦虑或谵妄可能会有帮助。另外，也应密切观察疼痛反应，持续规律使用止痛药与调整剂量。

三、情绪与精神支持

重度老年痴呆症患者无法用语言表达他的饥饿、口渴、冷、热、无聊、孤独、失禁等，一切靠照护者。因此，持续例行性及规律的照护，制定个人化的时间表，确保满足患者对舒适的需求；同时尽可能固定照护者，可增加老年痴呆症患者的安全感，对行为及情绪的稳定也会有所帮助。

照护时应参考老年痴呆症患者过去的习惯及活动最佳的时段，采用祥和、温柔及尊重的方式，通过音乐、芳香疗法、按摩、食物等感官刺激与重度老年痴呆症患者达到有意义的连结，也可通过宗教传统、祷告、歌曲及阳光等提供精神方面支持。

四、家庭支持及照护参与

无论在老年痴呆症的哪个阶段，家属的照护参与对老年痴呆症患者都是极为重要的。照护团队应将家属一起纳入照护计划，共同营造一个正向的关怀情境。老年痴呆症患者进入末期阶段，家属最大的压力来自以下几个方面：

1.*照护决策的压力* 当老年痴呆症患者丧失决策能力时，家属需进行许多性命攸关的照护决定，决策过程艰难与痛苦，而且经常会让决策者感到愧疚及矛盾。

2.*不知该如何与无法沟通的老年痴呆症患者互动* 无法与老年痴呆症患者进行有意义的信息交换，家属会产生更大的失落感。

3.*面对老年痴呆症患者濒死的压力* 无法预知死亡，不忍面对老年痴呆症患者遭受的痛苦。

4.*生活调适* 不知如何适应老年痴呆症患者死亡后的生活。

对应家属的上述压力，照护团队应采取适宜策略协助家属渡过重要的时刻，其相关策略如下。

(一)协助减轻决策压力

需尽可能提供清楚且完整的信息协助家属做决定，包括疾病期程、合并症及有限治疗选择的利弊，同时也要提供伦理困境的讨论机会及足够的心理支持，并协助转介所需的社会资源，如支持团体、安宁照护机构等。

(二)鼓励参与照护

参与照护末期老年痴呆症患者可以降低家属的罪恶感与失落感，照护团队可协助家属通过五感（味觉、触觉、视觉、嗅觉、听觉）与老年痴呆症患者互动，指导家属通过刺激记忆及共享相聚时刻的方法与老年痴呆症患者互动，如用乳液按摩手或脚、梳头发、看有色彩的书或图片、念老年痴呆症患者喜欢的诗或祈祷文、唱熟悉的歌、闻一些熟悉或喜欢的味道、抱喜欢的宠物、与老人握着手、到户外享受自然的空气、阳光。

(三)协助面对老年痴呆症患者的临终

首先需让家属认识濒死征兆（表13-5），有些生命末期的症状是可预期的，如呼吸嘎嘎声（死前喉音）应及早告知家属；其次需提供单独安静的房间，将花、图片等物品放于床旁，在枕头或房间洒上患者喜欢的味道。在濒死过程中鼓励家属通过感谢患者、重拾记忆及赞颂患者的一生，让每个参与家属都能感受到意义。当死亡接近时，有些人需要得到承诺，才能安心地离开，因此可以建议家属温和地告诉老年痴呆症患者会永远爱他，让他可以放心地离开。

表13-5　濒死的征兆

● 丧失食欲及吞咽能力	● 无法合上眼睛
● 尿量减少	● 呼吸改变，呈慢且费力与快且浅的波动
● 反应变少，睡觉占大多数时间	（Cheyne-Stokes 呼吸）
● 疼痛（呻吟）	● 呼吸有嘎嘎声（死前喉音）
● 更加虚弱	● 发烧
	● 皮肤变冷，手脚出现瘀斑

数据来源：Alzheimer's Association. (2009). Dementia care practice recommendations for professionals working in a home setting: phase 4. Retrieved from www.alz.org/national/.../phase_4_home_care_recs.pdf.

(四)提供哀伤支持

老年痴呆症患者家属的情绪低落是长期的。随着老年痴呆症患者认知功能减退，家属经历了多次不同大小的失落与哀伤，因此哀伤心理支持应贯穿整个疾病进程，而不是在老年痴呆症患者死亡后才开始。虽然老年痴呆症患者死亡后家属的哀伤反应是必然的，不过老年痴呆症患者死亡后，家属需面对永久丧失亲人的哀恸，影响更大，所需支持也更多。通常家属需要一段时间调整丧亲后的生活与角色，关怀、陪伴与倾听是最好的支持，与之共同缅怀老年痴呆症患者，协助回顾总结照护过程，肯定照护过程的付出，鼓励将照护经验看作是个人成长的一部分或用于帮助其他老年痴呆症患者的照护者，讨论生活安排等都有助于家属适应新的生活。照护团队可以通过电话、信件或访视等方式进行哀伤辅导，至少需持续一年的追踪。若家属的哀伤反应过大或过久，则应转至专业心理或辅导机构进一步治疗。

善终是人的基本权利。虽然照护专家已有共识并建议老年痴呆症患者应尽早接受安宁姑息照护，不过目前老年痴呆症患者仍受到许多不利照护质量的非姑息处理。协助老年痴呆症患者善终需要将舒适作为最基本的照护目标，由老年痴呆症照护专业人员及安宁姑息照护专家组成照护团队，提供全人、全家、全程照护，且照护过程需特别考虑老年痴呆症患者的特点，强调在沟通、症状处理、情绪支持及家庭支持等方面满足其个别需求。

复习与反思

一、问答题

1.老年痴呆症患者的姑息照护与其他疾病的姑息照护有何差异？

【参考本章第一节】

2.如何与老年痴呆症患者及其家属讨论末期照护话题?

【参考本章第三节】

3.如何给重度老年痴呆症患者提供舒适的喂食?

【参考本章第三节】

4.如何辨识重度老年痴呆症患者的疼痛及如何缓解其疼痛?

【参考本章第三节】

5.如何协助家属参与老年痴呆症患者的末期照护?

【参考本章第三节】

二、思考题

试规划一个临终告别活动,协助家属正确面对老年痴呆症患者的临终。

参考文献

[1]中央健康保险署(2015,8月3日)·全民健康保险安宁共同照护试办方案·取自 http://www.nhi.gov.tw/webdata/webdata.aspx?menu=20&menu_id=712&webdata_id=3652

[2]Alzheimer's Association (2018). Facts and figures. Retrieved from https://www.alz.org/alzheimers-dementia/facts-figures

[3]Alzheimer's Association (2009). Dementia care practice recommendations for professionals working in a home setting: Phase 4. Retrieved from www.alz.org/national/.../phase_4_home_care_recs.pdf

[4]Alzheimer's Association-Greater Illinois Chapter (2010). Encouraging comfort care: A guide for families of people with dementia living in care facilities. Retrieved from http://www.alzheimers-illinois.org/pti/downloads/Encouraging%20Comfort%20Care_SINGLE.pdf.

[5]Arrighi, H., M., Neumann, P. J., Lieberburg, I. M., & Townesen, R.J. (2010). Lethality of Alzheimer disease and its impact on nursing home placement. Alzheimer's disease and Associated Disorders, 24(1), 90-95. doi:

10.1097/WAD.0b013e31819fe7d1

[6]Australian Government National Health and Medical Research Council (May 2006). The National Palliative Care Program : Guidelines for a palliative approach in residential aged care (Enhanced version) . Retrieved from www. nhmrc.gov.au/_files_nhmrc/publications/attachments/pc29.pdf

[7]Birch, D., & Draper, J. (2008). A critical literature review exploring the challenges of delivering effective palliative care to older people with dementia. Journal of Clinical Nursing, 17(9), 1144-1163.

[8]Brayne, C., Gao, L., Dewey, M., Matthews, F., & Medical research council cognitive function and ageing study investigators. (2006). Dementia before death in ageing societies-the promise of prevention and the reality. PLOS Medicine, 3(10), 397. doi: 10.1371/journal.pmed.0030397

[9]Callahan, C. M., Haag, K. M., Buchanan, N. N., & Nisi, R. (1999). Decision-making for percutaneous endoscopic gastrostomy among older adults in a community setting. Journal of American Geriatric Society, 47(9), 1105-1109.

[10]D'Agata, E., Loeb, M. B., & Mitchell, S. L. (2013). Challenges in assessing nursing home residents with advanced dementia for suspected urinary tract infections. Journal of American Geriatric Society, 61(1), 62-66.

[11]Di Giulio, P., Toscani, F., Villani, D., Brunelli, C., Gentile, S., & Spadin, P. (2008). Dying with advanced dementia in long-term care geriatric institutions: A retrospective study. Journal of Palliative Medicine, 11(7), 1023-1028.

[12]Finucane, T. E., & Bynum, J. P. (1996). Use of tube feeding to prevent aspiration pneumonia. Lancet, 348(9039), 1421-1424.

[13]Finucane, T. E., & Harper, G. M. (1999). Attempting resuscitation in nursing homes: Policy considerations. Journal of American Geriatric Society, 47(10), 1261-1264.

[14]Finucane, T. E., Christmas, C., & Travis, K. (1999). Tube feeding in patients with advanced dementia: A review of the evidence. Journal of the American Medical Association, 282(14), 1365-1370.

[15]Gillick, M. R. (2000). Rethinking the role of tube feeding in patients with advanced dementia. The New England Journal of Medicine, 342(1), 206-210.

[16]Givens, J. L., Jones, R. N., Shaffer, M. L., Kiely, D. K., & Mitchell, S. L. (2010). Survival and comfort after treatment of pneumonia in advanced dementia. Archives of Internal Medicine, 170(13), 1102-1107.

[17]Givens, J. L., Selby, K., Goldfeld, K. S., & Mitchell, S. L. (2012). Hospital transfers of nursing home residents with advanced dementia. Journal of American Geriatric Society, 60(5), 905−909.

[18]Hendriks, S. A., Smalbrugge, M., Hertogh, C. M., & van der Steen, J. T. (2014). Dying with dementia: symptoms, treatment, and quality of life in the last week of life. Journal of Pain Symptom Management, 47(4), 710−720.

[19]Holmes, H. M., Sachs, G. A., Shega, J. W., Hougham, G. W., Cox Hayley, D., & Dale, W. (2008). Integrating palliative medicine into the care of persons with advanced dementia: identifying appropriate medication use. Journal of American Geriatric Society, 56(7), 1306−1311.

[20]Hoyert, D. L., Xu, J., & Division of Vital Statistics. (2012). Deaths: Preliminary Data for 2011. National Vital Statistics Reports, 1(6), 1−52.

[21]Lacey, D. (2006). End−of−life decision making for nursing home residents with dementia: a survey of nursing home social services staff. Health & Social Work, 31(3), 189−199.

[22]Loeb, M., Bentley, D. W., Bradley, S., Crossley, K., Garibaldi, R., Gantz, N....Strausbaugh, L. (2001). Development of minimum criteria for the initiation of antibiotics in residents of long−term−care facilities: results of a consensus conference. Infection Control Hospital and Epidemiology, 22(2), 120−124.

[23]Loeb, M., Carusone, S. C., Goeree, R., Walter, S. D., Braul, K., Krueger, P. ... Marrie, T. (2006). Effect of a clinical pathway to reduce hospitalizations in nursing home residents with pneumonia: A randomized controlled trial. JAMA, 295(21), 2503−2510.

[24]Long, C. O. (2009). Palliative care for advanced dementia. Journal of Gerontological Nursing, 35(11), 19−24. doi: 10.3928/00989134−20091001−02

[25]McAuliffe, L., Nay, R., O'Donnell, M., & Fetherstonhaugh, D. (2009). Pain assessment in older people with dementia: Literature review. Journal of Advanced Nursing, 65(1), 2−10.

[26]Mitchell, S. L., Berkowitz, R. E., Lawson, F. M., & Lipsitz, L. A. (2000). A cross−national survey of tube−feeding decisions in cognitively impaired older persons. Journal of American Geriatric Society, 48(4), 391−397.

[27]Mitchell, S. L., Morrison, R. S., DeKosky, S. T., & Eichler, A. F. (2014, June, 5). Palliative care of patients with advanced dementia. Retrieved from http://www.uptodate.com/contents/palliative−care−of−patients−with−advanced−dementia

[28]Mitchell, S. L., Teno, J. M., Kiely, D. K., Shaffer, M. L., Jones, R. N., Prigerson, H. G.... Hamel, M. B. (2009). The clinical course of advanced dementia. New England Journal of Medicine, 361(16), 1529-1538. doi: 10.1056/NEJMoa0902234

[29]National Hospice and Palliative Care Organization (2014). What is Hospice and Palliative Care? Retrieved from http://www.nhpco.org/

[30]National Hospice and Palliative Care Organization (2012). Facts and figures 2012. Retrieved from http://www.nhpco.org/sites/default/files/public/Statistics_Research/2012_Facts_Figures.pdf.

[31]Nazarko, L. (2014). Quality palliative care for the person with dementia. British Journal of Healthcare Assistants, 8(2), 74-79.

[32]Nazarko, L. (2009). A time to live and a time to die: Palliative care in dementia. Nursing & Residential Care, 11(8), 399-402.

[33]Palecek, E., Teno, J., Casarett, D.,Hanson, L. C., Rhodes, R. L., & Mitchell, S. L. (2010). Comfort feeding only: A proposal to bring clarity to decision-making regarding difficulty with earing for persons with advanced dementia. Journal of the American Geriatrics Society, 58(3), 580-584.

[34]Parker, M., & Power, D. (2013). Management of swallowing difficulties in people with advanced dementia. Nursing Older People, 25(2), 26-31.

[35]Peck, A., Cohen, C. E., Mulvihill, M. N. (1990). Long-term enteral feeding of aged demented nursing home patients. Journal of the American Geriatrics Society, 38(11), 1195-1198.

[36]Reisberg, B. (1988). Functional assessment staging (FAST). Psychopharmacol Bull, 24, 653.

[37]Sampson, E. L., Candy, B., & Jones, L.. (2009). Enteral tube feeding for older people with advanced dementia. Cochrane Database Systemic Review, 15(2), 72-90.

[38]Sampson, E. L., Gould, V., Lee, D., & Blanchard, M. R. (2006). Differences in care received by patients with and without dementia who died during acute hospital admission: A retrospective case note study. Age and ageing, 35(2), 187-189.

[39]Teno, J. M., Gozalo, P. L., Bynum, J. P. W., Leland, N. E., Miller, S. G., ... Mor, V. (2013). Change in end-of-life for Medicare Beneficiaries: Site of death, place of care, and health care transitions in 2000, 2005, and 2009. Journal of the American Medical Association, 309(5), 470-477.

[40]Teno, J. M., Gozalo, P., Mitchell, S. L., Kuo, S., Fulton, A. T., &

Mor, V. (2012). Feeding tubes and the prevention or healing of pressure ulcers. Archives of Internal Medicine, 172(9), 697–701.

[41]Tjia, J., Rothman, M. R., Kiely, D. K., Shaffer, M. L., Holmes, H. M., & Mitchell, S. L. (2010). Daily medication use in nursing home residents with advanced dementia. Journal of the American Geriatrics Society, 58(5), 880–888.

[42]U.S. Department of Health and Human Services (2008). Assistant Secretary for Planning and Evaluation Office of Disability, Aging and Long–Term Care Policy— Advanced directives and advance care planning: Report to Congress. Retrieved from http://aspe.hhs.gov/daltcp/reports/2008/ADCongRpt.pdf

[43]Van der Steen, J. T., Onwuteaka–Philipsen, B. D., Knol, D. L., Ribbe, M. W., & Deliens, L. (2013). Caregivers' understanding of dementia predicts patients' comfort at death: a prospective observational study. BMC Medicine, 11, 105–105. doi: 10.1186/1741–7015–11–105

[44]Van der Steen, J. T., Radbruch, L., Hertogh, C. M. P. M., de Boer, M. E., Hughes, J. C., Larkin, P., . . . Volicer, L. (2014). White paper defining optimal palliative care in older people with dementia: A Delphi study and recommendations from the European Association for Palliative Care. Palliative Medicine, 28(3), 197–209. doi: 10.1177/0269216313493685

[45]Volicer, L. (2013). Palliative care in dementia. Progress in Palliative Care, 21(3), 146–150. doi: 10.1179/1743291x12y.0000000036

[46]Volicer, L. (2005). End–of–life care for people with dementia in residential care settings. Alzheimer's Association, 1–35.

[47]Volicer, L., Hurley, A. C., & Blasi, Z. V. (2001). Scales for evaluation of End–of–Life Care in Dementia. Alzheimer's disease and Associated Disorders, 15(4), 194–200.

[48]Warden, V., Hurley, A. C., & Volicer, L. (2003). Development and psychometric evaluation of the pain assessment in advanced dementia (PAINAD) scale. Journal of the American Medical Association, 4(1), 9–15.

[49]Yoshikawa, T. T. (2002). Antimicrobial resistance and aging: beginning of the end of the antibiotic era?. Journal of the American Geriatrics Society, 50(7), 226–269.

第十四章

老年痴呆症照护的
伦理问题

学习目标

1. 了解老年痴呆症医疗或长期照护时的伦理
　 原则。
2. 了解老年痴呆症医护的伦理原则在临床中
　 的运用。
3. 了解老年痴呆症约束的时机、实施前的一
　 些伦理思考和注意事项。
4. 了解老年痴呆症患者及家属与高科技产品
　 运用时的一些伦理问题。

前 言

我国自1999年已经进入联合国定义的"老龄化社会"，即老年人口超过7%。2018年我国60周岁以上人口占比达到77.9%。老人高发疾病中"老年痴呆症"是属于影响到患者、家属或照护者及社区生活质量的重要疾病之一，而且对家属及照护者的身体、心理、社会及经济造成极大的负担。

另外，因为老年痴呆症是一种脑部认知功能持续下降的疾病，疾病发展过程中除了对外界环境的判断能力下降，也会产生精神行为症状，如妄想、幻觉、躁动或攻击行为，甚至到重度或最后阶段是无法辨识或表达意思、无法行走与主动进食、卧床，意识不清楚。

第一节　老年痴呆症医疗及长期照护时
的伦理原则

伦理学关心待人接物的态度及行为举止的对错与好坏。在生命伦理学中经常提到四个原则，即自主原则（the principle of autonomy）、行善原则（the principle of beneficence）、不伤害原则（the principle of non-malfeasance）及公平正义原则（the principle of justice）。法律是最低的伦理标准，当医疗照护遇到如何决定或执行的难题时，在法律规定不充足或没有规范时，这四个生命伦理原则可以作为判断依据。

一、自主原则与行善原则

自主原则是指尊重一个有自主能力者所做的自主性选择，这里包括了信息真实（truthfulness）、知情同意（informed consent）及保密（confidentiality）。行善原则是指执行对患者有益的医疗照护活动，也就是医疗或长期照护人员利用自身的临床知识及技术，以达到适当的照护，提升患者的福祉。

举例来说，老年痴呆症患者是否有知道自己罹患老年痴呆症的权利，是以往许多医护人员心中的伦理难题。在过去有医护同仁认为，在无药可救的情况下告诉患者罹患"老年痴呆症"，就如同宣判患者"死刑"一般，更何况患者也不会了解及记得，患者的家属只有难过，对患者没好处，故倾向不告诉患者。而如今我们可以在老年痴呆症轻度到重度时使用药物及非药物治疗精神行为症状及推迟认知功能减退的方法，而且老年痴呆症患者或家属了解后可以尽早参与治疗或日间留院活动，改善老年痴呆症患者及家属的生活质量。甚至国外已推动老年痴呆症早期诊断，在其保有法律、外界环境与信息的辨识及判断能力时，安排自己的财产、后事，订立遗嘱，或者安排老年痴呆症在病情还不很严重时的生活规划或实现自己的心愿。所以目前基于自主原则及行善原则的伦理规范倾向在家属的陪同下告诉轻度老年痴呆症患者，既可减少老年痴呆症患者及家属的焦虑或困惑，也可让老年痴呆症患者了解后能自主同意治疗，且因早期治疗而得到好的生活质量。

(一)信息真实

临床中常有人会问，当老年痴呆症患者的配偶过世时，是否要告诉老年痴呆症患者？会不会因为告诉老年痴呆症患者而造成他（她）的情绪不安？甚至在葬礼上失控或无法配合礼仪呢？也有人担心若依据伦理守则告诉老年痴呆症患者，但要如何告知呢？

原则上临床照护人员可以在熟悉老年痴呆症患者的家属陪同下，告诉老年痴呆症患者亲人过世的消息，且为了让老年痴呆症患者可理解且减少焦虑或担忧，可这样告诉他（她）："您的老伴到一个好远的地方旅游，那个地方很好、很漂亮，短时间内不会回来"或"他依然关心您或是保护您，只是您看不到他，但您有一天会跟他相见的"来安慰老年痴呆症患者。虽然上述的告知过程需要一定的精神医疗专业知识，但若照护人员能了解自主原则中的信息真实及行善原则，也可以做到稳妥地将此事件告知患者。

(二)知情同意

若老年痴呆症需要拔牙或是因痔疮流血开刀需要签署知情同意书时，依据伦理准则或医疗相关法律就是自主原则中的知情同意，即经过同意书的说明后使患者或家属理解该项决定的好处或风险。大致来说，通过详细说明和慢慢解释，大部分时间轻度老年痴呆症患者都可以理解并签署知情同意书；中度以上老年痴呆症患者则需依据患者的状况而定，若老年痴呆症患者已经被民法认定需"监护"或"辅助监护"，则需经由法院裁判的监护人代为签署知情同意书；大多数重度老年痴呆症患者可能无法理解同意书内容或执行签字的行为，但是仍可以在家属或见证人在场的情形下向老年痴呆症患者说明情况。

(三)保密

若是老人或轻度老年痴呆症患者自主地决定他罹患的疾病不要让某一位家属知道或探视，临床照护人员应依据自主原则中的保密可以暂时不告诉这位家属及不让这位家属探视患者。实践中，须等照护人员、社工人员或心理师与患者沟通，并征得同意后，才可以让特定人员知道病情。

二、不伤害原则与公平正义原则

伦理中的不伤害原则是指不应执行有损患者福祉的事。公平正义原则是指维护人们接受预防保健和医疗照护的基本权利与医疗照护上资源分配的正义。这两个伦理原则看似简单，但往往也会因不同患者的具体情况而陷入伦理两难的困境。

举例来说，目前老年痴呆症精神行为症状（BPSD）使用抗精神病药物的医学证据仍不充分。从2014年前的研究数据看，BPSD患者长期使用新一代抗精神病药物（atypical antipsychotic）会有增加脑中风的患病及死亡风险；但是新一代抗精神病药物针对BPSD的焦躁不安有改善的效果。有的老年痴呆症患者合并重度易怒或焦躁，让照护者有很大的身心负担。此时面临的伦理难题就是：可以给老年痴呆症患者使用新一代抗精神病药物吗？

虽然上述精神药物学专业问题可以交给老年精神科医师或是经训练的老年痴呆症专科医师，但是长期照护人员内心常有的伦理疑虑是"我们不应该伤害患者，药物有不良反应还要使用吗？"（即不伤害原则）；但是"不用药似乎又没有其他替代方法可以让严重BPSD患者的症状缓和下来"（即行善原则），那我们应该怎么办呢？其实最好的办法是根据自主原则将真实信息告知患者及家属（或照护者），也就是使用药物的好处及可能风险都让接受药物治疗的患者及家属知道，并让他们理解及同意，此时上述伦理难题就不存在了。

至于公平正义原则常常用以下情境：一位不擅表达或社会经济地位较低的患者来急诊室需要住院治疗时，同时又有另一位有人关照的患者也需要使用剩下的唯一一张床位时，心中就会挣扎。此时，医疗质量较好或较有经验的医院会与精神医疗团队（或老年痴呆症医疗团队）讨论，并且大家共同认可的标准化作业流程（standard operative procedure），以化解资源不足但又想要同时对两位患者给予医疗或长期照护时我们内心的冲突或矛盾。

第二节　老年痴呆症伦理案例探讨

当老年痴呆症患者躁动用药物无法改善时，可以约束吗？

伦理的冲突是行善原则及不伤害原则，而且常发生在医院、养老院或是长期照护机构，因无法依循自主原则告诉患者实情或经其知情同意，实践中家属也常因于心不忍而无法做决定。长期照护人员也会顾虑到机构中其他人的利益，考虑焦躁吵闹的患者是否会影响其他人的休息（对其他人的行善原则）。

临床中，老年痴呆症患者虽然大部分时间是意识清醒的，但是也常因为药物、身体疾病、脱水、疼痛或代谢而有谵妄问题，且时间可以是一两天或是更长。此时可以药物治疗，但不一定立刻有效。约束患者当然有一定的前提条件，为了患者在意识不清时的安全，以免伤害自己及伤到其他患者或工作人员（违反行善原则）；但是约束基本上是限制患者的自主性及自由（违反自主原则），患者往往也不喜欢及不同意，而且也常因约束而增加其他风险，如皮肤受伤、肢体末端血液循环不好或因骨质疏松及躁动增加骨折的风险（违反不伤害原则）。有些机构或长期照护人员倾向于长期使用镇静的精神治疗药物（psychotropic drugs），其实这样的做法对患者来说也可能是不好的。

通过上述伦理原则的讨论，临床照护人员应知道该如何做比较好。一般的建议是：针对长照机构的老年痴呆症患者，除非迫不得已，尽量不约束；即使要使用约束，也尽量要有计划及有起止时间，并规律地探视以避免可能的伤害。

使用高科技对老年痴呆症患者进行安全监控，是否妨碍其隐私呢？

这里的伦理的问题是监控违反自主原则的保密及隐私，但是家属或机构的照护者的出发点是为了患者的安全及提升照护质量（怕患者因为老年痴呆症而走失、跌倒或误拿别人的东西且忘记归还），这是遵循行善原则。建议在安装全球定位系统（global positioning system，GPS）之前先了解患者及照护者对使用GPS电子监测的态度、家属与医疗专业人员的态度。为了老年痴呆症患者安全而监视行动时，应该做到知情同意，让他知道有监录设备的区域均有标识，并且要与工作团队做相应规范：一般不可随意调阅影带内容，在哪种条件或哪些情形下可以调阅及拷贝影带内容？厕所及浴室内原则上不安装监录设备。

结语

照护伦理目标在于让医护人员在医疗或长期照护活动有一套可以参考的行为判断准则，使他们心安及有效率地进行照护决策；其中最重要的伦理原则是自主原则、行善原则、不伤害原则及公平正义原则，这些反映在医药卫生与长期照护领域中的信息真实、知情同意、患者隐私与保密、患者健康权、患者安全等方面，十分值得学习。

科技创新也带来了医疗伦理方面的问题。科技运用的目的在于提升老年痴呆症患者的安全及减少家属和照护者的身心负担，但是专业科技人员、医疗人员及长期照护人员之间要有更好的沟通，也要更尊重老年痴呆症患者，了解老年痴呆症患者与家属的感受，并设法让老年痴呆症患者与家属达成共识及共同参与，这也是未来老年痴呆症在长期照护伦理中重要的话题之一，需要大家共同关注。

复习与反思

一、问答题

1.老年痴呆症医疗或长期照护时有哪四个基本的伦理原则？

【参考本章第一节】

2.知情同意的实施是依据哪个基本的伦理原则?

【参考本章第一节】

3.老年痴呆症精神行为症状使用新一代抗精神病药物治疗时,需考虑到哪些伦理原则?

【参考本章第一节】

4.老年痴呆症合并谵妄要进行约束时,有哪些伦理或具体问题需要注意?

【参考本章第二节】

5.对老年痴呆症患者进行监控录像需要注意哪些伦理原则或有哪些相关问题需注意?

【参考本章第二节】

二、思考题

老年痴呆症患者容易走失,且经常有走失过的情况,但他/她又喜欢到庙会或田野,机构照护者该如何处置?需考虑哪些伦理相关的原则?

参考文献

[1]蔡甫昌(2014)·医学伦理导论中的"生命伦理学之四原则"·取自http://ksph.kcg.gov.tw/13/doctor1.htm

[2]Chiu, H. F., Sato, M., Kua, E. H., Lee, M. S., Yu, X., Ouyang, W. C., ... Sartorius, N. (2014). Renaming dementia – an East Asian perspective. Int Psychogeriatr, 26(6), 885–887.

[3]Landau, R., & Werner, S. (2012). Ethical aspects of using GPS for tracking people with dementia: Recommendations for practice. Int Psychogeriatr, 24(3), 358–366.

[4]Liu, H. C., Lin, K. N., Teng, E. L., Wang, S. J., Fuh, J. L., Guo, N. W., ... Chiang, B. N. (1995). Prevalence and subtypes of dementia in Taiwan: a community survey of 5297 individuals. J Am Geriatr Soc, 43(2), 144–149.

[5]Sun, Y., Lee, H. J., Yang, S. C., Chen, T. F., Lin, K. N., Lin, C. C., ... Chiu, M. J. (2014). A nationwide survey of mild cognitive impairment and dementia, including very mild dementia, in Taiwan. PLoS One, 9(6), 100−303.

[6]Zwijsen, S. A., Niemeijer, A. R., & Hertogh, C. M. (2011). Ethics of using assistive technology in the care for community−dwelling elderly people: An overview of the literature. Aging Ment Health, 15(4), 419−427.

案例探讨

案例一　中度老年痴呆症患者：张先生

一、基本数据

张先生，70岁，初中毕业。年轻时从事建筑业，目前已退休。已婚，与妻子同住，育有三女一子，子女皆已婚，照护费用由子女负担。

二、病史

张先生年轻时在工地当监工，烟、酒及槟榔几乎不离身，也经常在外与朋友喝酒聚会。6年前张先生因记忆减退影响到工作，而且无法胜任原本熟悉的工作，因而离开职场。5年前张太太发现先生常重复购买相同的物品，而且东西经常摆放错乱，行为与情绪也出现变化。张先生在太太与儿子的陪同下，到家附近的医院就医，医师诊断为阿尔茨海默症，开据药物安理申，每日一次，每次5mg，定期门诊追踪治疗。

张太太与儿子皆认为张先生是因为喝太多酒，把脑袋都喝坏了。张先生于2年前因退化性老年痴呆症共走失三次，三次皆是经由路人报警通报家属带回。目前张先生是中度老年痴呆症患者，CDR（临床痴呆评价量表）评估为2分，服用药物安理申，每日2次，每次5mg。生命征象、体重、BMI值皆在标准范围内。家属担心张先生记忆力不佳而再次出现走失问题，且担心张先生一个人在家时，会有自行用火危险，故于2013年2月15日申请日间照护服务。

三、临床症状

张先生行动与排泄能力正常，大小便次数颜色正常，已多次在日照中心的菜园解小便，张太太表示张先生也好几次在家里的客厅与房间的墙角解小便，当她制止时，张先生都生气地回答她："房子还没盖好，没便所啦！"张先生对于熟悉的物品也出现命名障碍问题，如他喜欢吃南瓜、茄子、芦笋等食物，但是目前他无法说出上述菜名，他会用"长长的、圆圆的菜很好吃"来描述。他也无法说出目前的年份及日期，无法说出自己目前所处的地点为日间照护中心，也无法说出如何来到日间照护中心，更无法说明自己的家位于何处。张先生的长期记忆力较佳，表示自己以前是在工地工作，知道自己还有一位兄长，也知道自己有老婆和小孩，但说不出小孩的名字及年龄。张先生短期记忆力较差，问他早餐吃的是什么，无法回答是否吃过饭及所吃食物的名称；刚刚用过餐，他却说他都没有吃东西，肚子很饿；告知张先生现在是几月几日、现在是什么季节、他家住哪里等信息，5分钟后再问，张先生皆无法正确回答。

张先生到日间照护中心后，常会反复说"我要回家"。在日间照护中心照护人员的引导下，会短暂参与中心安排的活动，但是经常在活动中就离开，比较喜欢独自一人坐在大厅的沙发上看电视，坐没多久就会打瞌睡。张先生平时眼神常显淡漠，不会主动与其他患者交谈。中午用餐后，张先生喜欢继续看电视播放的旅游节目，表示不累不想睡觉。据张太太表示，他先生离开日间照护中心返家后，经常坐在沙发上就睡着了，如果把他叫醒，就会很生气地责备太太。到了晚上张太太准备入睡时，张先生的精神反而很好，就在家中走来走去，在太太劝说下会上床躺着，但是半夜会起来游走、踱步，有时半夜醒来穿衣，会跟太太说他准备去工地上班，让太太感到非常困扰。

四、健康问题

张先生是阿尔茨海默症患者，从其病史及目前所表现的临床症状中，发现其健康问题如下。

(一)认知功能障碍

短期记忆障碍是阿尔茨海默症的特征。中度老年痴呆症患者的认知功能持续衰退，时间或地点混淆是其特征。张先生呈现定向感缺失及记忆力衰退等认知功能障碍，如在菜园解小便、无法说出目前的年份及日期、无法说出自己目前所处的地点为日间照护中心、如何来到日间照护中心，也无法说明自己的家位于何处，还出现命名障碍，忘记已经吃过东西等，都属于认知功能障碍。

(二)情绪障碍

老年痴呆症的病理变化会明显增加老年痴呆症患者产生精神行为症状（BPSD）的风险，情绪障碍是BPSD的一种。张先生呈现的症状包括冷漠、不喜欢参与团体活动、眼神常显淡漠、不会主动与其他患者交谈、太太与其沟通时偶尔会生气地责备太太等，都属于情绪障碍。

(三)睡眠障碍

睡眠障碍是老年痴呆症患者常见的症状。患者因脑部功能退化影响日夜节律，如从生理因素来探讨，老年痴呆症患者睡眠时非快速动眼期（NREM）第三期减少且无第四期，以及快速动眼期（REM）缩短，导致睡眠片段化且夜间醒来的次数增加。其他可能导致睡眠障碍的原因包括焦虑、抑郁、妄想、幻觉等精神症状。张先生呈现的包括半夜游走、踱步、半夜醒来穿衣准备去工地上班、白天嗜睡等，都属于睡眠障碍。

五、照护措施

依上述健康问题，拟定如下照护策略。

(一)认知功能障碍的照护措施

1.遵医嘱服药　多奈哌齐（又名安理申）是乙酰胆碱酯酶抑制剂，可通过提高脑中的乙酰胆碱浓度，以补充阿尔茨海默症患者所缺乏的神经递质，改善记忆及精神行为症状。但要注意患者有无肠胃不适、肌肉抽筋、缓脉等不良反应。

2.强化记忆及注意力　老年痴呆症患者记忆障碍的严重度程会随着病程进展越来越严重，张先生是中度老年痴呆症患者，忘记自己做过的事（如吃饭完全忘记）、重复说同样的话（如我要回家）。由于张先生的职业是建筑工人，照护人员可以通过图片、模型等物品为媒介，进行个别怀旧治疗，引导患者闲聊以往的工作经历，协助患者组织整理远期记忆，再用语言表达出来。

3.安排认知训练活动　在了解患者的能力、兴趣与生活经历后，照护人员可以安排或设计认知游戏，如排数字盘、图画着色、蔬果卡、地图等，以帮助患者活化大脑，减缓功能退化。家属也可引导患者剪报、抄书、下棋等活动，以刺激老年痴呆症患者多动脑。只要患者愿意去玩，就让他玩，不必拘泥于既定的计划，过程比结果重要。

4.增加对现实的感知　照护人员及家属可以经常呼唤患者的名字。在开始沟通之前，照护人员应先自我介绍，并说明自己的名字。在定向感方面，应经常提醒患者现在的时间、季节，同时使用时钟、日历或现实导向板加以辅助说明。由于患者不知应到厕所小便，厕所外应有明显文字或图片标识，让患者容易找到，最好将厕所门打开让患者容易看到。此外，前往厕所的走道应畅通，或在通道上设指引标志，以引导患者顺利到达厕所。

5.定时上厕所　由于患者不知应到厕所小便，家属及照护人员白天应每1~2小时带患者上厕所，同时要密切观察患者表现出来的尿意讯号，如拉扯裤子。

(二)情绪障碍之照护措施

1.以老年痴呆症患者为中心的照护　了解患者特点、询问患者及请教家属患者喜好与不喜好的人、事、物。定时陪伴、会谈，让患者习惯与人相处进而与人交谈，密切注意患者的语言表达及非语言线索，询问患者愉悦的经验和喜欢的活动，依其兴趣安排合宜、非竞争性休闲活动，如唱歌、麻将等，勿强迫患者参与其不喜欢的活动。

2.陪伴与正向鼓励　如果患者暂时不想参加活动，可让其先在旁边观看不用勉强。等待适当时机再邀请患者参加。同时，采取渐进式方式鼓励及陪伴患者参与相关活动，并赋予活动意义，让患者觉得自己有贡献或有成就感，以增进社会化行为。当患者主动与人交谈，给予口头赞赏，增加其与人交谈的积极性。另外，沟通时认同患者的感受也很重要。

3.安排熟悉而稳定的生活环境　日间照护中心对患者而言，是属于一个不熟悉的环境，接触陌生的人、事、物对老年痴呆症患者而言是有压力的。初到日间照护中心，患者需要有稳定的感觉，照护人员可以有计划地安排吃饭、活动、运动、休息等作息活动，引导患者熟悉环境及照护人员。

4.设计能促进正向社交的活动　日间照护中心工作人员可以安排团体活动，营造机会让患者在与他人讲互动过程中感到被欣赏与肯定，进而愿意与他人互动，活动重点是让患者愿意表达及参与。

(三)睡眠障碍的照护措施

1.了解可能的诱发因素　评估所有可能引起睡眠障碍的诱发因素，包括生理、心理、药物、环境等。

2.安排规律的作息　请家属配合安排患者起床、入睡、进食、沐浴等活动时间。白天在日间照护中心，则安排患者参与其有兴趣的活动；夜间应尽可能让患者遵照平日就寝时间睡觉。

3.增加日间环境的刺激量　包括照明、声响、言语、肢体接触、感官与活动的刺激。规律日照能有效改善症状，白天可拉开窗帘；夜间则将室内灯点亮。

4.安排适量的活动　日间照护中心可在白天的上午、下午时段为患者安排健康操、散步等体能活动。由于患者没有睡午觉的习惯，照护人员可以征求患者同意，利用午休时间稍事休息。晚餐后，建议家属陪同患者从事动态、静态等活动，避免因外在刺激少让患者觉得无所事事而嗜睡，如在社区庭院中散步，以消耗患者多余的体力，有助于夜晚的睡眠。

5.增加日晒时间　因患者经常提早入睡，有睡眠提早的现象，建议安排黄昏时晒太阳，帮助调节生理时钟。

6.避免进食刺激性食物　下午一点以后，避免进食含咖啡因或刺激性的食物与饮料，如茶、可可、咖啡。

7.建立睡前仪式　如睡前刷牙、换睡衣、上厕所、听熟悉的音乐、播放大自然的风声、海浪声、水流声等自然韵律的音乐，为稳定情绪或可请家属为患者进行5分钟从头到脚的按摩等。

8.转移注意力　当患者半夜无法入睡，表示要去工地上班时，照护人员可以教导家属不要否定患者的想法或与他争执，可以利用换件衣服或喝杯水来转移患者的注意力。若患者仍执意要出门，家属视情形可以陪同至社区庭院中短暂散步。

9.满足患者的需求　留意患者是否因想要上厕所或肚子饿而睡不着。

10.善用社区资源　让社区警卫与邻居了解患者状况，必要时提供支持或通报。

六、问题讨论

看完上面的案例及三个护理问题与相关措施后，请再进一步进行全面思考，张先生除了上面三个护理问题之外，还有其他的护理问题吗？相关的照护措施又是什么？请尝试回答下列问题：

1.护理人员可提问哪些问题，来评估与老年痴呆症相关的行为？评估后，你认为张先生还有哪些问题呢？

2.老年痴呆症患者会有较高的抑郁症发生率，护理人员如何辨识老年痴呆症和抑郁症的特征呢？应该使用何种筛查工具呢？

3.张先生不喜欢参与团体活动，可帮助他的照护策略还有哪些呢？

案例二 中度老年痴呆症患者：王先生

一、基本数据

王先生，74岁，高中毕业，惯用普通话。年轻时经商，家庭经济条件较好，目前经济来源为个人储蓄及房屋出租所得。已婚，与太太同住，育有二子一女，子女皆已婚。

二、病史

王先生年轻时经商，因为应酬多，经常进出声色场所，结婚后依旧如此，喝酒后常回家闹事，酒醒后就会跟老婆说对不起，买花、买礼物请求老婆原谅。若是跟好朋友聚会，就一定会带老婆一同出席，逢人就说我老婆很漂亮。2009年初，王先生因为经常找不到自己的公文包、手机和钥匙放在哪里而生气，找到后就会跟太太或秘书说："我真的老了，老是忘东忘西的"，大家都安慰他说："是啊！年纪大了难免啦！"年底时，王先生有好几次和朋友约好打球却缺席，朋友询问原因时，王先生皆表示当初并没有约定时间啊，还直言朋友是想要他请吃饭才会故意说他爽约。2010年9月在一次洽谈会上，王先生不仅忘了自己要讲的重点，甚至看着自己公司取得专利所生产的产品，却想不起来这个产品的名称，当次的订单并未如愿取得，王先生非常生气，大骂属下没有把资料准备好。2012年7月，王先生夫妇晚餐后坐在自家客厅看电视，王先生却突然对着太太说："我要回家"，王太太跟先生说："回家？我们现在就在家里啊！"王先生还是持续说我要回家，王太太惊觉先生好像出问题了。在太太坚持下，王先生才很不情愿地跟太太去门诊就医，经医师诊断为阿尔茨海默症。2014年8月王先生因为洗澡、上厕所、穿衣均需太太协助，太太无法独自照护，加上王先生一直怀疑太太不忠，跟隔壁邻居过从甚密；也屡次见人就说子女不孝，把他的钱都偷走了。家属受不了每天跟王先生争吵，商量后决定将王先生送入老年痴呆症照护中心，目前CDR 2分、ADL 65分。

三、临床症状

王先生目前行走能力正常，步态稳定。有尿意时，会拉扯裤子，但是走到厕所站在便器前，却不知道要脱裤子。穿衣时，不知穿衣顺序，加上左手动作不甚灵活，需照护人员从旁提醒与协助。每次照护人员要带王先生去洗澡时，他都会拒绝，且会生气地说："不要洗澡"，有时甚至会出现骂人或是动手打人的情形。两周前，照护人员好不容易劝说成功，结果才走进浴室，王先生就非常生气，突然右手一挥，打到照护人员的脸。每天早餐后，王先生就会坐在机构大门旁的椅子上等太太来探视，若太太慢一点来，就会躁动不安，频频走动，一直询问："我太太怎么还没来？"待太太到机构后，则只准太太坐在身旁，不准太太和别人交谈。若太太和其他家属及工作人员打招呼时，王先生也会大声制止，甚至激动到要打人。当太太离开后，王先生常常会来回走动，表示要找太太，一直说太太不要他了，好几天都不来看他。

王先生自入住机构后，多次对照护人员有摸臀、摸脸或摸手等行为，还有几次照护人员在协助王先生穿衣时，被王先生直接摸胸部，当照护人员告知王先生，这种行为是不恰当的，王先生会说："小姐，摸一下又不会怎样！我请你喝酒啦！"王先生也多次在机构大厅其他女性面前当众抚摸生殖器，又曾因为执意要触摸其他女性被制止，对照护人员挥拳和踢对方。此外，照护人员发现王先生这段期间自慰次数有增加情形。

四、健康问题

王先生是老年痴呆症患者，从其病史及目前的临床症状中，发现其健康问题如下。

(一)焦躁不安

焦躁不安是老年痴呆症患者常见的情绪障碍。患者表现出的行为包括一直反复问相同的问题，行动上出现躁动不安现象，可能原因是患者记性差，问过之后马上就忘记。

(二)攻击性行为

攻击性行为是指会伤害或威胁到其他人、老年痴呆症患者本人或其所处环境中物品安全的行动。产生原因可能为因为意识混乱，认为自己身处声色场所而产生，或是因被工作人员制止进行某些动作感到很少或没有控制权所致。

(三)不适当的性行为

老年痴呆症患者可能因脑神经退化，影响神经递质或荷尔蒙作用，形成性欲望、性冲动、兴奋等的控制能力出现问题。老年痴呆症患者仍有渴望与人接触及需要伴侣的需求。受限于机构内的探视时间及硬件空间，患者的性需求难以得到满足。此外，也可能将与其密切接触的照护人员视为表达其需求的对象，因而对照护人员做出袭胸、摸臀、摸脸或摸手等行为。不适当的性行为，如当众抚摸生殖器，对老年痴呆症患者而言，可能是毫无意义的行为，但对其他非患病者，却认为是不适当的。

五、照护措施

找到诱发因素并设法排除，为最有效的非药物治疗方式。依上述健康问题，照护策略如下。

(一)焦躁不安的照护措施

1.了解导致患者焦躁不安的原因　照护者必须了解患者焦躁不安是老年痴呆症的表现之一。患者可能因个人经历、心理、环境等各种因素而出现焦躁不安的行为。因此详细评估患者有无身体不适或其他需求非常重要，引起王先生焦躁不安的可能原因有忌妒与被遗弃妄想。

2.**转移注意力** 因王太太每日固定时间会来探视患者，当患者反复问问题时，照护者可以简短明确地回答患者的问题，如太太买完菜就会过来，以缓解患者的不安。若是患者还是一直持续不停地问，照护者可以利用机会转移患者的注意力，安排患者做他喜欢的活动，可以减少反复的频率。

3.**善用沟通技巧** 仔细倾听患者，以增加患者的安全感与信任感。当患者所说的事非事实时，不要直接否定患者或与其争辩，应先安抚其情绪，尝试站在患者的角度与立场来理解其感受。密切注意患者的语言表达及非语言线索，冷静且温柔地与患者谈话，避免与患者产生冲突。同时利用老年痴呆症患者短期记忆较差的特性，避免再提或讨论其妄想的内容。

4.**注意周遭环境** 噪音、灯光、熟悉度、温度都会影响患者的情绪，若大厅人较多，可以暂时带患者到其他的空间，避免患者在大厅看见其他家属或工作人员进出大门。此外，也可以降低噪音的音量或关掉电视，以减少患者情绪上的不安定感。

(二)攻击性行为的照护措施

1.**考虑所有诱发原因** 询问家属和其他照护者导致攻击性行为的活动，辨识在过去造成患者攻击反应或明显反抗的照护相关活动，如在何种情境下患者会出现哪些攻击行为。

2.**理解老年痴呆症患者的感受** 理解体谅患者的情绪，如"这可能让你有点生气，但我们正在帮助你"。

3.**避免可能增加焦虑的状况** 避免噪音与过度刺激的环境。若一个以上的工作人员接近患者或与患者说话时，有可能激怒患者。患者也可能对某位特定的照护人员有攻击反应，当患者情绪激动时，应试图避免患者与这位工作人员接触。此外，患者的日常生活应尽量规律，避免意外或太多改变出现，以降低其焦虑感。

4.观察攻击性行为的征兆　观察在哪种情况下，患者较易有生气或攻击的行为，应尝试辨认早期征兆，以避免再次发生攻击行为。此外，注意患者有无出现肌肉紧绷、举起手臂、脸部表情和声音变化，一旦观察到可能有攻击性行为的征兆，要立刻离开患者可触及的地方。此外，在照护计划中应有有效预防攻击性行为的相关内容。

5.善用沟通技巧　使用平静、温和的语调及举止，避免大声或生硬的语调，沟通时应平静地传达指示，如使用简单的语句告诉患者他的行为是不能被接受的，如"那样会痛，停止打人或踢人"。此外，在执行护理活动之前与过程中，应清楚并简单地描述与照护活动相关的每个步骤。

6.适时转移注意力　当患者情绪不稳时，可用患者喜欢的食物或活动来转移其注意力。

7.使用不具威胁性的动作保护自己　当患者抓住你的手臂时，用另一只手将他/她的手指拨开。同时，以保持一个手臂长或尽可能不被碰到的距离来保护自己。

8.安排安全的环境　当攻击行为出现时，应保护老年痴呆症患者，避免伤及自己。同时，保持患者周围的环境是没有可被丢、损坏或造成伤害的物品。若患者的攻击行为有伤害其他患者及照护人员的情况时，必要时可约束患者。

9.安排跨专业团队的评估　护理人员与医师讨论患者的情况，同时请医师考虑是否调整用药。

(三)不适当性行为的照护措施

1.分析过去的经历　患者年轻时常出入娱乐场所，也因喝酒而影响家庭关系。现在入住机构后，心理上可能渴望太太的陪伴，找出发生不适当性行为问题背后的原因相当重要。患者会对照护人员做出袭胸、摸臀、摸脸或摸手等行为，可能是因为心理上渴望与人亲近，也有可能认为自己是在娱乐场所而非住在照护机构内。

2.勿严厉责备患者　理解患者即使已失去认知能力，仍有性的需求。当患者出现上述不适当行为或是当患者有当众暴露生殖器的行为时，照护者不要责骂患者，但应以温和但坚定的态度提醒他"这样做是不适当的"。

3.维持适当的身体接触　照护人员可以利用与患者接触，如散步时拍拍患者的手臂或牵患者的手，让患者有安心满足的感觉，让患者感到照护人员接纳他，也愿意与他互动，不致产生负面的情绪。此外，告知家属患者生病后，行为控制能力下降，可能会产生冲动。若夫妻感情不错，可以用一些亲密动作，如拥抱、亲吻、讲一些甜蜜的话来满足患者对亲密行为的需求。

4.营造情境，适时满足患者的性需求　当患者当众暴露生殖器时，建议以其他衣物掩盖，或将患者带到隐蔽的空间，穿好衣服。在不影响他人的前提下，不应制止患者以自慰满足其对性的需求，照护人员在事后视情形协助患者清洁即可。

5.转移注意力　白天时安排患者喜欢的其他活动，消耗患者的精力。当患者出现不适当的性行为时，可以温柔而坚定地态度转移他的注意力到他有兴趣或喜爱的活动或事物上。

6.必要时使用药物　症状严重时，可以与医师讨论，看是否以药物治疗降低患者的性冲动及需求，但需注意药物的不良反应。

7.对照护者而言　正视患者不适当的行为对自己情绪所产生的影响，并与机构负责人及同事商讨可能的解决方法。

六、问题讨论

看完上面的案例及三个护理问题与相关措施后，请再进一步思考，王先生除了上面三个护理问题之外，还有其他的护理问题吗？相关的照护措施是什么？请尝试回答下列问题：

1.导致患者焦躁不安的因素还有哪些？应该采取何种照护策略及沟通技巧呢？

2.造成患者攻击性行为的原因是什么？必要时若需约束患者，应注意哪些事项呢？

3.若在工作场合中遭遇类似不适当的性行为，照护人员还可以采取哪些照护策略？又应如何处理自己的感受与情绪呢？

案例三　老年痴呆症照护者：孙先生

一、基本数据

孙先生的爸爸早逝，妈妈从28岁起在菜市场卖菜，因对待顾客真诚，菜价优惠，拥有许多老主顾，得以让孙妈妈将三个子女养育成人。孙家大姐，41岁，从事服务业，已婚，一对子女均在初中就学，夫妻薪水只够支应自己的家庭开销，因为在南部定居，寒暑假时才能带着孩子回家探视老母亲。老二孙先生，40岁，从事制造业，与母亲同住，已婚，有两个儿子，分别就读小学三年级与一年级，太太在某公司当出纳，目前怀第三胎，预产期在4个月后。孙家小弟，10年前不幸因车祸意外丧生。孙先生在求学时期，逢假日都会去帮妈妈批菜和卖菜，深知妈妈工作很辛苦，从学校毕业开始工作后，已多次要求妈妈不要再卖菜了，请求妈妈在家享享清福，不过妈妈总是说："市场里朋友多，每天去卖菜很高兴，生活很充实，一点都不辛苦"。直到10年前，孙家小弟因车祸往生，孙妈妈承受不了小儿子意外过世的事实，因此结束了30年的卖菜生涯。

二、老年痴呆症患者病史

孙妈妈，今年68岁，小儿子过世已有10年，这些年常因思念小儿子，情绪低落而以泪洗面。孙妈妈目前与大儿子一家同住，白天孙先生和太太上班、孙子上学后，孙妈妈就独自在家，会帮忙处理家务。孙先生很孝顺，每天都会关心妈妈的生活作息，也教导孩子们放学后要陪奶奶讲话。

约3年前，孙先生发现妈妈一直重复购买相同的生活用品，当时虽然觉得奇怪，但是想到妈妈节俭成性，一定是因为物品打折，所以重复购买，因此不以为意。这3年间，孙妈妈又陆续出现许多状况，包括找不到钱包时就会说媳妇偷她的钱，结果却在鞋柜内或冰箱内发现孙妈妈的钱包；夏天天气很热，但是孙妈妈却穿着冬天厚重的外套；孙妈妈不断地把衣服从衣柜拿出来、折好、再放回去。孙先生觉得妈妈的行为好奇怪，但是妈妈对孙先生的提问所给的回答又好像都很有道理，跟太太讨论后夫妻俩共同的结论就是妈妈老了嘛，难免忘东忘西、个性固执。一年前孙先生夫妻陪妈妈去市场买菜，菜价50元，妈妈给老板100元，老板退给妈妈50元后，妈妈在市场大骂老板做生意不老实，竟然只找给她50元，应该要给她60元才对。孙先生夫妇惊觉过去精明干练的母亲，怎么会变这样，但是当时妈妈情绪很激动，夫妇俩一直跟妈妈说是她自己算错了啦，老板并没有少找钱给她，让孙妈妈更生气，连夫妇俩一起骂。一次偶然机会，孙先生跟同事聊起这些情形，有位同事说："你最好带你妈去医院看看，听起来你妈跟我爸的情形很类似，患老年痴呆症了"。孙先生反问同事："什么是老年痴呆症？老了不就是会忘东忘西的吗？"孙先生后来带妈妈到医院就医，确诊为轻度老年痴呆症，孙先生才意识到妈妈真的生病了。目前CDR 1分，服用安理申每日一次，一次5mg，这一年间，妈妈不断出现状况，如好几次搭公交车出门却找不到回家的路，菜炒好后却忘了关火等，让孙先生夫妻俩随时都处于精神紧绷状态。现在孙太太怀孕中，妈妈又常半夜起床说要出门去卖菜，孙先生长期工作、家庭两头忙，因为上班精神差，常被老板训话，有次被老板严厉告知，若再出错工作可能不保。由于妈妈常在半夜起床说要出门卖菜，导致孙先生晚上也无法安稳睡觉、胃口差、体重持续下降。有时为了制止妈妈半夜出门，孙先生不得已会对妈妈大声说话，好几次隔壁邻居遇见孙先生，问他："你最近常跟你妈吵架吗？"让孙先生有口难辩。有一天孙先生哭着跟太太说："妈妈这么辛苦把我养大，我却没有能力把妈妈照护好，还跟她大声讲话被邻居误会，我好累，快撑不下去了"。

三、照护者在照护上的问题

本案例中，孙先生是主要照护妈妈的人，但由于孙先生并不了解老年痴呆症，照护中可能会面临以下问题。

(一)不了解可利用的社会福利及老年痴呆症照护相关资源

本案例中，孙先生觉得照护妈妈是天经地义的事，但是他快撑不下去了。事实上，若孙先生能了解并充分利用相关社会福利与老年痴呆症照护资源，他就不必从头到尾一个人苦撑，照护结果也会更圆满。

(二)照护知识和技能不足

照护老年痴呆症患者需要相关的照护知识与技能。多数老年痴呆症患者的家属如果能深入了解老年痴呆症的照护知识与技能，就能够找到与老年痴呆症患者共同生活的平衡点，从而减少挫折无助的负面情绪。

本案例中，孙先生虽然乐意照护妈妈，但是因为不了解老年痴呆症患者常见的症状与问题行为，在与妈妈互动的过程中产生了许多的冲突。事实上，若老年痴呆症患者的家属掌握了照护知识与技能，就能稳定老年痴呆症患者的情绪，甚至减少精神行为症状。

(三)照护者负荷沉重

照护者负荷系指照护者在提供照护的过程中，主观认知的过程及感受。照护者常会感受到生理、心理、社会、经济、家庭等多方面的压力。

本案例中，孙先生家庭是典型的"三明治"结构，孙先生承担照顾母亲与子女的压力，家庭责任重大。由于孙先生的姐姐已婚定居于南部，在照护妈妈方面，不论是日常照护或经济负担，能分担的毕竟有限。因照护压力大，孙先生目前出现老年痴呆症照护者常有的失眠、睡眠不足、体力不支、失落、哀伤、罪恶感等身心压力。

四、照护策略

依上述照护上的问题，可行的照护策略如下。

(一)了解可利用的社会福利及老年痴呆症照护相关资源

1.告知相关社会福利资源　老年痴呆症患者符合申请身心障碍证明，取得这项社会福利资格后，依病程进展，老年痴呆症患者可能会使用到的社会福利，包括身心障碍福利、老人福利、重大伤病卡、防走失手环（爱心手环）。

2.告知老年痴呆症照护相关资源　依病程进展，老年痴呆症患者可能会使用到的居家、社区及机构照护资源，包括日间照护中心、护理机构、养护机构、居家服务、居家护理、喘息服务、老年痴呆症咨询资源及网站。老年痴呆症照护者也可充分利用各专业协会或医疗机构所提供的服务（如心理支持、家属病友团体等），抒发情绪、分享交流照护经验。

3.善用社会资源　有时照护者碍于面子问题，不好意思告知其他人，不去申请相关社会福利资源，一肩挑起所有的照护工作。老年痴呆症的病程漫长，照护者应根据家庭经济状况，善用相关社会福利与照护资源，提升照护质量的同时，减轻自己的身心压力。

(二)照护知识和技能不足的照护策略

1.充实照护知识与技巧　老年痴呆症患者的生活照护要靠家属，照护者若是对老年痴呆症的类型有所了解，就能规划符合老年痴呆症患者的照护方式与阶段性目标。老年痴呆症患者在初期、中期、晚期所表现出来的临床症状与日常生活照护上的问题是不同的，照护者应深入认识老年痴呆症，包括老年痴呆症的诊断、药物治疗、非药物疗法、照护原则、常见的精神行为问题与处理方式、日常生活中衣食住行及娱乐的处理原则、与老年痴呆症患者沟通的技巧、老年痴呆症患者的活动安排、利用社会资源等内容。照护者掌握了相关知识并积累一定经验后，就有能力处理突发状况及处理老年痴呆症患者在不同阶段出现的问题行为，降低照护时的挫败感。

2.增强照护者的体能　老年痴呆症的病程极长，需要耗费照护者许多的体力与心力，照护者必须要有足够的体能，尽可能维持足够的运动与睡眠、保有均衡的饮食、维持正常的社交，才有能力照护患有老年痴呆症的亲人。

3.与其他照护者充分沟通　若有其他照护者可以分担照护工作，相互沟通至关重要，照护者间可以通过照护日志或口头说明等方式，传递自己在照护上的经验与心得，互相帮助对方了解哪些处理方式最为有效，共同提升照护能力。孙先生与太太，还有孙家大姐应了解彼此的照护能力与限度，以避免过度自责，或要求自己与对方做超出自己能力的事。

4.不怕挫败，从做中学　由于每一个老年痴呆症患者所表现的症状与出现的问题皆不同，从书籍、影片或其他照护者身上所学习的知识与技巧，不一定能完全适用于自己的亲人。中年子女在照护父母亲时，建议不要和父母正面冲突，多试试不同的方法，但需要耐心与时间。此外，不怕挫败，从做中学，可以慢慢强化自己的照护信心，进而提升照护能力。

(三)照护者负荷沉重的照护策略

1.设定合理的照护目标　老年痴呆症患者的认知功能持续衰退，只是衰退的速度有快有慢。照护者应认识到老年痴呆症患者在不同阶段的认知功能，以及因老化而难以避免的身体功能衰退，避免设定不合常理的照护目标，以避免自己及老年痴呆症患者的压力。

2.家属间建立照护共识　照护老年痴呆症患者需要有长期照护规划的准备，家属间应充分讨论，可以先规划各自的角色与功能，以利照护上达成共识。这样除了可以为老年痴呆症患者建立规律的生活模式外，也可根据不同阶段，建立合适的目标与计划，以避免因照护者间意见不一致，产生不必要的冲突。

3.**主动寻求协助**　照护者应主动表达自己的能力限制及所需支持，支持增多，才能避免过多的照护压力。同时应思考照护者何时应"放手"，思考在何种情况下应将老年痴呆症患者送至日间照护中心或是24小时机构照护，以避免自己的体力无法承受，伤害个人的健康。

4.**参加家属支持团体**　许多老年痴呆症家属通过参加家属支持团体，释放照护上的压力。同时，也从与其他家属互动的过程中，明白自己并不孤单。家属间通过分享，一起排解压力，之后便能以更正向的态度，面对照护上的难题与压力。

5.**学习调适照护上的压力**　老年痴呆症照护者普遍面临生理、情绪、经济及社会压力，以至于很多时候忽视了个人的需求与健康状况。照护老年痴呆症患者是一项漫长的历程，因此照护者一定要有"先将自己照护好，才有能力照护患者"的观念，如此才能确保有好的照护质量。

6.**学习自我肯定**　照护者通常都觉得自己做得不够好，而没有看见自己的付出是一件有价值的事。照护者应时常肯定自己，适时奖励自己，照护之路才能平顺地走下去。

7.**思考各种突发状况的处理方式**　与家属充分沟通，考虑出现突发状况时有无可替代的人选或机构。平日即可写下照护这位老年痴呆症患者的注意事项，包括患者的个性、情绪反应、喜好与厌恶的人或事物、最常发生的状况是什么、可能的解决方案包括哪些，以此来缓解部分压力。

五、问题讨论

看完上面的案例及三个护理问题与相关措施后，请再进一步思考，除了上面三个照护上的问题之外，还有其他的照护问题吗？可利用的照护资源与采取的措施有哪些？请尝试回答下列问题：

　　1.现阶段而言，孙先生在照护方面，除了可以寻求家人的支持外，还可以申请哪些社会福利与照护资源？请解释原因。此外，孙先生也可以寻求社区的哪些协助呢？

　　2.为了提高孙先生的照护能力，可以采取哪些策略帮助他呢？

　　3.老年痴呆症照护者普遍面临生理、情绪、经济及社会压力，孙先生未来可能面临哪些经济与社会压力？